Audição e Ruído

Bases Científicas até a Prática Clínica

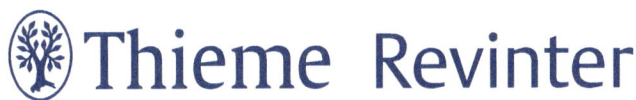 Thieme Revinter

Audição e Ruído

Bases Científicas até a Prática Clínica

Vagner Antonio Rodrigues da Silva
Graduação em Medicina pela Universidade Estadual de Campinas (Unicamp)
Otorrinolaringologista e *Fellowship* em Cirurgia Otológica na Unicamp
Mestre pela Unicamp
Doutor pela Unicamp
Professor Colaborador da Faculdade de Ciências Médicas da Unicamp

Joel Lavinsky
Professor Adjunto da Universidade Federal do Rio Grande do Sul e do
Programa de Pós-Graduação em Ciências Cirúrgicas da Faculdade de Medicina
Professor Livre-Docente de Otorrinolaringologia da Faculdade de Medicina da
Universidade de São Paulo (FMUSP)
Mestre e Doutor em Ciências Cirúrgicas pela Universidade Federal do
Rio Grande do Sul (UFRGS)
Pós-Doutor pela University of Southern California
Preceptor de Otologia e Cirurgia da Base do Crânio da Santa Casa de
Porto Alegre
Coordenador do Departamento de Cirurgia da Base do Crânio da Associação
Brasileira de Otorrinolaringologia e Cirurgia Cérvico-Facial (ABORL-CCF)

Arthur Menino Castilho
Professor Associado da Faculdade de Ciências Médicas da Universidade
Estadual de Campinas (Unicamp)
Professor Livre Docente pela Faculdade de Ciências Médicas da Unicamp
Graduação, Doutorado e *Fellowship* em Cirurgia Otológica e da Base Lateral do
Crânio pela Faculdade de Medicina da Universidade de São Paulo (FMUSP)
Coordenador da Equipe de Otologia e Próteses Auditivas Implantáveis do
Hospital das Clínicas da Unicamp
Presidente da Sociedade Brasileira de Otologia - Biênio: 2022/2023

Thieme
Rio de Janeiro • Stuttgart • New York • Delhi

Dados Internacionais de Catalogação na Publicação (CIP)
(eDOC BRASIL, Belo Horizonte/MG)

S586a
    Silva, Vagner Antonio Rodrigues da
       Audição e ruído/Vagner Antonio Rodrigues da Silva, Joel Lavinsky, Arthur Menino Castilho. – Rio de Janeiro, RJ: Thieme Revinter, 2023.

       21 x 28 cm
       Inclui bibliografia.
       ISBN 978-65-5572-194-2
       eISBN 978-65-5572-195-9

    1. Perda auditiva provocada por ruído – Prevenção. 2. Otorrinolaringologia. I. Lavinsky, Joel. II. Castilho, Arthur Menino. III. Título.

                                              CDD: 617.51

Elaborado por Maurício Amormino Júnior – CRB6/2422

Contato com os autores:
Vagner Antonio Rodrigues da Silva
vagrodrigues@hotmail.com

Arthur Menino Castilho
arthurcastilho@gmail.com

Joel Lavinsky
jlavinskybr@yahoo.com

Nota: O conhecimento médico está em constante evolução. À medida que a pesquisa e a experiência clínica ampliam o nosso saber, pode ser necessário alterar os métodos de tratamento e medicação. Os autores e editores deste material consultaram fontes tidas como confiáveis, a fim de fornecer informações completas e de acordo com os padrões aceitos no momento da publicação. No entanto, em vista da possibilidade de erro humano por parte dos autores, dos editores ou da casa editorial que traz à luz este trabalho, ou ainda de alterações no conhecimento médico durante o processo de produção deste livro, nem os autores, nem os editores, nem a casa editorial, nem qualquer outra parte que se tenha envolvido na elaboração deste material garantem que as informações aqui contidas sejam totalmente precisas ou completas; tampouco se responsabilizam por quaisquer erros ou omissões ou pelos resultados obtidos em consequência do uso de tais informações. É aconselhável que os leitores confirmem em outras fontes as informações aqui contidas. Sugere-se, por exemplo, que verifiquem a bula de cada medicamento que pretendam administrar, a fim de certificar-se de que as informações contidas nesta publicação são precisas e de que não houve mudanças na dose recomendada ou nas contraindicações. Esta recomendação é especialmente importante no caso de medicamentos novos ou pouco utilizados. Alguns dos nomes de produtos, patentes e design a que nos referimos neste livro são, na verdade, marcas registradas ou nomes protegidos pela legislação referente à propriedade intelectual, ainda que nem sempre o texto faça menção específica a esse fato. Portanto, a ocorrência de um nome sem a designação de sua propriedade não deve ser interpretada como uma indicação, por parte da editora, de que ele se encontra em domínio público.

© 2023 Associação Brasileira de Otorrinolaringologia e Cirurgia Cérvico-Facial – ABORL-CCF
Todos os direitos reservados.

Thieme Revinter Publicações Ltda.
Rua do Matoso, 170
Rio de Janeiro, RJ
CEP 20270-135, Brasil
http://www.ThiemeRevinter.com.br

Thieme USA
http://www.thieme.com

Design de Capa: © Thieme
Créditos Imagem da Capa: imagem da capa combinada pela Thieme usando a imagem a seguir:
Sound recognition voice © LuckyStep/shutterstock.com

Impresso no Brasil por Forma Certa Gráfica Digital Ltda.
5 4 3 2 1
ISBN 978-65-5572-194-2

Também disponível como eBook:
eISBN 978-65-5572-195-9

Todos os direitos reservados. Nenhuma parte desta publicação poderá ser reproduzida ou transmitida por nenhum meio, impresso, eletrônico ou mecânico, incluindo fotocópia, gravação ou qualquer outro tipo de sistema de armazenamento e transmissão de informação, sem prévia autorização por escrito.

APRESENTAÇÃO

A perda auditiva induzida pelo ruído (PAIR) é o termo mais conhecido e consagrado, e será utilizado neste livro. Ao longo do tempo surgiram outros termos, como PAIRO (perda auditiva induzida por ruído ocupacional) e PAINPSE (perda auditiva induzida por pressão sonora elevada) que é o termo utilizado na atualidade. Este livro não trata apenas de perda auditiva ocupacional, mas dos impactos que a exposição a sons de alta intensidade causam em todo o sistema auditivo.

A popularização do uso de fones para ouvir música tem causado grandes impactos em jovens, causando hiperacusia, zumbido, dificuldade de compreensão de fala e perda auditiva. O ruído é considerado a terceira maior causa de poluição ambiental, atrás da poluição da água e do ar. A PAIR não causa apenas problemas auditivos já conhecidos. Há relação com outros problemas, como tontura, cefaleia, insônia, irritabilidade e hipertensão.

O ambiente de trabalho, os agentes químicos, as doenças crônicas, o uso de medicamentos e o envelhecimento podem agravar a PAIR. Cada um deles está descrito neste livro. As medidas de prevenção têm aumentado ao longo do tempo com o aprimoramento das legislações pelo mundo, mas ainda parecem ser insuficientes. Já foram descritos genes que predispõem à PAIR. Há alguns anos, surgiu o conceito de PAIR oculta. Novos agentes que podem atuar na prevenção são uma nova era no tratamento da PAIR.

Este livro faz uma revisão da literatura atual com aspectos genéticos, moleculares, clínicos e de prevenção da PAIR com perspectivas futuras de tratamento. Boa leitura a todos.

COLABORADORES

AGRICIO NUBIATO CRESPO
Professor Titular da Divisão de Otorrinolaringologia da Universidade Estadual de Campinas (Unicamp)
Diretor do Instituto de Otorrinolaringologia e Cirurgia de Cabeça e Pescoço da Unicamp – IOU

ALBERTO ALENCAR NUDELMANN
Otorrinolaringologista
Perito
Médico Consultor em Otorrinolaringologia Ocupacional do Hospital Moinhos de Vento – Braskem
Perito em Otorrinolaringologia da Justiça do Trabalho – TRT4
Perito em Otorrinolaringologia da Justiça Federal – JFRS
Pós-Graduado em Metodologia do Ensino Superior pela Universidade do Vale do Rio dos Sinos (Unisinos)
Mestre em Educação pela Pontifícia Universidade Católica do Rio Grande do Sul (PUCRS)
Membro do Comitê Nacional de Ruído e Conservação Auditiva
Membro do Comitê Brasileiro Multidisciplinar de Voz Ocupacional
Membro da Câmara Técnica de Otorrinolaringologia do Cremers

ALEXANDRE CAIXETA GUIMARÃES
Graduação em Medicina pela Universidade Estadual de Campinas (Unicamp)
Otorrinolaringologista e *Fellowship* em Cirurgia Otológica pela Unicamp
Doutor pela Unicamp

ALEXANDRE SCALLI MATHIAS DUARTE
Médico pela Universidade Federal do Triângulo Mineiro (UFTM)
Otorrinolaringologista e *Fellowship* em Cirurgia Otológica, Audiologia e Otoneurologia pela Universidade Estadual de Campinas (Unicamp)
Mestre pela Unicamp
Doutor pela Unicamp

ANDRÉ LUIZ LOPES SAMPAIO
Professor Adjunto de Otorrinolaringologia na Faculdade de Medicina da Universidade de Brasília (UnB), Laboratório de Ensino e Pesquisa em ORL da Universidade de Brasília

ANNA PAULA BATISTA DE ÁVILA PIRES
Otorrinolaringologista pela Santa Casa de Belo Horizonte, MG
Fellow em Otoneurologia pela Escola Paulista de Medicina da Universidade Federal de São Paulo (EPM-Unifesp)
Mestre em Ciências da Saúde pela EPM-Unifesp
Doutoranda no Departamento de Fonoaudiologia da Faculdade de Medicina da Universidade Federal de Minas Gerais (UFMG)

ARTHUR MENINO CASTILHO
Professor Livre-Docente da Faculdade de Ciências Médicas da Universidade Estadual de Campinas (Unicamp)

DENIS RANGEL
Médico Otorrinolaringologista pela Faculdade de Medicina da Universidade de São Paulo (FMUSP)
Fellowship em Cirurgia Otológica pela Universidade Federal do Rio de Janeiro (UFRJ)

EDUARDO TANAKA MASSUDA
Médico Otorrinolaringologista
Professor Doutor da Faculdade de Medicina de Ribeirão Preto da Universidade de São Paulo (USP)

EVERARDO ANDRADE DA COSTA
Graduação em Medicina pela Universidade Federal de Minas Gerais (UFMG)
Mestre em Distúrbios da Comunicação pela Pontifícia Universidade Católica de São Paulo (PUC-SP)
Doutor em Saúde Coletiva pela Universidade Estadual de Campinas (Unicamp)
Professor da Faculdade de Ciências Médicas da Universidade Estadual de Campinas (FCM – Unicamp)

FABRÍCIO PELICIOLI
Médico-Residente de Otorrinolaringologia do Hospital Universitário Cajuru – Curitiba, Paraná

FELIPPE FELIX
Doutor e Mestre pela Universidade Federal do Rio de Janeiro (UFRJ)
Chefe do Serviço de Otorrinolaringologia do HUCFF/UFRJ
Coordenador do Ambulatório de Implante Coclear da UFRJ
Fellowship em Otologia no Institute Portmann Bordeaux

GUILHERME CORRÊA GUIMARÃES
Médico Formado pela Universidade Federal do Rio Grande do Sul (UFRGS)
Otorrinolaringologista
Fellow em Otologia Universidade Estadual de Campinas (Unicamp)

GUILHERME KASPERBAUER
Mestre em Ciências Cirúrgicas pela Universidade Federal do Rio Grande do Sul (UFRGS)
Professor do Curso de Medicina da Unoesc

HENRIQUE FURLAN PAUNA
Fellowship em Otopatologia na Universidade de Minnesota, EUA
Fellowship em Otologia na Fisch International Microsurgery Foundation, Suíça
Fellowship do Hospital IPO
Pesquisador Associado da International Hearing Foundation, EUA
Membro da International Otopathology Society (The Schuknecht Society)

ISADORA ARAGÃO SILVA TRABUCO
Médica Otorrinolaringologista

COLABORADORES

JÉSSICA ECHEVERRIA
Médica-Residente de Otorrinolaringologia do Hospital Universitário Cajuru – Curitiba, Paraná

JOEL LAVINSKY
Professor Adjunto da Universidade Federal do Rio Grande do Sul e do Programa de Pós-Graduação em Ciências Cirúrgicas da Faculdade de Medicina
Professor Livre-Docente de Otorrinolaringologia da Faculdade de Medicina da Universidade de São Paulo (FMUSP)
Mestre e Doutor em Ciências Cirúrgicas pela Universidade Federal do Rio Grande do Sul (UFRGS)
Pós-Doutor pela University of Southern California
Preceptor de Otologia e Cirurgia da Base do Crânio da Santa Casa de Porto Alegre
Coordenador do Departamento de Cirurgia da Base do Crânio da Associação Brasileira de Otorrinolaringologia e Cirurgia Cérvico-Facial (ABORL-CCF)

LAÍZA MOHANA PINHEIRO DUARTE
Médica pela Universidade Federal do Rio Grande do Norte (UFRN)
Otorrinolaringologista e *Fellowship* em Rinologia Avançada pela Universidade Estadual de Campinas (Unicamp)

LAURA M. GIRALDI
Médica-Residente de Otorrinolaringologia do Hospital Universitário Cajuru – Curitiba, Paraná

LUCAS D. SPARAGA
Médico-Residente de Otorrinolaringologia do Hospital Universitário Cajuru – Curitiba, Paraná

LUCIENY S. M. SERRA
Fonoaudióloga, Técnica do Laboratório de Ensino e Pesquisa em ORL da Universidade de Brasília

MARA EDWIRGES ROCHA GÂNDARA
Médica Otorrinolaringologista
Especialização na Disciplina de Otorrinolaringologia do Hospital das Clínicas da Faculdade de Medicina da Universidade de São Paulo (HCFUMSP)

MARIA LUIZA QUEIROZ SAMPAIO
Estudante de Medicina da Universidade Católica de Brasília, Bolsista de Iniciação Científica do Laboratório de Ensino e Pesquisa em ORL, Universidade de Brasília

MARIANA MOREIRA DE CASTRO DENARO
Otorrinolaringologista pelo Hospital das Clínicas da Universidade Federal de Minas Gerais (UFMG)
Mestre em Cirurgia pela UFMG
Coordenadora do Serviço de Saúde Auditiva do Hospital das Clínicas da UFMG

MIGUEL ANGELO HYPPOLITO
Médico Otorrinolaringologista
Professor Associado da Faculdade de Medicina de Ribeirão Preto da Universidade de São Paulo (USP)

MIRIAN CABRAL MOREIRA DE CASTRO
Doutora em Cirurgia pela Universidade Federal de Minas Gerais (UFMG)
Chefe do Serviço de Otorrinolaringologia e Cirurgia de Cabeça e Pescoço da Santa Casa de BH
Professora da Faculdade de Ciências Médicas de Minas Gerais

NICOLAU MOREIRA ABRAHÃO
Médico Otorrinolaringologista
Fellow em Otologia da Universidade Estadual de Campinas (Unicamp)

ROGÉRIO HAMERSCHMIDT
Professor e Chefe do Serviço de Otorrinolaringologia do Hospital de Clínicas da Universidade Federal do Paraná (UFPR)

VAGNER ANTONIO RODRIGUES DA SILVA
Graduação em Medicina pela Universidade Estadual de Campinas (Unicamp)
Otorrinolaringologista e *Fellowship* em Cirurgia Otológica da Unicamp
Mestre pela Unicamp
Doutor pela Unicamp
Professor Colaborador da Faculdade de Ciências Médicas da Unicamp

VANESSA MAZANEK SANTOS
Residência em Otorrinolaringologia no Hospital de Clínicas da Universidade Estadual do Paraná
Fellowship em Otologia no Hospital IPO – Curitiba, Paraná
Observership em Otologia no Instituto Portmann Bordeaux, França
Mestranda da Universidade Federal do Paraná em Clínica Cirúrgica
Médica Otorrinolaringologista no Hospital IPO – Curitiba, Paraná

SUMÁRIO

1. HISTÓRIA DA PREVENÇÃO DA PAIR 1
   Vagner Antonio Rodrigues da Silva ▪ Agricio Nubiato Crespo

2. IMPACTO DA PERDA AUDITIVA NEUROSSENSORIAL 7
   Vagner Antonio Rodrigues da Silva
   Alexandre Caixeta Guimarães ▪ Arthur Menino Castilho

3. EFEITOS DO RUÍDO NA ORELHA INTERNA 13
   Vagner Antonio Rodrigues da Silva
   Guilherme Corrêa Guimarães ▪ Arthur Menino Castilho

4. AVALIAÇÃO CLÍNICA E AUDIOLÓGICA DA PAIR/PAINPSE 19
   Mara Edwirges Rocha Gândara ▪ Everardo Andrade da Costa

5. EFEITOS NÃO AUDITIVOS INDUZIDOS POR RUÍDO 23
   Guilherme Corrêa Guimarães ▪ Arthur Menino Castilho

6. PERDA AUDITIVA OCULTA INDUZIDA POR RUÍDO 27
   Joel Lavinsky ▪ Guilherme Kasperbauer

7. A GENÉTICA DA PERDA AUDITIVA INDUZIDA PELO RUÍDO 33
   Joel Lavinsky ▪ Guilherme Kasperbauer

8. ASPECTOS CLÍNICOS DA PERDA AUDITIVA ASSIMÉTRICA EM TRABALHADORES COM PAIR 39
   Vagner Antonio Rodrigues da Silva ▪ Alexandre Caixeta Guimarães

9. BAROTRAUMA OTOLÓGICO 43
   Rogério Hamerschmidt ▪ Isadora Aragão Silva Trabuco

10. OTOTOXICIDADE 49
    Miguel Angelo Hyppolito ▪ Eduardo Tanaka Massuda

11. PERDA AUDITIVA INDUZIDA POR RUÍDO RECREACIONAL 57
    Jéssica Echeverria ▪ Fabrício Pelicioli ▪ Henrique Furlan Pauna

12. PERDA AUDITIVA INDUZIDA PELO RUÍDO PRODUZIDO PELA ARMA DE FOGO 61
    Nicolau Moreira Abrahão ▪ Arthur Menino Castilho

13. PERDA AUDITIVA INDUZIDA POR RUÍDO EM MÚSICOS PROFISSIONAIS 65
    Laura M. Giraldi ▪ Lucas D. Sparaga ▪ Henrique Furlan Pauna

14. EFEITOS DA EXPOSIÇÃO AO RUÍDO NA CRIANÇA E NO ADOLESCENTE 69
    André Luiz Lopes Sampaio ▪ Maria Luiza Queiroz Sampaio
    Lucieny S. M. Serra

15. PRESBIACUSIA 75
    Felippe Felix ▪ Denis Rangel

16. CONSERVAÇÃO E MANEJO DA PERDA AUDITIVA NO LOCAL DE TRABALHO 83
    Alberto Alencar Nudelmann

17. PROTETORES AUDITIVOS 89
    Vagner Antonio Rodrigues da Silva
    Nicolau Moreira Abrahão ▪ Arthur Menino Castilho

18. REGULAMENTAÇÃO DA EXPOSIÇÃO SONORA OCUPACIONAL 95
    Mariana Moreira de Castro Denaro ▪ Anna Paula Batista de Ávila Pires
    Mirian Cabral Moreira de Castro

19. OTOPROTEÇÃO 99
    Alexandre Scalli Mathias Duarte ▪ Laíza Mohana Pinheiro Duarte

20. TENDÊNCIAS FUTURAS PARA PREVENÇÃO E TRATAMENTO DA PAIR E DA PERDA AUDITIVA NEUROSSENSORIAL 103
    Vanessa Mazanek Santos ▪ Vagner Antonio Rodrigues da Silva

ÍNDICE REMISSIVO 109

Audição e Ruído

Bases Científicas até a Prática Clínica

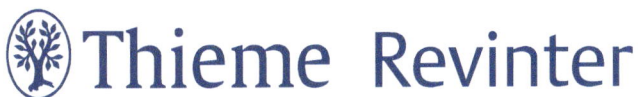

HISTÓRIA DA PREVENÇÃO DA PAIR

Vagner Antonio Rodrigues da Silva ▪ Agricio Nubiato Crespo

INTRODUÇÃO

A perda auditiva induzida por ruído (PAIR) no local do trabalho é um problema conhecido há centenas de anos. A humanidade sempre foi cercada por uma variedade de sons em seus ambientes, mas a invenção da pólvora e a Revolução Industrial introduziram sons de alta intensidade. Na segunda metade do século XX, muitos países impuseram regulamentações para limitar a exposição dos trabalhadores a sons danosos à audição. A demora na implementação das medidas de controle da exposição ao ruído ocorreu por razões culturais, problemas técnicos para diminuição da geração de ruídos e falta de conhecimento da fisiopatogenia da perda auditiva. Uma perspectiva histórica sobre esse tema pode lembrar aos prestadores e gestores de saúde que é necessário enfatizar as medidas de conservação auditiva à medida que as exposições ao ruído ocupacional se alteram com a mudança das atividades industriais nos países.

O SURGIMENTO DA METALURGIA

Embora as definições clássicas de Idade do Cobre, Idade do Bronze e Idade do Ferro sejam ocidentais (final do período paleolítico até 500 a.C.), a Europa aparentemente ficou alguns séculos atrás da Ásia e do Oriente Médio. A ornamentação de ouro remonta a milhares de anos. Apenas gradualmente ao longo dos séculos, à medida que os centros urbanos surgiram, artesãos emergiram como uma força econômica. As ferramentas de pedra foram substituídas pelo uso de cobre há 5.000 anos e, em seguida, rapidamente por bronze e, depois, ferro, há aproximadamente 3.500 anos (as datas variaram geograficamente e as estimativas também mudaram com o tempo). As evidências de uso de ferro podem ser rastreadas até quase 8.000 anos atrás.[1]

A proporção de metalúrgicos na Idade do Bronze é desconhecida, mas como a estimativa de vida durante o Período Clássico (600-300 a.C.) na região do Mediterrâneo era de 44 anos, é provável que muitos trabalhadores tenham morrido de doença, guerra ou acidente antes que a PAIR se tornasse evidente. No início do século I, o historiador romano Plínio, o velho, descreveu em um dos volumes da sua enciclopédia chamada *Naturalis Historia*, que Publio Petronio, governador romano da Síria, liderou seu exército em uma expedição à Etiópia. Registrou suas observações da geografia e dos habitantes ao longo do caminho. Em um de seus relatos, verificou que os habitantes que viviam perto de uma das cataratas do Rio Nilo haviam perdido a audição por causa do barulho das corredeiras.[2]

A PÓLVORA

O primeiro registro europeu da pólvora pode ter sido descrito por Roger Bacon em 1268. Ele descreveu um dispositivo, envolto em pergaminho e do tamanho de um polegar humano, que explodiu com um "som horrível" mais alto que um trovão e mais brilhante que um raio. Em 1627, a pólvora também começou a ser utilizada para mineração.[1]

Apesar de conhecidas as mudanças na audição após exposição a explosões de pólvora, não se ampliou esse conhecimento a empresas ruidosas. Médicos como Ulrich Ellenborg (1440-1499), Georg Bauer (Georgius Agricola, 1499-1555), Theophrastus Bombastus von Hohenheim (1493-1541), documentaram os perigos enfrentados pelos trabalhadores em suas diversas ocupações, mas não discutiram a perda auditiva devido ao ruído no local de trabalho. Havia outros problemas mais graves como entorses, fraturas e a exposição a poeiras e gases nocivos. Assim, a perda auditiva não era a maior preocupação.[2]

BERNARDINO RAMAZZINI

Bernardino Ramazzini foi o primeiro a descrever os riscos ocupacionais no início do século XVIII, apesar de Georgius Agricola, em *De Re Metallica* (1556), publicado 1 ano após seu falecimento, já ter descrito a toxicidade de alguns metais.[3] Ramazzini era uma das figuras mais importantes do mundo acadêmico italiano naquele período. Nomeado presidente de Medicina Teórica na Universidade de Modena e depois presidente de Medicina Prática na Universidade de Pádua, uma das mais importantes universidades da Europa na época. Em 1700, publicou o primeiro tratado sobre doenças ocupacionais *De Morbis Artificum Diatriba*. Cada capítulo do tratado contém uma descrição da doença associada a uma determinada atividade laboral seguida de uma análise de literatura, descrição do local de trabalho e perguntas para os trabalhadores, descrição da doença, remédios e conselhos. Ele defendeu que os governantes deveriam proteger a saúde dos trabalhadores para preservar a força de trabalho e a produtividade de seus Estados. Em detalhes, analisou os efeitos de produtos químicos, poeiras, movimentos repetitivos e postura inadequada sobre a saúde de diferentes classes de trabalhadores.[4]

Percebeu que as perdas auditivas foram detectadas em certos trabalhadores, como ferreiros e moleiros, expostos a longos períodos de trabalho com barulho alto. Além dos riscos ergonômicos e da exposição a poeiras irritantes da fresagem de grãos, muitos moleiros foram submetidos ao ruído constante de eixos e engrenagens girando à medida que a água ou a energia eólica eram transmitidas para os moinhos pesados, que produziam seu próprio ruído estrondoso.

REVOLUÇÃO INDUSTRIAL

O surgimento e crescimento das fábricas ocorreu a partir do final do século XVIII. Provocou rápida migração de camponeses para as cidades. O trabalho nestes locais envolvia muitos riscos aos trabalhadores, além de baixos salários e más condições de vida. Homens, mulheres e crianças geralmente trabalhavam até 14 ou 15 horas por dia.[5] Em 1743, Ulrich Ellenborg publicou seu trabalho sobre a toxicidade do monóxido de carbono, ácido nítrico, mercúrio e chumbo. Percival Potts (1774) identificou a primeira forma de câncer (escrotal) diretamente relacionado à ocupação de limpadores de chaminé.[6]

Apenas em 1802 foi criado na Grã-Bretanha o primeiro serviço de inspeção das fábricas, conforme tinha definido *Moral and Health Act*. Em 1833, a Lei Althrop criou um serviço de inspeção efetivo.[3] Em 1870 os médicos começaram a atuar na prevenção das doenças.[7]

A invenção do motor a vapor foi fundamental no surgimento da Revolução Industrial. Embora algumas ocupações como ferreiro fossem expostas a muito barulho, o número de pessoas expostas a ruídos potencialmente prejudiciais era limitado a um pequeno número de artesãos e aprendizes dentro das oficinas. Com o uso do motor a vapor, as fábricas mecanizadas possibilitaram a exposição de centenas de trabalhadores a novos riscos físicos, incluindo o ruído excessivo. O barulho de algumas fábricas era tão intenso que poderia ser ouvido a centenas de metros de distância. Alguns municípios exigiam que tais indústrias ficassem localizadas fora dos limites da cidade.

Embora já houvesse preocupação em anos anteriores sobre os efeitos prejudiciais de alguns tipos de trabalho sobre a saúde, foi durante os últimos anos da Revolução Industrial que alguns reformadores sociais, médicos e políticos fizeram esforços conjuntos para reduzir os riscos físicos enfrentados pelos trabalhadores.[5]

Uma das máquinas nos primeiros anos da Revolução Industrial que chamava a atenção foi a máquina de tecelagem semiautomatizada que era muito grande (parecia um ônibus) e produzia um som de alto impacto cada vez que mudava de direção. Algumas fábricas tinham dezenas dessas máquinas, produzindo um barulho constante, sendo impossível conversar com o próximo sem gritar. Assim, devido ao barulho excessivo nas áreas de fiação e tecelagem, as fábricas têxteis tornaram-se notórias por serem locais de trabalho extremamente barulhentos.

As medições do ruído eram realizadas de forma subjetiva. O barulho nos galpões de uma tecelagem na Escócia, contendo teares instalados em 1892, foram medidos anos depois com um dos medidores de som recém-inventados. Foi registrado nível de ruído constante variando de 92 a 101 dBA, mas com sons de impacto de transporte de 107-119 dBA. Este estudo e um anterior descreveram o desenvolvimento e a progressão da perda auditiva em trabalhadores expostos a ruídos altos ao longo de suas carreiras de trabalho. Confirmou que a maior perda foi em torno da frequência de 4.000 Hz. Em 1914, um escritor alemão descreveu uma fábrica de talheres na Alemanha como "a fábrica mais ruidosa que já visitei". Diz que ele, "foi informado de que todos os trabalhadores deste ramo da fábrica ficam surdos pouco tempo depois de começar a trabalhar lá".[2]

GUERRAS

Ao longo dos séculos, há vários relatos de perda de audição de soldados sobreviventes de combates. No início do século XIX, o médico Caleb Hillier Parry relatou casos de surdez em marinheiros devido a exposição a tiros de canhão.

Na segunda metade do século XIX, foram aprovadas leis nos EUA que garantiam indenização a soldados com lesões decorrentes de conflitos. Em 1890, a Lei da Deficiência reconheceu a perda auditiva como uma deficiência, embora as formas de se avaliar a audição tenham sido pouco fidedignas naquele período.[8] No período da Guerra Civil Americana à Primeira Guerra Mundial, a exposição ao ruído tornou-se um dos problemas ocupacionais mais prevalentes. No início do século XX, acreditava-se que a perda auditiva poderia ser evitada desenvolvendo tolerância ao ruído. Não havia a ideia de evitar os sons de alta intensidade.

Na Primeira Guerra Mundial (1914–1918) morreram cerca de 9 milhões de pessoas e 30 milhões ficaram feridas no conflito. Neste cenário, com muitas lesões fatais, a perda auditiva não foi prioridade. Nas décadas que se seguiram, tornou-se evidente que grande número de soldados tinha sofrido perda auditiva e anacusia. Algumas bombas atingiam nível de pressão sonora de até 185 dB, causando lacerações no conduto auditivo e na membrana timpânica, além de concussão labiríntica. É estimado que cerca de 2% a 4% dos soldados britânicos ficaram com surdez profunda após o conflito. Acredita-se que o número seja maior pela falta de registro na época. No caos da guerra, com poucos otorrinolaringologistas no campo, era difícil avaliar a perda auditiva. Muitos médicos britânicos acreditavam que se tratava de um problema temporário e outros classificaram como histéricos os soldados com queixas auditivas.[9]

Apenas no século XX surgiram as primeiras recomendações e regulação da exposição ao ruído. A força aérea dos EUA publicou a primeira normativa sobre a conservação auditiva em 1948 chamada de AFR 160-3, *Precautionary Measures Against Noise Hazards*. As medidas preventivas descritas no AFR 160-3 incluíam educação, limite de tempo de exposição sonora e proteção auricular utilizando bolas de algodão umedecidas com parafina. Os audiômetros tornaram-se disponíveis na década de 1940, mas a audiometria tonal liminar não substituiu o chamado "teste de sussurro" na triagem de candidatos militares até a década de 1960.[10]

SURGIMENTO DAS AGÊNCIAS REGULATÓRIAS

A AFR 160-3 estabeleceu requisitos que ainda são considerados a base de um programa eficaz de prevenção de perda auditiva: educação do trabalhador, controle de ruído, uso de proteção auditiva, avaliação audiométrica dos trabalhadores.[10] Durante as décadas de 1950 e 1960, várias organizações, incluindo a Industrial Medical Association, American Standards Association e a National Research Council Committee on Hearing and Bioacoustics (CHABA), emitiram normas e recomendações destinadas a limitar a exposição dos trabalhadores a níveis de ruído perigosos.[2]

Os critérios de "risco de dano" recomendados pelo CHABA em 1966, apresentados como uma série de curvas de níveis toleráveis e durações de exposição para oitavas e 1/3 faixas oitavas de ruído de cerca de 85 a 135 dB, ainda representam a base de alguns modernos regulamentos de prevenção de perda auditiva dos EUA.[10] Essas recomendações foram baseadas em trabalhos anteriores que exploraram a relação entre exposição sonora e perda auditiva.

Em 1969, o Department of Labor adotou alguns deles à medida que se desenvolveu e emitiu um padrão de ruído no local de trabalho, em 1969, que era aplicável às empresas sujeitas à 1935 *Walsh-Healy Public Contracts Act*. No ano seguinte, o presidente dos Estados Unidos assinou a lei *Occupational Safety and Health Act*, que estabeleceu a Occupational Safety and Health Administration (OSHA) para promulgar normas destinadas a eliminar ou minimizar riscos no local de trabalho.

Entre as tarefas necessárias para implementar uma parte das regulamentações estavam as de definir no local de trabalho o nível de pressão sonora que eram considerados perigosos para a audição, e medidas prescritas para minimizar a exposição a esses níveis. Após uma década de audiências e propostas, as normas e regulamentos foram finalmente finalizados em 1983.[11] Durante as décadas seguintes, a OSHA alterou a aplicação de algumas seções das regulamentações por Cartas de Interpretação, e outras nações industrializadas implementaram seus próprios programas de conservação auditiva.[12,13]

Embora as regulamentações de prevenção de perdas auditivas nas forças armadas dos EUA tenham sido implementadas durante esta época, o desenvolvimento e a implementação de uma série de elementos críticos de programas de prevenção de perdas auditivas — e particularmente protetores auriculares (PA), protocolos de testes audiométricos e equipamentos e controles de ruído — atrasaram-se na maioria dos ambientes ocupacionais. Seguindo a disponibilidade comercial, em 1945, do primeiro PA, o protetor pré-moldado V-51R, apenas alguns tipos de protetores auriculares estavam disponíveis na década de 1960. Enquanto os audiômetros de tom puro manual tornaram-se disponíveis na década de 1940, a audiometria de tom puro não substituiu o "teste de sussurro" na triagem de candidatos militares até a década de 1960.[13]

O desenvolvimento de programas de prevenção de perdas auditivas, focados na exposição contínua a altos níveis de ruído se desenvolveu entre 1945 e 1966. Neste período, não foram feitos esforços de prevenção de perda auditiva no local de trabalho. No final dos anos 1960 e em toda década de 1970 houve melhorias radicais na proteção de saúde e segurança oferecidas aos trabalhadores nos EUA. Em 1970, o governo americano promulgou a lei de segurança e saúde ocupacional, que permitiu a criação de um órgão fiscalizador *Occupational Safety and Health Administration* (OSHA). No mesmo ano, foi criado o *National Institute for Occupational Safety and Health* (NIOSH) para desenvolver critérios para exposição ocupacional segura no local de trabalho. Em 1971, a OSHA promulgou os limites de exposição aceitável para o ruído na indústria em geral e na construção que permanecem em vigor até hoje nos EUA.[2,10]

Em 1972, o NIOSH recomendou limite de exposição de 85 dBA 8 horas por dia, mas foi rejeitado pela OSHA por ser economicamente inviável. Durante a década de 1970 ocorreram várias discussões sobre nível de pressão sonora aceito por período de trabalho e qualidade do protetor auricular viáveis economicamente. Em 1983, a OSHA promulgou a lei *Hearing Conservation Amendment* com várias normas de preservação auditiva que permanecem inalteradas, em sua maior parte, até a atualidade.[2]

A proteção auditiva individual é eficaz, mas condicionada ao treinamento e uso correto do trabalhador.[14] A adequação, a variedade e a durabilidade do material oferecido pela empresa irão interferir na proteção do trabalhador. Excesso de calor e umidade levam os trabalhadores a não utilizarem a proteção auditiva de maneira correta.[15-17] A capacidade de comunicação no trabalho pode ficar limitada e dificultar a audição de sinais de alerta. O efeito oclusão pode causar desconforto. O uso diário e prolongado pode desencadear ou agravar prurido e processos inflamatórios, intensamente desconfortáveis que desestimulam o uso do protetor auricular.[11,18]

A rápida adoção das regras de preservação auditiva foi acompanhada por melhorias em dispositivos de proteção individual. Os protetores auriculares tornaram-se comercialmente disponíveis em grande variedade de formas e tamanhos após 1966. Em 1979 foram promulgadas regras para padronizar e testar os protetores auriculares comercializados nos EUA.[2]

A avaliação da exposição ao ruído tornou-se mais eficiente com melhorias na tecnologia de medidores de nível sonoro e disponibilidade comercial de dosímetros de ruído. A introdução em 1978 do primeiro padrão do ANSI com especificações de qualidade do decibelímetro estimulou o desenvolvimento e a padronização da medida da exposição de ruído.[2,10,19]

EUROPA

Desde 1994, a EU-OSHA regula o ruído ocupacional.[20] A diretiva caracteriza a periculosidade sonora em três níveis distintos, que são chamados de nível de ação inferior, nível de ação superior e nível de limite de ruído. Os ambientes ocupacionais são categorizados em um nível de ação mais baixo se o $L_{Aeq,8h}$ (chamado de nível diário de exposição ao ruído e denotado na diretiva como L_{EX}) atingir 80 dBA ou um valor de pressão máxima de 135 dB(C). Se o ruído atingir um $L_{Aeq,8h}$ de 85 dBA ou tiver um valor máximo de pressão sonora de 137 dBC, ele é classificado como um nível de limite de ação superior. O limite do teto para exposição a ruídos aceitáveis é um L_{Aeq}, 8 horas de 87 dBA ou um limite máximo de pressão sonora de 140 dBC, e não há exposição permitida acima deste limite de ruído.[21]

Os níveis de ação inferiores e superiores são distintos entre si, pois exigem práticas de conservação crescentes, respectivamente. Quando o ruído atinge o nível de ação mais baixo, os empregadores devem disponibilizar dispositivos de proteção auditiva aos funcionários e disponibilizar monitoramento auditivo anual; que, se o ruído exceder o nível de ação superior, essas práticas permanecem no lugar e o empregador também deve tomar medidas para reduzir ativamente o nível de ruído, seja através de controles de engenharia (p. ex., atenuação de ruído) ou práticas organizacionais (p. ex., tempo de exposição reduzido).[20]

BRASIL

As discussões sobre direitos de trabalhadores, no Brasil, tiveram início com o fim da escravidão, em 1888. As primeiras normas de proteção ao trabalhador surgiram a partir da última década do século XIX. Em 1891, o Decreto nº 1.313 regulamentou o trabalho de menores. Apenas em 1917 houve a primeira tentativa de formação de um Código do Trabalho.[22]

A Constituição de 1934 proibiu o trabalho insalubre para menores de 18 anos e para as mulheres. O Decreto-Lei n. 3.700/1941 tratava do seguro de acidentes do trabalho dos associados do "Instituto de Aposentadoria e Pensão dos Marítimos" e estabelecia algumas regras de segurança e proteção da saúde dos trabalhadores.[23] Poderia exigir dos empregadores o fornecimento de vestes protetoras e outras regras de prevenção expressamente detalhadas. Além da readequação de máquinas para evitar acidentes. Obrigava o empregador a permitir a afixação de avisos instrutivos e a realização de conferência sobre prevenção de acidentes, higiene e educação funcional.

A Consolidação das Leis do Trabalho (CLT) promulgada por intermédio do Decreto-Lei nº 5.452, em 1943,[24] introduziu as primeiras medidas preventivas de moléstias profissionais e dos riscos de acidentes do trabalho que eram pertinentes à época. Iniciou-se a exigência de fornecimento dos equipamentos de proteção individual dos trabalhadores e a realização de exames médicos admissionais e periódicos nas atividades insalubres ou perigosas. Foram tantas as mudanças introduzidas pelos 70 artigos do Capítulo da "Higiene e Segurança no Trabalho" da primeira CLT que o Ministro do Trabalho, Indústria e Comércio foi autorizado a marcar um prazo para a devida adaptação dos estabelecimentos.

No ano seguinte ao advento da CLT, o Decreto-Lei nº 7.036/1944 promoveu nova ampliação do conceito de acidente do trabalho,[25] incorporando as concausas, instituindo ainda a obrigação, para o empregador, de proporcionar a seus empregados a máxima segurança e higiene no trabalho, prevendo, por outro lado, o dever dos empregados de cumprir as normas de segurança.

Nos anos 1970 do século XX, o Brasil batia recordes de acidentes do trabalho e sofria pressões de organismos internacionais para a adoção de medidas efetivas de prevenção. Foi o período do chamado milagre econômico, quando ocorreu um elevado crescimento das atividades econômicas. Em 1975, por volta de 15% de todos os trabalhadores registrados sofreram acidentes do trabalho, sem contar o elevado número de subnotificações.[22] Em 22 de dezembro de 1977, a lei nº 6.514 inseriu 29 normativas de segurança no trabalho no ordenamento jurídico, chamadas de Normas Regulamentadoras (NR). Foram elaboradas por uma comissão composta por representantes do governo, do empregador e do empregado e possuem ampla fiscalização do Ministério do Trabalho para que sejam cumpridas rigorosamente. Em 2022 existem 37 NR que surgiram com o tempo. Cada norma regulamentar está relacionada com um tipo de regulação de saúde e segurança.

A Norma Regulamentadora nº 6 (NR-6) diz respeito aos requisitos de proteção auditiva. A NR-7 estabelece a obrigatoriedade de elaboração e implementação, por parte de todos os empregadores e instituições que admitam trabalhadores como empregados, do Programa de Controle Médico de Saúde Ocupacional (PCMSO) com o objetivo de promoção e preservação da saúde do conjunto dos seus trabalhadores. Na NR-7 estão incluídos os parâmetros para a monitorização da exposição ocupacional aos agentes de risco à saúde, entre eles o ruído. O PCMSO integra as ações do Programa de Prevenção de Riscos Ambientais (PPRA), determinados pela NR-9.[26] O PPRA visa à preservação da saúde e da integridade dos trabalhadores, através da antecipação, reconhecimento, avaliação e consequente controle da ocorrência de riscos ambientais existentes ou que venham a existir no ambiente de trabalho, levando em consideração a proteção do meio ambiente e dos recursos naturais. São considerados como riscos ambientais os agentes físicos – entre esses o ruído –, químicos, biológicos, mecânicos e ergonômicos.

A NR-15 estabelece, até a atualidade, os limites de exposição ao ruído. Em relação ao ruído ocupacional, a lei estabelece um limite de exposição admissível de 85 dBA com taxa de correção de 1 dBA. Os níveis de exposição contínua devem ser medidos usando a resposta lenta de um medidor de nível de som. Para indivíduos sem proteção auditiva, não são permitidas exposições acima de 115 dBA. A NR-9, atualizada em 1994, descreve programas de prevenção de riscos ambientais. As medidas de controle de ruído devem ser implementadas quando os níveis médios ponderados pelo tempo excederem 80 dBA por 8 horas.[27]

A Constituição da República de 1988 foi um marco importante para sacramentar o tema da saúde do trabalhador no ordenamento jurídico nacional. As Constituições de 1934 e de 1937 apenas previam a proibição do trabalho de menores e mulheres em indústrias insalubres. A Constituição de 1946 introduziu a proteção das normas de higiene e segurança do trabalho, o que também foi repetido na Constituição de 1967. No entanto, a Constituição de 1988 ampliou e acrescentou expressamente a proteção das normas de saúde do trabalhador.

Apesar de toda regulamentação que surgiu no Brasil e no mundo nos últimos 50 anos, a PAIR ainda causa grande preocupação. Medidas de engenharia para diminuição do ruído nos locais de trabalho têm sido o fator importante para combater a PAIR. Entretanto, a exposição recreacional ao ruído tem aumentado muito, principalmente entre os adolescentes e adultos jovens, que provavelmente obrigarão a novas medidas para a preservação da saúde auditiva na população.

REFERÊNCIAS BIBLIOGRÁFICAS

1. Gochfeld M. Chronologic history of occupational medicine. J Occup Environ Med. 2005 Feb;47(2):96-114.
2. Thurston FE. The worker's ear: a history of noise-induced hearing loss. Am J Ind Med. 2013 Mar;56(3):367-77.
3. Gagliardi D, Marinaccio A, Valenti A, Iavicoli S. Occupational safety and health in Europe: lessons from the past, challenges and opportunities for the future. Ind Health. 2012;50(1):7-11.
4. Riva MA, Belingheri M, De Vito G, Lucchini R. Bernardino Ramazzini (1633-1714). J Neurol. 2018 Sep;265(9):2164-5.
5. Shephard RJ. A short history of occupational fitness and health promotion. Prev Med. 1991 May;20(3):436-45.
6. Abrams HK. A short history of occupational health. J Public Health Policy. 2001;22(1):34-80.
7. Gochfeld M. Occupational medicine practice in the United States since the industrial revolution. J Occup Environ Med. Feb 2005;47(2):115-31.

8. McIlwain DS, Gates K, Ciliax D. Heritage of army audiology and the road ahead: the Army Hearing Program. Am J Public Health. Dec 2008;98(12):2167-72.
9. Conroy K, Malik V. Hearing loss in the trenches – a hidden morbidity of World War I. J Laryngol Otol. 2018 Nov;132(11):952-5.
10. Kerr MJ, Neitzel RL, Hong O, Sataloff RT. Historical review of efforts to reduce noise-induced hearing loss in the United States. Am J Ind Med. 2017 Jun;60(6):569-77.
11. Daniell WE, Swan SS, McDaniel MM, Camp JE, Cohen MA, Stebbins JG. Noise exposure and hearing loss prevention programmes after 20 years of regulations in the United States. Occup Environ Med. 2006mMay;63(5):343-51.
12. Rabinowitz PM, Slade M, Dixon-Ernst C, Sircar K, Cullen M. Impact of OSHA final rule-recording hearing loss: an analysis of an industrial audiometric dataset. J Occup Environ Med. 2003 Dec;45(12):1274-80.
13. Suter AH, von Gierke HE. Noise and public policy. Ear Hear. 1987 Aug;8(4):188-91.
14. Verbeek JH, Kateman E, Morata TC, Dreschler WA, Mischke C. Interventions to prevent occupational noise-induced hearing loss: a Cochrane systematic review. Int J Audiol. 2014 Mar;53 Suppl 2:S84-96.
15. El Dib RP, Mathew JL, Martins RH. Interventions to promote the wearing of hearing protection. Cochrane Database Syst Rev. Apr 2012;(4):CD005234.
16. John GW, Grynevych A, Welch D, McBride D, Thorne PR. Noise exposure of workers and the use of hearing protection equipment in New Zealand. Arch Environ Occup Health. 2014;69(2):69-80.
17. Davies H, Marion S, Teschke K. The impact of hearing conservation programs on incidence of noise-induced hearing loss in Canadian workers. Am J Ind Med. 2008 Dec;51(12):923-31.
18. Tantranont K, Codchanak N. Predictors of hearing protection use among industrial workers. Workplace Health Saf. 2017 Aug;65(8):365-71.
19. Heyer N, Morata TC, Pinkerton LE, Brueck SE, Stancescu D, Panaccio MP, et al. Use of historical data and a novel metric in the evaluation of the effectiveness of hearing conservation program components. Occup Environ Med. 2011 Jul;68(7):510-7.
20. Sheppard A, Ralli M, Gilardi A, Salvi R. Occupational noise: auditory and non-auditory consequences. Int J Environ Res Public Health. 2020 Dec;17(23):8963.
21. Rawool VW. Hearing conservation : in occupational, recreational, educational, and home settings. Thieme Medical Publishers; 2012.
22. Oliveira SG. A proteção da segurança e da saúde do trabalhador na evolução histórica da justiça do trabalho. Revista do Tribunal Regional do Trabalho 10ª Região. 2021;25.
23. Brasil. Decreto-Lei nº 3.700 de 9 de outubro de 1941. Dispõe sobre o seguro de acidentes do trabalho dos associados do Instituto de Aposentadoria e Pensões dos Marítimos. Diário Oficial da União 11 outubro 1941; Seção1.
24. Brasil. Decreto-Lei nº 5.452 de 1 de maio de 1943. Aprova a Consolidação das Leis do Trabalho. Diário Oficial da União 9 agosto 1943; Seção 1.2.
25. Brasil. Decreto-Lei nº 7036 de 10 de novembro de 1944. Reforma da Lei de Acidentes do Trabalho. Diário Oficial da União 13 novembro 1944; Seção 1.2.
26. Brasil. PORT SSST 25 de 1994 - Segurança e Medicina do Trabalho - NR 9 - Riscos Ambientais.
27. Arenas JP, Suter AH. Comparison of occupational noise legislation in the Americas: an overview and analysis. Noise Health. 2014 Sep-Oct;16(72):306-19.

IMPACTO DA PERDA AUDITIVA NEUROSSENSORIAL

CAPÍTULO 2

Vagner Antonio Rodrigues da Silva ■ Alexandre Caixeta Guimarães ■ Arthur Menino Castilho

INTRODUÇÃO

Mais de 1,5 bilhão de pessoas no mundo têm algum grau de perda auditiva; em 26% destas a perda auditiva é moderada a profunda na melhor orelha.[1] Mesmo a perda auditiva classificada como de grau leve pode causar dificuldades dependendo de sua natureza e das necessidades do indivíduo, principalmente em crianças que estão desenvolvendo habilidades linguísticas e frequentam a escola.[2] Entre os adultos, aqueles com perda auditiva moderada a grave na melhor orelha são mais propensos a se beneficiar da atenção clínica e intervenções como aparelhos auditivos.[3]

A perda auditiva é mais grave em crianças com até 5 anos de idade e em adultos com mais de 70 anos. A proporção de casos moderadamente severos, severos ou profundos é maior nessas faixas etárias. A perda auditiva também é mais prevalente em idades mais avançadas, principalmente após os 50 anos. Em 2019, 62,1% de todas as pessoas com deficiência auditiva tinham mais de 50 anos, e 4,4% tinham menos de 15 anos dos cerca de 69,7 milhões de indivíduos.[1]

Entre 1990 e 2019, a prevalência de todas as causas de perdas auditivas aumentou em cerca de 27,8%, passando de 15,9%, em 1990, para 20,3% em 2019. Em contrapartida, a taxa global de prevalência padronizada por idade de todas as perdas auditivas manteve-se estável, passando de 19,1% em 1990 para 19,3% em 2019. O aumento da prevalência foi impulsionado pelo crescimento populacional e envelhecimento. Até 2050, espera-se que 2,45 bilhões de pessoas terão perda auditiva. Um aumento de 56,1% a partir de 2019, apesar da prevalência estável padronizada por idade. Estima-se que 698,4 milhões terão perda auditiva moderada a profunda em 2050.[1]

CLASSIFICAÇÃO DA PERDA AUDITIVA NEUROSSENSORIAL

Ao longo dos anos surgiram várias tabelas e formas de se classificar a deficiência auditiva neurossensorial, baseada na média de algumas frequências. Não é possível estabelecer o grau de perda auditiva baseada em frequência isolada. Uma classificação muito utilizada é de Lloyd e Kaplan, de 1978,[4] baseada na média das frequências de 500, 1.000 e 2.000 Hz (Quadro 2-1). Há outra classificação preconizada pela Organização Mundial da Saúde (OMS) que utiliza a média das frequências 500, 1.000, 2.000 e 4.000 Hz (Quadro 2-2).[5]

A Global Burden of Disease (GBD) classifica a perda auditiva como o som mais silencioso que um indivíduo pode ouvir em seu melhor ouvido, tomado como a média dos limiares tonais audiométricos de 500, 1.000, 2.000 e 4.000 Hz.[1] A perda auditiva é relatada no GBD por sete categorias de gravidade mutuamente exclusivas (Quadro 2-3). Dois estados de saúde foram atribuídos a cada categoria de gravidade com base na presença de zumbido. Coloca um novo dado que são os "pesos da incapacidade" que são derivados de várias pesquisas, nas quais os participantes foram convidados a fazer comparações de diferentes condições de saúde descritas na linguagem leiga com menos de 30 palavras. Os entrevistados da pesquisa valorizaram os estados de saúde auditiva com zumbido como "pior" do que os estados de saúde auditiva sem zumbido, justificando os pesos relativamente maiores de incapacidade associados a esses estados. Para construir esse peso de incapacidade modificado, foi realizada uma média dos pesos de incapacidade para as categorias imediatamente acima e abaixo.

Quadro 2-1. Classificação do Grau da Perda Auditiva

Graus de perda auditiva	Média entre as frequências de 500 Hz, 1 kHz e 2 kHz	Desempenho
Audição normal	≤ 25 dB	Nenhum problema em ouvir sons
Leve	26 a 40 dB	Dificuldade com fala fraca ou distante
Moderado	41 a 55 dB	Dificuldade com fala em nível de conversação
Moderadamente severo	56 a 70 dB	A fala deve ser forte; dificuldade para conversação em grupo
Severo	71 a 90 dB	Dificuldade com fala intensa; entende somente fala gritada ou amplificada
Profundo	> 91 dB	Pode não entender nem a fala amplificada; depende da leitura labial

Fonte: Lloyd e Kaplan, 1978.[4]

Quadro 2-2. Classificação do Grau da Perda Auditiva

Graus de perda auditiva	Média entre as frequências de 500 Hz, 1 kHz, 2 kHz e 4 kHz	Desempenho
Audição normal	< 20 dB	Nenhum problema em ouvir sons
Leve	20 < 35 dB	Pode apresentar dificuldade em ouvir o que é falado em locais ruidosos
Moderado	35 < 50 dB	Pode apresentar dificuldade em ouvir conversa particularmente em lugares ruidosos
Moderadamente severo	50 < 65 dB	Dificuldade em participar de uma conversa especialmente em locais ruidosos, mas pode ouvir se falarem com a voz mais alta sem dificuldade
Severo	65 < 80 dB	Não ouve a maioria das conversas e pode ter dificuldade em ouvir sons elevados. Dificuldade extrema para ouvir em lugares ruidosos e fazer parte de uma conversa
Profundo	80 < 95 dB	Dificuldade extrema em ouvir voz em forte intensidade
Perda auditiva completa/surdo	> 95 dB	Não consegue escutar

Fonte: Organização Mundial da Saúde 2020.[5]

Quadro 2-3. Estado de Saúde de Perda Auditiva, Descrições Leigas, Limiares sobre Audiometria de Tom Puro e Pesos de Incapacidade

	Desempenho auditivo	Variação	Peso da incapacidade (95% UI)
Normal	Audição normal	0-19 dB	0
Leve	Tem grande dificuldade em ouvir e entender outra pessoa falando em um lugar barulhento (p. ex., em uma rua urbana)	20-34 dB	0,010 (0,004-0,019)
Leve com o zumbido	Tem grande dificuldade em ouvir e entender outra pessoa falando em um lugar barulhento (p. ex., em uma rua urbana) e às vezes o zumbido é irritante	20-34 dB	0,021 (0,012-0,036)
Moderado	É incapaz de ouvir e entender outra pessoa falando em um lugar barulhento (p. ex., em uma rua urbana) e tem dificuldade em ouvir outra pessoa falando mesmo em um lugar tranquilo ou ao telefone	35-49 dB	0,027 (0,015-0,042)
Moderado com zumbido	É incapaz de ouvir e entender outra pessoa falando em um lugar barulhento (p. ex., em uma rua urbana) e tem dificuldade em ouvir outra pessoa falando mesmo em um lugar calmo ou ao telefone. O zumbido é irritante por mais de 5 minutos de cada vez, quase todos os dias	35-49 dB	0,074 (0,048-0,107)
Moderadamente severo	Nenhuma descrição disponível	50-64 dB	0,092 (0,064-0,129)
Moderadamente severa com zumbido	Nenhuma descrição disponível	50-64 dB	0,167 (0,114-0,231)
Severo	É incapaz de ouvir e entender outra pessoa falando, mesmo em um lugar tranquilo, e incapaz de participar de uma conversa ao telefone. Tem dificuldades em se comunicar e se relacionar com os outros; às vezes causam efeitos emocionais (p. ex., preocupação ou depressão)	65-79 dB	0,158 (0,104-0,227)
Severo com zumbido	É incapaz de ouvir e entender outra pessoa falando, mesmo em um lugar tranquilo e incapaz de participar de uma conversa telefônica. Tem zumbido irritante nos ouvidos por mais de 5 minutos, quase todos os dias. Dificuldades em se comunicar e se relacionar com os outros às vezes causam efeitos emocionais (p. ex., preocupação ou depressão)	65-79 dB	0,261 (0,174-0,361)
Profundo	É incapaz de ouvir e entender outra pessoa falando, mesmo em um lugar tranquilo. É incapaz de participar de uma conversa telefônica. Tem grande dificuldade em ouvir qualquer coisa em qualquer situação. Dificuldades com a comunicação e relação com os outros muitas vezes causam preocupação, depressão e solidão	80-94 dB	0,204 (0,134-0,288)

(Continua)

Quadro 2-3. Estado de Saúde de Perda Auditiva, Descrições Leigas, Limiares sobre Audiometria de Tom Puro e Pesos de Incapacidade *(Cont.)*

	Desempenho auditivo	Variação	Peso da incapacidade (95% UI)
Profundo com zumbido	É incapaz de ouvir e entender outra pessoa falando, mesmo em um lugar tranquilo, é incapaz de participar de uma conversa telefônica. Tem grande dificuldade em ouvir qualquer coisa em qualquer situação. Tem zumbidos irritantes nos ouvidos por mais de 5 minutos, várias vezes por dia. Dificuldades em se comunicar e se relacionar com os outros muitas vezes causam preocupação, depressão ou solidão	80-94 dB	0,277 (0,182-0,388)
Completo	Não é possível ouvir em nenhuma situação, incluindo os sons mais altos e não pode comunicar-se verbalmente ou usar um telefone. Dificuldades em se comunicar e, se relacionar com os outros muitas vezes causam preocupação, depressão ou solidão	95+ dB	0,215 (0,143-0,307)
Completo com zumbido	Não é possível ouvir em nenhuma situação, incluindo os sons mais altos e não pode comunicar-se verbalmente ou usar um telefone. Tem zumbidos muito irritantes nos ouvidos por mais da metade do dia. Dificuldades em se comunicar e, se relacionar com os outros muitas vezes causam preocupação, depressão ou solidão	95+ dB	0,316 (0,211-0,436)

IMPACTO DA PERDA AUDITIVA EM CRIANÇAS

Cerca de 70 milhões de crianças no mundo de 0 a 15 anos têm algum grau de perda auditiva. A OMS estima que 60% da perda auditiva em crianças devem-se a causas evitáveis, como infecções de ouvido e doenças preveníveis por vacinas.[5] No GBD, em menores de 5 anos, a perda auditiva foi atribuída principalmente à otite média em cerca de 63,7% dos casos.[1]

A deficiência auditiva na infância pode causar atraso no desenvolvimento de linguagem, déficit cognitivo, além de transtornos comportamentais, emocionais, mau desempenho escolar e falta de integração social adequada.[6] Um estudo mostrou que prevalência de transtorno psiquiátrico em um grupo de crianças com perda auditiva profunda chegou a 50%.[7]

IMPACTO DA PERDA AUDITIVA EM ADULTOS

O principal efeito da perda auditiva em adultos é o prejuízo na comunicação que pode afetar negativamente as relações com familiares e amigos e criar dificuldades no local de trabalho. A perda auditiva não tratada em adultos também tem efeitos indiretos na saúde, psicossociais e econômicos. Leva ao isolamento social e à redução da qualidade de vida. Em comparação com adultos da mesma faixa etária com audição normal, idosos com perda auditiva têm maiores taxas de internação, óbitos e quedas.[8]

A presbiacusia é o déficit sensorial mais comum em pessoas idosas. Os homens são mais afetados do que as mulheres. Embora haja um declínio constante na acuidade auditiva com o envelhecimento, a idade de início, a progressão e a gravidade da deficiência auditiva relacionada com a idade apresentam grande variação.[9] Pessoas mais velhas com perda auditiva leve têm risco duas vezes maior de demência, enquanto aquelas com perda auditiva grave têm risco cinco vezes maior.

Estudos epidemiológicos de grandes populações de idosos têm demonstrado um declínio acelerado na audição após os 20 e 30 anos de idade nos homens e após 50 anos de idade nas mulheres.[10] Esses estudos mostram um acentuado aumento dos limares auditivos no sexo masculino, nas faixas de altas frequências. Diferente do que se observa no sexo feminino, com piora dos limiares tonais de forma mais gradativa, o efeito protetor do estrogênio na cóclea parece resultar de sua capacidade de coordenar e melhorar múltiplas vias de sinalização de sobrevida celular.[11]

A clara associação entre perda auditiva e idade significa que quase todos os idosos terão algum grau de perda auditiva, e pelo menos 50% terão perda auditiva moderada a profunda, exigindo intervenção. À medida que a população mundial cresce e envelhece, aumentará a necessidade de atendimento e tratamentos especializados nas próximas décadas.[1]

PERDA AUDITIVA INDUZIDA POR RUÍDO

Apesar das intervenções preventivas no local de trabalho, a perda auditiva induzida por ruído (PAIR) continua sendo a segunda doença ocupacional mais comum.[12] Estima-se que 1,3 bilhão de pessoas sofrem de perda auditiva devido à exposição ao ruído.[13] O ruído ocupacional é responsável por 16% da perda auditiva incapacitante em adultos, a despeito do aperfeiçoamento das normas e do controle da exposição ao ruído que avançaram desde o fim da II Guerra Mundial.[14] Os impactos econômicos da exposição ao ruído são grandes. Nos EUA, estima-se que o prejuízo anual para empresas e trabalhadores seja de US$ 242,4 milhões, mas tem crescido ao longo dos anos.[13]

A PAIR é irreversível e se manifesta, inicialmente, nas frequências de 3, 4 e 6 kHz, estendendo-se às frequências adjacentes à medida que progride.[15] As frequências de 0,25, 0,5, 1, 2 e 8 kHz levam mais tempo para serem comprometidas.[16] Raramente levam à perda auditiva profunda. Geralmente não ultrapassa os 40 dB NA nas baixas frequências e os 75 dB NA nas frequências altas.[17] Cessada a exposição ao ruído, a PAIR não progride.[18] Para cada decibel de perda auditiva, há aumento estatisticamente significativo no risco de lesões e acidentes relacionados com o trabalho que podem levar à internação.[19]

As orelhas normalmente são afetadas pela PAIR de modo simétrico, a menos que o indivíduo seja exposto a fontes de ruído unilaterais.[20] A lateralidade da fonte sonora e o efeito sombra da cabeça podem explicar algumas causas de assimetria, como em motoristas que viajam com o vidro aberto do automóvel e atiradores de rifle que posicionam uma orelha mais próxima ao gatilho.[21] A orelha esquerda tem mostrado ter um limiar auditivo mais alto do que a orelha direita, mesmo em indivíduos não expostos ao ruído,[22] especialmente em altas frequências.[23,24]

A exposição ao ruído é um fator importante para perda auditiva em crianças e adolescentes. Um estudo americano que avaliou 5.249 adolescentes entre 12 e 19 anos indicou que 15,9% tinham déficits auditivos atribuíveis à exposição ao ruído.[25] Nos Países Baixos, verificou-se que 14,2% de 5.355 crianças entre 9 a 11 anos tinham deficiência auditiva correlacionadas com o uso excessivo de fones de orelha.[26]

Embora a perda auditiva represente um problema que aumentará nos próximos anos, os métodos de enfrentamento estão disponíveis. A triagem e o oferecimento de aparelhos auditivos são intervenções eficientes, com um custo de quase US$ 1.000 por ano-vida ajustado por incapacidade evitada.[27] Estimativas do GBD sugerem que há uma necessidade de 83% de aparelhos auditivos não atendidos globalmente, calculada como a proporção de indivíduos com perda auditiva moderada a grave que não utilizam aparelho auditivo.[1] Outros estudos mostram que a reabilitação precoce com uso de implantes cocleares também é economicamente viável, apesar dos grandes custos associados aos investimentos iniciais em tecnologia e dos riscos de complicações após a cirurgia.[28]

O aumento da prevalência da perda auditiva e a grande necessidade de reabilitação adequada são problemas para todos os países. As soluções para mitigar os efeitos da perda auditiva com prevenção, triagem e tratamento adequados merecem grande atenção. Com relação às medidas de prevenção da perda auditiva induzida por ruído, devemos enfatizar a importância da redução dos níveis de ruído tanto em ambiente ocupacional quanto em situações recreativas, além do uso regular de protetores auriculares adequados em locais sabidamente com ruído elevado. Campanhas e conscientização da sociedade quanto a malefícios da exposição ao ruído para a saúde também devem ser implementadas. A capacidade do sistema de saúde deve ser ampliada para atender às crescentes necessidades, particularmente em locais de baixa renda.

REFERÊNCIAS BIBLIOGRÁFICAS

1. Collaborators GHL. Hearing loss prevalence and years lived with disability, 1990-2019: findings from the Global Burden of Disease Study 2019. Lancet. 2021 Mar13;397(10278):996-1009.
2. Kılıç S, Bouzaher MH, Cohen MS, Lieu JEC, Kenna M, Anne S. Comprehensive medical evaluation of pediatric bilateral sensorineural hearing loss. Laryngoscope Investig Otolaryngol. 2021 Oct;6(5):1196-207.
3. Davis A, Smith P, Ferguson M, Stephens D, Gianopoulos I. Acceptability, benefit and costs of early screening for hearing disability: a study of potential screening tests and models. Health Technol Assess. 2007 Oct;11(42):1-294.
4. Lloyd LL, Kapplan H. Audiometric interpretation: a manual of basic audiometry Baltimore: University Park Press; 1978.
5. World Health Organization. World report on hearing;2021. Disponível em: https://www.who.int/publications/i/item/world-report-on-hearing.
6. Bigler D, Burke K, Laureano N, Alfonso K, Jacobs J, Bush ML. Assessment and treatment of behavioral disorders in children with hearing loss: a systematic review. Otolaryngol Head Neck Surg. 2019 Jan;160(1):36-48.
7. Hindley PA, Hill PD, McGuigan S, Kitson N. Psychiatric disorder in deaf and hearing impaired children and young people: a prevalence study. J Child Psychol Psychiatry. 1994 Jul;35(5):917-34.
8. Collaborators GA. Global, regional, and national burden of diseases and injuries for adults 70 years and older: systematic analysis for the Global Burden of Disease 2019 Study. BMJ2022 Mar 10;376:e068208.
9. Fransen E, Lemkens N, Van Laer L, Van Camp G. Age-related hearing impairment (ARHI): environmental risk factors and genetic prospects. Exp Gerontol. 2003 Apr;38(4):353-9.
10. Gates GA, Mills JH. Presbycusis. Lancet. 2005 Sep 24-30;366(9491):1111-20.
11. Wang J, Puel JL. Presbycusis: an update on cochlear mechanisms and therapies. J Clin Med. 2020 Jan;9(1).
12. Lie A, Skogstad M, Johannessen HA, Tynes T, Mehlum IS, Nordby KC, et al. Occupational noise exposure and hearing: a systematic review. Int Arch Occup Environ Health. 2016 Apr;89(3):351-72.
13. Chen KH, Su SB, Chen KT. An overview of occupational noise-induced hearing loss among workers: epidemiology, pathogenesis, and preventive measures. Environ Health Prev Med. 2020 Oct;25(1):65.
14. Thurston FE. The worker's ear: a history of noise-induced hearing loss. Am J Ind Med. 2013 Mar;56(3):367-77.
15. Da Silva VAR, Mitre EI, Crespo AN. Is noise-induced hearing loss still a public health problem after decades of legislation? Braz J Otorhinolaryngol. 2020 Nov-Dec;86(6):665-6.
16. Kerr MJ, Neitzel RL, Hong O, Sataloff RT. Historical review of efforts to reduce noise-induced hearing loss in the United States. Am J Ind Med. 2017 Jun;60(6):569-77.
17. Coles RR, Lutman ME, Buffin JT. Guidelines on the diagnosis of noise-induced hearing loss for medicolegal purposes. Clin Otolaryngol Allied Sci. 2000 Aug;25(4):264-73.
18. Frederiksen TW, Ramlau-Hansen CH, Stokholm ZA, Grynderup MB, Hansen ÅM, Kristiansen J, et al. Noise-induced hearing loss – a preventable disease? Results of a 10-year longitudinal study of workers exposed to occupational noise. Noise Health. 2017 Mar-Apr 2017;19(87):103-11.
19. Girard SA, Leroux T, Courteau M, Picard M, Turcotte F, Richer O. Occupational noise exposure and noise-induced hearing loss are associated with work-related injuries leading to admission to hospital. Inj Prev. 2015 Apr;21(e1):e88-92.
20. Kirchner DB, Evenson E, Dobie RA, Rabinowitz P, Crawford J, Kopke R, et al. Occupational noise-induced hearing loss: ACOEM Task Force on Occupational Hearing Loss. J Occup Environ Med. 2012 Jan;54(1):106-8.
21. Nageris BI, Raveh E, Zilberberg M, Attias J. Asymmetry in noise-induced hearing loss: relevance of acoustic reflex and left or right handedness. Otol Neurotol. 2007 Jun;28(4):434-7.
22. Pirilä T, Jounio-Ervasti K, Sorri M. Left-right asymmetries in hearing threshold levels in three age groups of a random population. Audiology. 1992;31(3):150-61.
23. Axelsson A, Ringdahl A. Tinnitus-a study of its prevalence and characteristics. Br J Audiol. 1989 Feb;23(1):53-62.
24. Axelsson A, Jerson T, Lindberg U, Lindgren F. Early noise-induced hearing loss in teenage boys. Scand Audiol. 1981;10(2):91-6.

25. Niskar AS, Kieszak SM, Holmes AE, Esteban E, Rubin C, Brody DJ. Estimated prevalence of noise-induced hearing threshold shifts among children 6 to 19 years of age: the Third National Health and Nutrition Examination Survey, 1988-1994, United States. Pediatrics. 2001 Jul;108(1):40-3.
26. le Clercq CMP, Goedegebure A, Jaddoe VWV, Raat H, Baatenburg de Jong RJ, van der Schroeff MP. Association between portable music player use and hearing loss among children of school age in the netherlands. JAMA Otolaryngol Head Neck Surg. 2018 Aug;144(8):668-75.
27. Baltussen R, Smith A. Cost-effectiveness of selected interventions for hearing impairment in Africa and Asia: a mathematical modelling approach. Int J Audiol. 2009 Mar;48(3):144-58.
28. Bichey BG, Miyamoto RT. Outcomes in bilateral cochlear implantation. Otolaryngol Head Neck Surg. 2008 May;138(5):655-61.

EFEITOS DO RUÍDO NA ORELHA INTERNA

Vagner Antonio Rodrigues da Silva ▪ Guilherme Corrêa Guimarães ▪ Arthur Menino Castilho

INTRODUÇÃO – FISIOLOGIA DA AUDIÇÃO

O sistema auditivo humano é composto por orelha externa, média e interna. A orelha externa capta a energia sonora e a transmite para a orelha média pelo conduto auditivo externo e pela membrana timpânica. Em seguida, a cadeia ossicular transmite as vibrações para a cóclea, o órgão auditivo que se localiza na orelha interna, onde as vibrações são convertidas pelas células ciliadas internas (CCI) em impulsos elétricos que são levados ao cérebro pelo nervo coclear.[1]

O órgão de Corti, um epitélio sensorial especializado apoiado na membrana basilar na cóclea, é composto por milhares de células ciliadas e células de suporte. Há duas classes de células ciliadas – internas (CCI) e externas (CCE). A função das CCI é retransmitir informações acústicas através de sinapses. As CCE são responsáveis por amplificar as vibrações induzidas pelo som via cadeia ossicular. O mecanismo de amplificação envolve principalmente a contração das CCE que são impulsionadas por mudanças no potencial da membrana, mediadas pela proteína denominada prestina.[2]

A cóclea também desempenha o papel de um analisador de espectro de frequência sonora no qual diferentes frequências são separadas ao longo de sua extensão. Cada célula ciliada é especializada para uma faixa estreita de frequência. A amplificação aguça a resolução da frequência e aumenta a sensibilidade 100 vezes em torno da frequência característica da célula. Os estereocílios são organelas responsáveis por iniciar o processo de transdução mecanoelétrica, a transformação da energia mecânica em potencial de ação.[3] As células ciliadas no órgão de Corti podem ser destruídas por vários fatores, como mutações genéticas, envelhecimento, ruído intenso, produtos químicos e medicamentos. Entre esses fatores, a exposição ao ruído intenso é a causa mais comum de lesões irreversíveis às células ciliadas, causando perda auditiva sensorial permanente.[4]

MANIFESTAÇÕES CLÍNICAS

A exposição crônica ao ruído pode causar perda auditiva e zumbido. Um estudo norte-americano mostrou que entre os trabalhadores não expostos ao ruído, 7% têm perda auditiva, 5% têm zumbido e 2% sofrem de ambos. Entretanto, entre os trabalhadores expostos, a prevalência foi significativamente maior. Vinte e três por cento têm perda auditiva, 15% têm zumbido e 9% ambos.[5] Entre trabalhadores expostos, a perda auditiva foi mais prevalente entre os homens em relação às mulheres, provavelmente devido a um número maior de homens nessas ocupações. O risco de perda auditiva também se mostra positivamente associado ao envelhecimento, aumentando com a idade.

A PAIR é irreversível, possuindo um padrão típico no exame de audiometria tonal (Fig. 3-1). Manifesta-se inicialmente nas frequências de 3, 4 e 6 kHz, estendendo-se às outras frequências adjacentes à medida que progride.[6] As frequências de 0,25, 0,5, 1, 2 e 8 kHz usualmente são tardiamente comprometidas.[7] Caracteristicamente, a PAIR raramente leva à perda auditiva profunda, não ultrapassando 40 dB NA em baixas frequências e 75 dB NA nas altas frequências.[8] Cessada a exposição ao ruído, a perda auditiva não progride.[9]

Caracteristicamente, a PAIR apresenta-se como hipoacusia neurossensorial bilateral e simétrica. Assimetrias atípicas na perda auditiva podem ocorrer se houver um grau diferente de exposição ao ruído entre as duas orelhas. Quando a discrepância está presente, a PAIR é mais severa na orelha esquerda, embora as razões para este fenômeno ainda não estejam claras.[10]

A PAIR é uma doença insidiosa, levando anos para ser detectada na audiometria tonal. Pode limitar a capacidade de um indivíduo de se comunicar e levar ao aumento do estresse, irritabilidade, tristeza, isolamento social e depressão. Semelhante a outras doenças, a patogênese da PAIR tem interação complexa entre fatores genéticos e ambientais. Até 50% das variações individuais em pessoas com PAIR podem estar associadas a fatores hereditários. Idade, perda auditiva neurossensorial pré-existente, doenças crônicas, histórico de tabagismo e uso de medicamentos ototóxicos podem influenciar o dano na orelha interna causada pela exposição sonora.[11]

A prevalência de zumbido entre trabalhadores expostos ao ruído é maior (24%) do que a população geral (14%), sendo ainda maior nos militares (80%). Embora a maioria dos indivíduos com PAIR apresente zumbido bilateral, também se relata zumbido unilateral com prevalência de até 47%.[12] O zumbido possui maior prevalência na orelha esquerda, sendo muitas vezes um sinal precoce de lesão auditiva. A gravidade do zumbido pode estar associada ao grau de PAIR, sendo associado a outras comorbidades como ansiedade, depressão e distúrbios do sono.[13]

A PAIR é uma doença complexa e evitável. Para cada decibel (dB) de perda auditiva, há um aumento estatisticamente significativo no risco de lesões e acidentes relacionados com o trabalho que podem levar à internação.[14] Compreender a sua fisiopatologia é importante para o desenvolvimento de medidas preventivas adequadas.

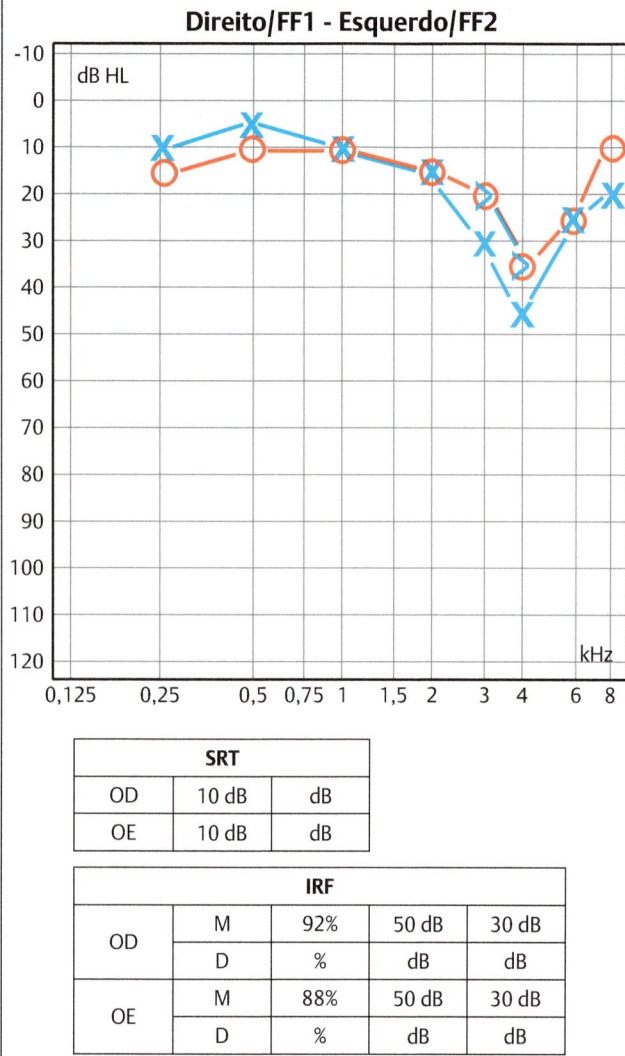

Fig. 3-1. Audiometria tonal e logoaudiometria de trabalhador da indústria metalúrgica com 11 anos de exposição ocupacional ao ruído. Evidência de entalhe em 4 kHz bilateralmente.

FISIOPATOLOGIA
Orelha Externa e Média

A exposição crônica ao ruído não possui capacidade de causar lesões na orelha externa e média. Estas estruturas são acometidas por grandes deslocamentos de ar, como os que ocorrem em explosões ou traumas que ocasionam o aumento abrupto de pressão no conduto auditivo externo. Em explosões, o aparelho auditivo é o órgão mais danificado nesses eventos, onde até 60% da população com lesões decorrentes de explosões podem sofrer perfurações de membrana timpânica, dependendo do tipo de bomba e distância da explosão.[15]

A variação de pressão de cerca de 0,5 atmosferas é suficiente para causar danos na membrana timpânica (MT), sendo necessária uma pressão 8 a 10 vezes maior para causar lesões em outros órgãos. Muitos fatores contribuem para o risco de ruptura de MT, incluindo a amplitude de pressão da explosão, posição de cabeça e orelha, presença de cerúmen ou equipamento protetor externo e histórico de infecção ou lesão prévia na orelha. Pacientes com ruptura da MT podem apresentar otorragia, otalgia, zumbido, perda auditiva e tontura. O tratamento inicial das lesões timpânicas é conservador, possuindo bom prognóstico e possibilidade de cura sem qualquer intervenção, no entanto, até 30% desenvolvem perda auditiva permanente.[16]

Cóclea

O ruído pode causar dois tipos de lesões na orelha interna, dependendo da intensidade e da duração da exposição: temporário ou permanente. O paciente com aumento temporário de limiar auditivo, ou *temporary threshold shift* (TTS), geralmente retorna ao seu limiar auditivo inicial entre 24 e 48 horas após a exposição. Esta alteração ocorre provavelmente pelo desacoplamento reversível dos estereocílios presente nas células ciliadas externas da membrana tectória.[17] A elevação permanente de limiar auditivo ou *permanent threshold shift* (PTS) ocorre devido à perda das células ciliadas externas (CCE) por lesões irreversíveis no órgão de Corti, uma vez que as células sensoriais dos mamíferos não se regeneram. As células ciliadas internas (CCI) são menos atingidas pela exposição crônica ao ruído. O ruído pode causar não apenas lesões nas células ciliadas, mas em todo o órgão de Corti através de dois mecanismos: a destruição mecânica por curta exposição a ruídos intensos e descompensação metabólica após exposição ao ruído por um longo período de tempo.[18]

Há evidências que sugerem que o TTS pode ser mediado por mecanismos distintos, podendo ser uma perda leve (até 15 dB) ou severa (15 a 50 dB). Segundo Housley *et al.*, o TTS leve é mediado por canais de íons que são ativados por ATP extracelular.[19] Camundongos deficientes em um canal específico (*P2RX2*) não apresentaram TTS após exposição ao ruído. Este receptor de ATP é um canal de cálcio não seletivo, expresso nas células ciliadas cocleares e células epiteliais que revestem a rampa média. O ruído estimula a liberação local do ATP na cóclea que abre os canais *P2RX2* e ativa a redução de sensibilidade mais duradoura através de um mecanismo ainda desconhecido.[20] Tanto camundongos quanto humanos sem o gene *P2RX2*, responsável por codificar este receptor, têm maior risco a apresentar PTS quando expostos a níveis mais altos de ruído ou longos períodos de exposição ao ruído de nível moderado.[19] Esses achados sugerem que TTS leve, em grande parte decorrente da ativação do receptor *P2RX2*, pode refletir um processo de adaptação auditiva que protege a cóclea.

TTS mais severo pode retornar a níveis normais de limiar auditivo ao longo do tempo.[21] Postula-se que o desacoplamento dos estereocílios da membrana tectória é a característica morfológica primária associada a 43 dB de TTS em animais.[22] Também se observou edema sob as CCI após exposição ao ruído, sugestivo de excitotoxicidade devido à liberação de glutamato. O pré-tratamento com o antagonista do glutamato não só impediu o surgimento de edema, mas também reduziu a quantidade de TTS. Este achado sugere que a excitotoxicidade reversível para neurônios aferentes cocleares também pode contribuir para o TTS.[23]

A superestimulação metabólica pode contribuir para mudanças temporárias no limiar após o ruído. Cheng *et al.* descobriram que o tratamento de animais com antioxidantes de

D-metionina protegia de TTS, implicando a geração de espécies reativas de oxigênio ou *reactive oxygen species* (ROSs) por mitocôndrias em resposta à sobrecarga metabólica. Eles também descobriram que a atividade dos transportadores de íons Na,K-ATPase e Ca-ATPase foi diminuída, enquanto os radicais livres foram aumentados, na parede lateral da cóclea após o ruído indutor de TTS. Dado o papel desses transportadores na geração do potencial endococlear, a atividade reduzida sugere que reduções reversíveis no potencial endococlear podem mediar parcialmente o TTS.[24]

A destruição mecânica ocorre pela exposição a intensidades sonoras acima de 125 dB, levando à destruição da membrana basilar, ruptura das junções intercelulares e mistura da endolinfa com a perilinfa.[25] A descompensação metabólica inclui ruptura dos estereocílios, edema do núcleo e das mitocôndrias, vesiculação citoplasmática e vacuolização.[26] As teorias atuais de danos metabólicos concentram-se na formação de radicais livres ou ROSs e excitotoxicidade do glutamato provocada por estimulação sonora excessiva, seguida pela ativação de vias que levam à morte celular.[27] As ROSs surgem imediatamente após a exposição ao ruído e persistem por 7 a 10 dias depois, espalhando-se da espira basal em direção ao ápice da cóclea.[28] Esse estresse oxidativo prolongado pode induzir lesão coclear progressiva.[18]

As ROSs desempenham papel-chave em numerosos processos fisiológicos e patológicos. Incluem ânions de superóxido, radicais hidroxila, peróxido de hidrogênio (H_2O_2) e oxigênio (O_2). Embora níveis apropriados de ROSs sejam indispensáveis para a sobrevivência e a diferenciação celular, níveis elevados podem induzir o estresse oxidativo em vários órgãos, incluindo orelha interna, coração, cérebro, fígado e rins.[29] Estes radicais livres causam danos reagindo quimicamente com numerosos componentes dentro de células, incluindo DNA, proteínas e lipídios de membrana e afetam múltiplos processos intracelulares. O gerador primário de ROSs é a mitocôndria, que gera espécies reativas como subproduto do metabolismo. A saída de ROS para o citoplasma é limitada pela membrana mitocondrial. A perda da integridade da membrana mitocondrial leva à liberação de ROS no citoplasma.

Liu *et al.* observaram predisposição à PAIR em trabalhadores chineses com polimorfismos no gene *SOD1*, que produz uma enzima antioxidante (superóxido dismutase1).[30] As ROSs são observadas dentro das células ciliadas antes de qualquer sinal de dano morfológico. A persistência das ROSs por até 10 dias depois da exposição ao ruído pode causar lesões cocleares progressivas. Estes radicais livres podem causar isquemia temporária no órgão de Corti e a subsequente reperfusão potencializam a geração de mais ROSs em um ciclo de *feedback* positivo. Outros radicais livres, como o peróxido de nitrato, também têm sido observados na cóclea após a exposição ao ruído. ROSs também podem estimular a produção de citocinas pró-inflamatórias, como a interleucina-6 (IL-6) e fator de necrose tumoral alfa (TNF-alfa). Esses mediadores pró-inflamatórios também podem produzir danos cocleares.[31]

A redução de ATP (trifosfato de adenosina) é uma das respostas iniciais dos tecidos cocleares à exposição ao ruído. A AMPK (proteína-quinase ativadora de AMP – monofosfato de adenosina) é um sensor-chave de energia celular, sendo capaz de detectar e reagir ao aumento dos níveis intracelulares de AMP que acompanham as reduções de ATP.[32] O papel de AMPK varia conforme a intensidade do ruído. Quando os níveis de ruído causam o aumento temporário do limiar auditivo, a AMPK pode promover a preservação celular através de suas vias de conservação de energia. No entanto, a exposição ao ruído que causa perda permanente, resulta em ativação sustentada de AMPK, que regula a autofagia para eliminar as células danificadas.[27] Identificar o momento-chave, ou as circunstâncias em que a AMPK muda de um efeito protetor a uma função patológica, pode ser a chave para projetar terapias futuras em pacientes expostos ao ruído.

As AMPKs ativadas por estresse incluem as isoformas 1 e 3 de c-Jun-N-terminal kinase (JNK). Maeda *et al.* observaram aumento de fosforilação da JNK no órgão de Corti depois de poucas horas de intensa estimulação sonora.[33] Os inibidores da JNK demonstraram proteção contra a perda de células ciliadas induzida pelo ruído e por aminoglicosídeo. Camundongos com mutações nos locais de fosforilação de JNK apresentaram proteção parcial contra traumas sonoros.[34] A inibição de ativadores de JNK também fornece proteção de células ciliadas. Outra consequência da exposição ao ruído é o aumento do cálcio livre (Ca^{2+}) nas células ciliadas externas imediatamente após a superestimulação ao som. A sobrecarga de Ca^{2+} também pode desencadear vias de morte celular por apoptose, independente da formação das ROSs.[17]

Os mamíferos são capazes de detectar patógenos e elementos de lesão tecidual através de múltiplos receptores imunológicos inatos que iniciam a reparação e a cicatrização de tecidos. A resposta coclear ao ruído intenso baseia-se na premissa da resposta inflamatória resultante da ativação de vias genéticas, celulares e moleculares específicas dentro da orelha interna.[35] Cerca de 80% dos genes relacionados com a função imunológica são expressos em quantidades relativamente constantes em células do epitélio sensorial coclear.[36] Após a exposição ao ruído, muitos desses genes, que estão relacionados com a imunidade e a inflamação, são ativados ou desativados.[37]

Um mecanismo pelo qual a resposta inflamatória é gerada por danos teciduais é a ativação de *damage-associated molecular patterns* (DAMPs). Muitos dos receptores celulares para DAMPs também são receptores para patógenos e funcionam no sistema imunológico inato. Eles também são expressos na cóclea e a ligação de moléculas liberadas por células danificadas a esses receptores resulta na ativação e geração de citocinas pró-inflamatórias e quimiocinas que recrutam leucócitos pró-inflamatórios. As citocinas pró-inflamatórias (TNF-alfa e interleucina 1 beta) e quimiocinas são produzidas na cóclea após exposição ao ruído. O recrutamento de macrófagos para a cóclea também foi demonstrado. O envolvimento da inflamação permite uma grande variedade de agentes anti-inflamatórios como potenciais intervenções farmacológicas na PAIR.[35]

Nervo Coclear

Modelos animais trouxeram o potencial evocado auditivo de tronco encefálico (PEATE) como exame que pode evidenciar diferentes tipos de danos causados pela exposição ao ruído: sinaptopatia e mielinopatia. Estas alterações não necessariamente afetam os limiares auditivos tonais, sendo conhecida como PAIR subclínica.[38] O glutamato é um neurotransmissor excitatório que atua nas sinapses das células ciliadas internas (CCI) com o oitavo par craniano. Altos níveis de glutamato podem estimular demasiadamente as células pós-sinápticas e causar edema nos corpos celulares e dendritos. Este processo é chamado de excitotoxicidade.[39]

A superexposição ao ruído no camundongo pode danificar as sinapses (sinaptopatia) entre as CCI e os neurônios de gânglio espiral tipo I (NGE), com degeneração do nervo auditivo. A sinaptopatia coclear pode ocorrer mesmo nos casos em que os limiares auditivos se recuperam e as células ciliadas são poupadas. O número de células sobreviventes no gânglio espiral está correlacionado com a amplitude da onda I do PEATE. Entretanto, a amplitude da onda I, em humanos, é influenciada por diversos fatores: idade, tamanho da cabeça, sexo e limiares audiométricos.[40]

Estudos que tentam vincular o histórico de exposição ao ruído e a morfologia das ondas do PEATE em humanos têm produzido resultados mistos. Alguns autores indicam redução na amplitude da onda I e aumento na latência da onda V no PEATE como sugestiva de sinaptopatia coclear induzida por ruído em populações que são expostas ao ruído ocupacional ou recreativo, mas com limiares tonais normais.[40,41] No entanto, outros estudos não observaram associação entre amplitude da onda I e exposição ao ruído.[42,43]

Skoe *et al.* dividiram 73 adultos jovens, entre 18 e 24 anos de idade e com audiometria normal, em dois grupos:[38] baixa exposição e alta exposição ao ruído. O grupo de baixa exposição teve dose média diária de exposição ao ruído de 11% do limite de exposição recomendado. O grupo de alta exposição tinha média de 500% acima do recomendado. Em comparação com o grupo de baixa exposição, o grupo de alta exposição apresentou atraso nos estímulos de *click* do PEATE nas ondas I, III e V (mais evidente na onda V), sugerindo ineficiências de condução neural no tronco encefálico. A exposição ao ruído pode afetar estruturas auditivas periféricas e centrais mesmo antes das mudanças serem evidentes na audiometria tonal.

Sistema Auditivo Central

A exposição ao ruído pode causar mudanças na via auditiva central, como a reorganização do mapa tonotópico no córtex auditivo, colículo inferior e corpo geniculado medial, gerando dificuldade de discriminação em ruído e aumento de estímulo cortical, causando zumbido. Um possível mecanismo para essa reorganização é a ativação de sinapses excitatórias preexistentes.[44]

O estímulo sonoro de alta intensidade em um curto período pode causar alterações na expressão de micro-RNAs no núcleo coclear e no colículo inferior. Alguns estudos sugerem que os micro-RNAs têm papel fundamental na plasticidade neural após a exposição ao ruído. Alguns micro-RNAs podem estar envolvidos na via de sinalização MAPK (proteíno-quinases ativadas por mitógenos) e na via de sinalização de neurotrofina no núcleo coclear assim como outros micro-RNAs adicionais podem influenciar o caminho de sinalização MAPK no colículo inferior.[45]

Salisbury *et al.* mostraram que o ruído prolongou a latência do P300, mas não teve efeito em sua amplitude.[46] Esse resultado pode ser interpretado como um sinal de diminuição das informações transmitidas pelo som, resultando em maior alocação de recursos neurais.

RUÍDO E SISTEMA VESTIBULAR

O ruído pode afetar o sistema vestibular em animais.[47] O sáculo, em anfíbios e peixes, atua como receptor acústico. O ruído que danifica as células ciliadas na cóclea pode igualmente afetar a mácula sacular. Estudos em cobaias expostas a ruído intenso mostram que a cóclea e o sáculo são mais suscetíveis a danos, enquanto os canais semicirculares e o utrículo, que têm a mesma origem embrionária, são menos atingidos.[48]

Vários exames podem ser utilizados para avaliar a função vestibular, como a prova calórica, o potencial evocado miogênico vestibular cervical (cVEMP), o potencial evocado miogênico ocular (oVEMP), a cadeira rotatória e o *video head impulse test* (vHIT).[49] O VEMP cervical (cVEMP) é considerado uma manifestação eletrofisiológica do reflexo vestibulocólico, parte do reflexo vestíbulo espinhal (RVE). O VEMP ocular (oVEMP) avalia o reflexo vestíbulo-ocular (RVO). Ambos os VEMPs avaliam o arco reflexo deflagrado após a estimulação do labirinto posterior, respectivamente, as máculas sacular e utricular.

As provas calóricas e rotatórias e o vHIT avaliam a função das cristas e nervos vestibulares, portanto, trazem informações sobre o RVO em diferentes faixas de frequências e vias de estímulo.[50] A cóclea, os canais semicirculares e os órgãos otolíticos têm estreita relação anatômica e semelhanças filogenéticas, portanto, pacientes com deficiência auditiva podem desenvolver sintomas vestibulares.[51]

A exposição crônica ao ruído produz danos subclínicos no sáculo, evidenciados pelo aumento da latência e pela redução na amplitude p13-n23 observados no cVEMP.[52] A sensibilidade do sáculo e algumas condições anatômicas particulares tornam esta parte do labirinto posterior suscetível aos danos causados pelo ruído. A vulnerabilidade da parte superior do labirinto difere daquela da parte inferior, talvez pela existência de membranas que atuam como verdadeiras barreiras protegendo a parte superior de traumas mecânicos em decorrência de alterações de pressão de fluido e retardando a passagem de substâncias tóxicas. Esta condição torna o sáculo e a cóclea mais vulneráveis a exposição ao ruído que o utrículo e os canais semicirculares.[48] Tseng & Young,[48] através da realização de oVEMP, cVEMP e prova calórica, observaram que o ruído afeta primeiro a cóclea, seguida por sáculo, utrículo e canais semicirculares, quando comparado com indivíduos sem antecedentes de exposição ao ruído.

A lesão vestibular pode preceder a lesão auditiva em indivíduos com exposição crônica ao ruído. Entretanto, a expressão clínica do déficit vestibular é provavelmente limitada pela compensação dos danos que vão surgindo lentamente e o RVO é menos sensível ao ruído, a menos que exista abertura do sistema como fístula labiríntica ou deiscência de canal semicircular.[53]

A cóclea e o sáculo têm origem evolutiva comum e podem utilizar o mesmo princípio de transdução mecânico-elétrica com o auxílio de células ciliadas sensoriais. Estudos de VEMP mostram que o sáculo pode ser estimulado com sons acima de 100 dB NA. Assim, os níveis de ruído que podem causar dano coclear também podem estimular o sistema vestibular. O mecanismo da lesão está relacionado com algumas mudanças celulares que ocorrem na orelha interna em decorrência do trauma mecânico direto ou de alterações metabólicas resultando em isquemia e formação de radicais livres com consequente sobrecarga metabólica no órgão de Corti.[54]

Abd El-Salam *et al.* observaram relação entre a presença de vertigem, aumento de latência e redução de amplitude no cVEMP em sujeitos expostos ao ruído e demonstraram que a latência aumenta conforme aumenta o tempo e a severidade da perda auditiva.[53] Kumar *et al.* e Wang *et al.* também observaram que as alterações no VEMP aumentam de acordo com o nível da perda auditiva, reforçando a evidência de lesão sacular consequente ao ruído.[53,55] Kumar *et al.* e Abd El-Salam *et al.* utilizaram grupo-controle em seus estudos, dando mais força aos seus resultados.[53,54]

A prova calórica é considerada o principal teste para avaliação da função vestibular. Analisa e registra a função de cada labirinto separadamente, possibilitando definir qual lado está comprometido, porém avalia apenas o canal semicircular lateral. Tseng & Young incluíram a prova calórica em seu estudo e encontraram alteração apenas em 25% dos sujeitos, demonstrando baixa sensibilidade do exame em relação ao cVEMP que demonstrou alteração em 50%.[48] Este achado é mais uma evidência de lesão sacular em decorrência da exposição ao ruído.

A amplitude do cVEMP é influenciada pelo tônus muscular do esternocleidomastóideo e aumenta com a intensidade de estímulo. O potencial diminui após a sexta década de vida. Avaliar as amplitudes não é adequado na prática clínica devido ao grande desvio-padrão p13-n23 e às variações individuais nas amplitudes de resposta do cVEMP. A latência é o parâmetro mais adequado a ser avaliado.[56] Apesar de os estudos citarem alterações na amplitude de resposta das ondas, o principal parâmetro utilizado foi a latência, porém apresentou variações entre os estudos analisados.

A realização de exames vestibulares como o cVEMP em pacientes com diagnóstico de PAIR deveria ser realizado para fazer diagnóstico de possível doença vestibular e reduzir riscos de acidentes de trabalho.

REFERÊNCIAS BIBLIOGRÁFICAS

1. Hong O, Kerr MJ, Poling GL, Dhar S. Understanding and preventing noise-induced hearing loss. Dis Mon. 2013 Apr;59(4):110-8.
2. Fettiplace R, Kim KX. The physiology of mechanoelectrical transduction channels in hearing. Physiol Rev. 2014 Jul;94(3):951-86.
3. Fettiplace R. Hair cell transduction, tuning, and synaptic transmission in the mammalian cochlea. Compr Physiol. 2017 Sep;7(4):1197-227.
4. Chen KH, Su SB, Chen KT. An overview of occupational noise-induced hearing loss among workers: epidemiology, pathogenesis, and preventive measures. Environ Health Prev Med. 2020 Oct;25(1):65.
5. Masterson EA, Themann CL, Luckhaupt SE, Li J, Calvert GM. Hearing difficulty and tinnitus among U.S. workers and non-workers in 2007. Am J Ind Med. 2016 Apr;59(4):290-300.
6. Da Silva VAR, Mitre EI, Crespo AN. Is noise-induced hearing loss still a public health problem after decades of legislation? Braz J Otorhinolaryngol. 2020 Nov-Dec;86(6):665-6.
7. Kerr MJ, Neitzel RL, Hong O, Sataloff RT. Historical review of efforts to reduce noise-induced hearing loss in the United States. Am J Ind Med. 2017 Jun;60(6):569-77.
8. Coles RR, Lutman ME, Buffin JT. Guidelines on the diagnosis of noise-induced hearing loss for medicolegal purposes. Clin Otolaryngol Allied Sci. 2000 Aug;25(4):264-73.
9. Frederiksen TW, Ramlau-Hansen CH, Stokholm ZA, Grynderup MB, Hansen ÅM, Kristiansen J, et al. Noise-induced hearing loss – a preventable disease? results of a 10-year longitudinal Study of Workers Exposed to Occupational Noise. Noise Health. 2017 Mar-Apr 2017;19(87):103-11.
10. da Silva VAR, Kruchewsc MM, Lavinsky J, Pauna HF, Guimaraes AC, Castilho AM, et al. Progressive asymmetry in occupational noise-induced hearing loss: a large population-based cohort study with a 15-year follow-up. J Int Adv Otol. 2021 Nov;17(6):520-5.
11. Sheppard A, Ralli M, Gilardi A, Salvi R. Occupational noise: auditory and non-auditory consequences. Int J Environ Res Public Health. 2020 Dec;17(23):8963.
12. Mazurek B, Olze H, Haupt H, Szczepek AJ. The more the worse: the grade of noise-induced hearing loss associates with the severity of tinnitus. Int J Environ Res Public Health. 2010 Aug;7(8):3071-9.
13. Muluk NB, Oguztürk O. Occupational noise-induced tinnitus: does it affect workers' quality of life? J Otolaryngol Head Neck Surg. 2008 Feb;37(1):65-71.
14. Girard SA, Leroux T, Courteau M, Picard M, Turcotte F, Richer O. Occupational noise exposure and noise-induced hearing loss are associated with work-related injuries leading to admission to hospital. Inj Prev. 2015 Apr;21(e1):e88-92.
15. DePalma RG, Burris DG, Champion HR, Hodgson MJ. Blast injuries. N Engl J Med. 2005 Mar;352(13):1335-42.
16. Mathews ZR, Koyfman A. Blast Injuries. J Emerg Med. 2015 Oct;49(4):573-87.
17. Le TN, Straatman LV, Lea J, Westerberg B. Current insights in noise-induced hearing loss: a literature review of the underlying mechanism, pathophysiology, asymmetry, and management options. J Otolaryngol Head Neck Surg. 2017 May;46(1):41.
18. Waqas M, Gao S, Iram-Us-Salam, Ali MK, Ma Y, Li W. Inner ear hair cell protection in mammals against the noise-induced cochlear damage. Neural Plast. 2018;2018:3170801.
19. Housley GD, Morton-Jones R, Vlajkovic SM, Telang RS, Paramananthasivam V, Tadros SF, et al. ATP-gated ion channels mediate adaptation to elevated sound levels. Proc Natl Acad Sci U S A. 2013 Apr 30;110(18):7494-9.
20. Telang RS, Paramananthasivam V, Vlajkovic SM, Munoz DJ, Housley GD, Thorne PR. Reduced P2x(2) receptor-mediated regulation of endocochlear potential in the ageing mouse cochlea. Purinergic Signal. 2010 Jun;6(2):263-72.
21. Ryan A, Bone RC. Noise-induced threshold shift and cochlear pathology in the Mongolian gerbil. J Acoust Soc Am. 1978 Apr;63(4):1145-51.
22. Nordmann AS, Bohne BA, Harding GW. Histopathological differences between temporary and permanent threshold shift. Hear Res. 2000 Jan;139(1-2):13-30.
23. Wang J, Ruel J, Ladrech S, Bonny C, van de Water TR, Puel JL. Inhibition of the c-Jun N-terminal kinase-mediated mitochondrial cell death pathway restores auditory function in sound-exposed animals. Mol Pharmacol. 2007 Mar;71(3):654-66.
24. Cheng PW, Liu SH, Young YH, Hsu CJ, Lin-Shiau SY. Protection from noise-induced temporary threshold shift by D-methionine is associated with preservation of ATPase activities. Ear Hear. 2008 Jan;29(1):65-75.
25. Hamernik RP, Qiu W, Davis B. Hearing loss from interrupted, intermittent, and time varying non-Gaussian noise exposure: The applicability of the equal energy hypothesis. J Acoust Soc Am. 2007 Oct;122(4):2245-54.

26. Wada T, Sano H, Nishio SY, Kitoh R, Ikezono T, Iwasaki S, et al. Differences between acoustic trauma and other types of acute noise-induced hearing loss in terms of treatment and hearing prognosis. Acta Otolaryngol. 2017;137(sup565):S48-S52.
27. Wu F, Xiong H, Sha S. Noise-induced loss of sensory hair cells is mediated by ROS/AMPKα pathway. Redox Biol. 2020 Jan;29:101406.
28. Fetoni AR, Paciello F, Rolesi R, Paludetti G, Troiani D. Targeting dysregulation of redox homeostasis in noise-induced hearing loss: Oxidative stress and ROS signaling. Free Radic Biol Med. 2019 May;135:46-59.
29. Yang S, Lian G. ROS and diseases: role in metabolism and energy supply. Mol Cell Biochem. 2020 Apr;467(1-2):1-12.
30. Liu YM, Li XD, Guo X, Liu B, Lin AH, Rao SQ. Association between polymorphisms in SOD1 and noise-induced hearing loss in Chinese workers. Acta Otolaryngol. 2010 Apr;130(4):477-86.
31. Tan WJ, Thorne PR, Vlajkovic SM. Characterisation of cochlear inflammation in mice following acute and chronic noise exposure. Histochem Cell Biol. 2016 Aug;146(2):219-30.
32. Dërmaku-Sopjani M, Sopjani M. Intracellular signaling of the AMP-activated protein kinase. Adv Protein Chem Struct Biol. 2019;116:171-207.
33. Maeda Y, Fukushima K, Omichi R, Kariya S, Nishizaki K. Time courses of changes in phospho- and total- MAP kinases in the cochlea after intense noise exposure. PLoS One. 2013;8(3):e58775.
34. Anttonen T, Herranen A, Virkkala J, Kirjavainen A, Elomaa P, Laos M, et al. c-Jun N-Terminal Phosphorylation: Biomarker for Cellular Stress Rather than Cell Death in the Injured Cochlea. eNeuro. 2016 Mar-Apr;3(2).
35. Frye MD, Ryan AF, Kurabi A. Inflammation associated with noise-induced hearing loss. J Acoust Soc Am. 2019 Nov;146(5):4020.
36. Yang S, Cai Q, Vethanayagam RR, Wang J, Yang W, Hu BH. Immune defense is the primary function associated with the differentially expressed genes in the cochlea following acoustic trauma. Hear Res. 2016 Mar;333:283-94.
37. Yang W, Vethanayagam RR, Dong Y, Cai Q, Hu BH. Activation of the antigen presentation function of mononuclear phagocyte populations associated with the basilar membrane of the cochlea after acoustic overstimulation. Neuroscience. 2015 Sep;303:1-15.
38. Skoe E, Tufts J. Evidence of noise-induced subclinical hearing loss using auditory brainstem responses and objective measures of noise exposure in humans. Hear Res. 2018 Apr;361:80-91.
39. Chen H, Shi L, Liu L, Yin S, Aiken S, Wang J. Noise-induced cochlear synaptopathy and signal processing disorders. Neuroscience. 2018.
40. Grose JH, Buss E, Hall JW. Loud music exposure and cochlear synaptopathy in young adults: isolated auditory brainstem response effects but no perceptual consequences. Trends Hear. Jan-Dec 2017;21:2331216517737417.
41. Liberman MC, Kujawa SG. Cochlear synaptopathy in acquired sensorineural hearing loss: manifestations and mechanisms. Hear Res. 2017 Jun;349:138-47.
42. Grinn SK, Wiseman KB, Baker JA, Le Prell CG. Hidden hearing loss? No effect of common recreational noise exposure on cochlear nerve response amplitude in humans. Front Neurosci. 2017;11:465.
43. Prendergast G, Millman RE, Guest H, Munro KJ, Kluk K, Dewey RS, Hall DA, et al. Effects of noise exposure on young adults with normal audiograms II: Behavioral measures. Hear Res. 2017 Dec;356:74-86.
44. Wang J, Caspary D, Salvi RJ. GABA-A antagonist causes dramatic expansion of tuning in primary auditory cortex. Neuroreport. 2000 Apr;11(5):1137-40.
45. Park S, Han SH, Kim BG, Suh MW, Lee JH, Oh SH, et al. Changes in microRNA Expression in the Cochlear Nucleus and Inferior Colliculus after Acute Noise-Induced Hearing Loss. Int J Mol Sci. 2020 Nov;21(22).
46. Salisbury DF, Desantis MA, Shenton ME, McCarley RW. The effect of background noise on P300 to suprathreshold stimuli. Psychophysiology. 2002 Jan;39(1):111-5.
47. Shupak A, Bar-El E, Podoshin L, Spitzer O, Gordon CR, Ben-David J. Vestibular findings associated with chronic noise induced hearing impairment. Acta Otolaryngol. 1994 Nov;114(6):579-85.
48. Tseng CC, Young YH. Sequence of vestibular deficits in patients with noise-induced hearing loss. Eur Arch Otorhinolaryngol. 2013 Jul;270(7):2021-6.
49. Yilmaz N, Ila K, Soylemez E, Ozdek A. Evaluation of vestibular system with vHIT in industrial workers with noise-induced hearing loss. Eur Arch Otorhinolaryngol. 2018 Nov;275(11):2659-65.
50. Mezzalira R, Bittar RSM, do Carmo Bilécki-Stipsky MM, Brugnera C, Grasel SS. Sensitivity of caloric test and video head impulse as screening test for chronic vestibular complaints. Clinics (Sao Paulo). 2017 Aug;72(8):469-73.
51. Singh S, Gupta RK, Kumar P. Vestibular evoked myogenic potentials in children with sensorineural hearing loss. Int J Pediatr Otorhinolaryngol. 2012 Sep;76(9):1308-11.
52. Viola P, Scarpa A, Pisani D, Petrolo C, Aragona T, Spadera L, et al. Sub-clinical effects of chronic noise exposure on vestibular system. Transl Med UniSa. 2020 May;22:19-23.
53. Kumar K, Vivarthini CJ, Bhat JS. Vestibular evoked myogenic potential in noise-induced hearing loss. Noise Health. 2010 Jul-Sep;12(48):191-4.
54. Abd El-Salam NM, Ismail EI, El-Sharabasy AE. Evaluation of cervical vestibular evoked myogenic potential in subjects with chronic noise exposure. J Int Adv Otol. 2017 Dec;13(3):358-62.
55. Wang YP, Young YH. Vestibular-evoked myogenic potentials in chronic noise-induced hearing loss. Otolaryngol Head Neck Surg. 2007 Oct;137(4):607-11.
56. Wang YP, Hsu WC, Young YH. Vestibular evoked myogenic potentials in acute acoustic trauma. Otol Neurotol. 2006 Oct;27(7):956-61.

AVALIAÇÃO CLÍNICA E AUDIOLÓGICA DA PAIR/PAINPSE

Mara Edwirges Rocha Gândara ▪ Everardo Andrade da Costa

INTRODUÇÃO

A exposição prolongada a níveis de pressão sonora elevados resulta em perda auditiva neurossensorial e, quando ocorre em ambiente de trabalho,[1,2] comprovada a presença do nexo causal será considerada como doença profissional, equivalente a acidente do trabalho.

A PAIR ou perda auditiva induzida pelo ruído, em conformidade com as recomendações da Organização Internacional do Trabalho (OIT), Organização Mundial da Saúde (OMS), no Brasil a Consolidação das Leis do Trabalho (CLT), no Capítulo V do Título II, relativo à Segurança e Medicina do Trabalho do Título II, estabelece às empresas cumprir e fazer cumprir as normas de segurança e medicina do trabalho; instruir os empregados, através de ordens de serviço, quanto às precauções a tomar no sentido de evitar acidentes do trabalho ou doenças ocupacionais; adotar as medidas que lhes sejam determinadas pelo órgão regional competente e facilitar o exercício da fiscalização pela autoridade competente. Sendo assim, as empresas, de acordo com normas a serem expedidas pelo Ministério do Trabalho, estarão obrigadas a manter serviços especializados em segurança e em medicina do trabalho. A Norma Regulamentadora nº 7 (NR-7) estabelece diretrizes e requisitos para o desenvolvimento do Programa de Controle Médico de Saúde Ocupacional (PCMSO) nas organizações,[3] com o objetivo de proteger e preservar a saúde de seus empregados em relação aos riscos ocupacionais, conforme avaliação de riscos do Programa de Gerenciamento de Risco (PGR) da organização.

O PCMSO deve rastrear e detectar precocemente os agravos à saúde relacionados com o trabalho; detectar possíveis exposições excessivas a agentes nocivos ocupacionais; definir a aptidão de cada empregado para exercer suas funções ou tarefas determinadas; subsidiar a implantação e o monitoramento da eficácia das medidas de prevenção, subsidiar análises epidemiológicas e estatísticas sobre os agravos à saúde e sua relação com os riscos ocupacionais, subsidiar decisões sobre o afastamento de empregados de situações de trabalho que possam comprometer sua saúde; subsidiar a emissão de notificações de agravos relacionados com o trabalho, subsidiar o encaminhamento de empregados à Previdência Social e nas ações de reabilitação e readaptação profissional de forma diferenciada o empregado cujo estado de saúde possa ser especialmente afetado pelos riscos ocupacionais.

Sendo assim o PCMSO deve incluir a realização obrigatória dos exames médicos: admissional, periódico, de retorno ao trabalho, de mudança de riscos ocupacionais e demissional. Esses exames médicos clínicos e complementares necessários devem ser planejados conforme os riscos ocupacionais identificados, com critérios de interpretação e planejamento das condutas relacionadas com os achados dos exames médicos, com coleta de dados sobre sinais e sintomas de agravos à saúde relacionados com os riscos ocupacionais detectados.

A presença do ruído, ou seja, do nível de pressão sonora acima de 85 dBNPS, no ambiente de trabalho, é um risco ocupacional quando há exposição de 8 horas de trabalho, confirmada por dosimetria e sua presença, a partir de 80 dB, já é considerada nível de ação para as medidas de proteção e monitoramento da audição.[4]

NORMATIVA LEGAL NA PAIR

Em 1943 foi publicada no Diário Oficial de União a Consolidação das Leis do Trabalho (CLT), cujo Capítulo V do Título II dispunha a normativa legal relativa à atuação da Medicina do Trabalho nas empresas empregadoras. Durante 35 anos ocorreram dezenas de publicações de decretos, portarias e outras normativas legais, pontuando novos procedimentos obrigatórios, nos variados aspectos que envolviam a aplicação da norma. Em 08/06/1978 foi publicada pelo Ministério do Trabalho a Portaria nº 3.214, que reorganizou as ações em 28 Normas Regulamentadoras (NR), que propiciaram atuações mais efetivas sobre cada tópico. No caso dos danos à audição, destacaram-se a NR-1 (Disposições Gerais), a NR-4 (Serviços Especializados em Engenharia de Segurança e em Medicina do Trabalho – SESMT), a NR-5 (Comissão Interna de Prevenção de Acidentes – CIPA), a NR-6 (Equipamento de Proteção Individual – EPI), a NR-7 (Programa de Controle Médico de Saúde Ocupacional – PCMSO), a NR-9 (Programa de Prevenção de Riscos Ambientais – PPRA) e a NR-15 (Atividades e Operações Insalubres, com os Limites de Tolerância para cada agente agressor).[5,6]

O exame audiométrico obrigatório só foi introduzido na NR-7 pela Portaria nº 12, de 06/06/1983, sendo recomendado o teste da audição nas frequências de 500, 1.000, 2.000 e 4.000 Hz, com a aplicação da tabela de Fowler modificada, que classificava os graus de perda auditiva, com cálculos de compensação para as assimetrias dos traçados e para a idade dos trabalhadores. Não foi um avanço: a tabela de Fowler não se aplica bem nas perdas na audição de origem ocupacional. Foi desenvolvida por Edmund Fowler, em New York, USA, em 1942, para classificar as disacusias de uma população civil. Foi muito aplaudida, na ocasião, porque transformava a perda de decibéis em percentagens; foi adotada oficialmente pela legislação americana em

1946 e excluída em 1961, pelos equívocos que ela proporcionou. No Brasil, sua aplicação modificada tornou-se obrigatória, por lei, 22 anos depois, utilizou os mesmos coeficientes da população novaiorquina, para ser aplicada com o trabalhador brasileiro. Sua utilização também equivocada gerou, entre outros contratempos, uma profusão de ações indenizatórias e um desemprego, em massa, de trabalhadores eficientes, mas que apresentavam alguma alteração em seu exame audiométrico. Pela sua natureza, a perda auditiva induzida pelo ruído não é classificável em sua profundidade, não costuma conter assimetrias e não evolui com a idade, pois incide nos primeiros 10 a 15 anos de exposição e, depois, tende a se estabilizar, ainda que a exposição continue.[7]

No início da década de 90, as sociedades científicas Medicina do Trabalho, Otorrinolaringologia, Fonoaudiologia e Acústica, envolvidas com o problema, organizaram-se com o Comitê Nacional de Ruído e Conservação Auditiva e elaboraram toda uma normativa técnica, baseada em dados científicos e estatísticas confiáveis e convincentes para os legisladores, e em 1996 foi publicado seis boletins da PAIR: Boletim nº 1: Perda Auditiva Induzida pelo Ruído Relacionada ao Trabalho; Boletim nº 2: Padronização da Avaliação Audiológica do Trabalhador Exposto ao Ruído; Boletim nº 3: Condutas na Perda Auditiva Induzida pelo Ruído; Boletim nº 4: Recomendações para a Avaliação dos Prejuízos Ocasionados pela Perda Auditiva Induzida pelo Ruído; Boletim nº 5: Valorização dos Efeitos Auditivos e Não Auditivos em Processos Judiciais referentes à PAIR Relacionada ao Trabalho; Boletim nº 6: com as Diretrizes Básicas de um PCA (Programa de Conservação Auditiva) Recomendações Mínimas para a Elaboração de um PCA; e o Boletim nº 7: Uma revisão dos boletins nºs 1, 2, 3 e 4.[8,9] Com esse conhecimento técnico, científico e legal regulamentaram-se os critérios para a avaliação clínica da PAINPSE e a padronização da Avaliação Audiológica do Trabalhador Exposto ao Ruído.

A Previdência Social regulamentou os benefícios previdenciários pela Lei nº 8.213 (1991) e, com o Decreto 3.048 (1999), atualizado pelo Decreto nº 4.882, de 18/11/2003, classifica as incapacidades; com a Ordem de Serviço nº 608 (1998) recomenda a atuação de um Programa de Conservação Auditiva detalhado, visando à prevenção das disacusias de origem ocupacional.

A NR-7 estabelece a Portaria nº 19 de 09 de abril de 1998 e inclui o anexo I com as diretrizes e Parâmetros Mínimos para Avaliação e Acompanhamento da Audição em Trabalhadores Expostos a Níveis de Pressão Sonora Elevados.[10]

Essas atualizações constituíram um marco histórico na legislação ocupacional nacional. A perda auditiva induzida pelo ruído (PAINPSE), no século XX, era a segunda causa de perda auditiva da comunidade, só perdia para a presbiacusia. Com a aplicação da nova legislação, a ocorrência de PAINPSE passa a ser detectada precocemente. Em tempo: as consequências são controladas antes do agravamento, com portadores de perdas auditivas estabilizadas trabalhando, devidamente protegidos contra agravamentos, e a incidência de casos novos sofre uma queda quase vertical.

O Decreto nº 5.296, de 02/12/2004, define como Deficiente Auditivo o trabalhador que apresenta limiares tonais, bilateralmente, de 41 dBNA ou mais, nas frequências de 500, 1.000, 2.000 e 3.000 Hz.

Em 2006 o departamento de Ações Programáticas Estratégicas da Secretaria de Atenção à Saúde do trabalhador do Ministério da Saúde inclui juntos aos Protocolos de Complexidade Diferenciada, Normas e Manuais Técnicos, a Perda Auditiva Induzida por Ruído (PAIR): 1. Perda auditiva. 2. Riscos ocupacionais. 3. Saúde ocupacional.

A NR-7 foi atualizada e entrou em vigência 03/01/2022 pela Portaria SEPRT 8.873, de 23/07/2021 e estabelece, no anexo II, diretrizes para avaliação e controle médico ocupacional da audição de empregados expostos a níveis de pressão sonora elevados.

CARACTERÍSTICAS DA PAIR

As características da PAIR foram publicadas no Boletim nº 1 do Comitê Nacional de Ruído e Conservação Auditiva, em São Paulo, em 29/06/1994 e revisada em 14/11/99:

1. A PAIR é sempre neurossensorial, em razão do dano causado às células do órgão de Corti.
2. Uma vez instalada, a PAIR é irreversível e, quase sempre, similar bilateralmente.
3. Raramente leva à perda auditiva profunda, pois não ultrapassa os 40 dB Na nas frequências baixas e médias e os 75 dB Na nas frequências altas.
4. Manifesta-se primeira e predominantemente nas frequências de 6, 4 e 3 kHz e, com o agravamento da lesão, estende-se às frequências de 8, 2, 1, 0,5 e 0,25 kHz, que levam mais tempo para serem comprometidas.
5. Tratando-se de uma doença predominantemente coclear, o portador da PAIR relacionada com o trabalho pode apresentar intolerância a sons intensos, zumbidos, além de ter comprometida a inteligibilidade da fala, em prejuízo do processo de comunicação.
6. Uma vez cessada a exposição ao ruído não deverá haver progressão da PAIR.
7. A PAIR relacionada com o trabalho e, principalmente, influenciada pelos seguintes fatores: características físicas do ruído (tipo, espectro e nível de pressão sonora), tempo de exposição e suscetibilidade individual.
8. A PAIR relacionada com o trabalho geralmente atinge o nível máximo para as frequências de 3, 4 e 6 kHz nos primeiros 10 a 15 anos de exposição, sob condições estáveis de ruído. Com o passar do tempo, a progressão da lesão torna-se mais lenta.
9. A PAIR relacionada com o trabalho não torna o ouvido mais sensível a futuras exposições.
10. O diagnóstico nosológico de PAIR relacionada com o trabalho só pode ser estabelecido por meio de um conjunto de procedimentos que envolvam anamnese clínica e ocupacional, exame físico, avaliação audiológica e, se necessários, exames complementares.
11. A PAIR relacionada com o trabalho pode ser agravada pela exposição simultânea a outros agentes, como por exemplo produtos químicos e vibrações.
12. A PAIR relacionada com o trabalho é uma doença passível de prevenção e pode acarretar ao trabalhador alterações funcionais e psicossociais capazes de comprometer sua qualidade de vida.

AVALIAÇÃO CLÍNICA E AUDIOLÓGICA DA PAIR/PAINPSE

Compõem os exames audiológicos de referência e sequenciais:

1. Anamnese clínico-ocupacional.
2. Investigar a função e o tempo de atuação na função, no ambiente de trabalho atual e na história dos empregos anteriores quanto à exposição a ruídos, produtos químicos, vibrações, antecedentes pessoais como passado de doenças e cirurgias otológicas, exposições ao ruído extra ocupacionais, uso de ototóxicos, passado de trauma acústico, traumatismo craniano, doenças sistêmicas, alcoolismo, tabagismo, história familiar de perdas auditivas e queixas otológicas.
3. Exame otoscópico.
4. Exame audiométrico.
   A) Pode ser realizado por médico ou fonoaudiólogo, em cabina audiométrica, cujos níveis de pressão sonora não ultrapassem os níveis máximos permitidos, de acordo com a norma técnica ISO 8253-1.
   B) O audiômetro deve ser submetido a procedimentos de verificação e controle periódico do seu funcionamento, incluindo aferição acústica anual e calibração acústica a cada 5 (cinco) anos, se não houver indicação do fabricante.
   C) O empregado deve permanecer em repouso auditivo por um período mínimo de 14 horas até o exame audiométrico.
   D) O resultado do exame audiométrico deve ser registrado e conter, no mínimo:
   - Nome, idade, CPF, função do empregado, data de realização, razão social da organização e CNPJ ou CPF, tempo de repouso auditivo cumprido para a realização do exame audiométrico;
   - Nome do fabricante, modelo e data da última aferição acústica do audiômetro, nome, número de registro no conselho regional e assinatura do profissional responsável pelo exame audiométrico.
   E) O exame audiométrico deve ser realizado, sempre, pela via aérea nas frequências de 500, 1.000, 2.000. 3.000, 4.000, 6.000 e 8.000 Hz.
   F) No caso de alteração detectada no teste pela via aérea, a audiometria deve ser feita, também, por via óssea, nas frequências de 500, 1.000, 2.000, 3.000 e 4.000 Hz, ou ainda segundo a avaliação do profissional responsável pela execução do exame, assim como os Limiares de Reconhecimento de Fala (LRF).
   G) Os exames audiométricos devem ser realizados na admissão, anualmente, e na demissão conforme programação do PCMSO.

O exame audiométrico de referência é aquele com o qual os exames sequenciais serão comparados.

Interpretação dos Resultados dos Exames Audiométricos

São considerados:

1. Dentro dos limites aceitáveis, os limiares auditivos menores ou iguais a 25 (vinte e cinco) dB(NA) em todas as frequências examinadas.
2. Sugestivos de PAINPSE os casos cujos audiogramas, nas frequências de 3.000 e/ou 4.000 e/ou 6.000 Hz, apresentem limiares auditivos acima de 25 (vinte e cinco) dB(NA) e mais elevados do que nas outras frequências testadas, estando estas comprometidas ou não, tanto no teste da via aérea quanto da via óssea, em um ou em ambos os lados.

Não são consideradas alterações sugestivas de PAINPSE aquelas que não se enquadrem nos critérios definidos no item 2 acima.

3. Sugestivos de desencadeamento de PAINPSE os casos em que os limiares auditivos em todas as frequências testadas no exame audiométrico de referência e no sequencial permaneçam menores ou iguais a 25 (vinte e cinco) dB(NA), mas a comparação do audiograma sequencial com o de referência mostra evolução:
   - A diferença entre as médias aritméticas dos limiares auditivos no grupo de frequências de 3.000, 4.000 e 6.000 Hz iguala ou ultrapassa 10 (dez) dB(NA);
   - A piora em pelo menos uma das frequências de 3.000, 4.000 ou 6.000 Hz iguala ou ultrapassa 15 (quinze) dB(NA).
4. Sugestivos de desencadeamento de PAINPSE os casos em que apenas o exame audiométrico de referência apresente limiares auditivos em todas as frequências testadas menores ou iguais a 25 (vinte e cinco) dB(NA), e a comparação do audiograma sequencial com o de referência preencha um dos critérios abaixo:
   - A diferença entre as médias aritméticas dos limiares auditivos no grupo de frequências de 3.000, 4.000 e 6.000 Hz iguala ou ultrapassa 10 (dez) dB(NA);
   - A piora em pelo menos uma das frequências de 3.000, 4.000 ou 6.000 Hz iguala ou ultrapassa 15 dB(NA).
5. Sugestivos de agravamento da PAINPSE os casos já confirmados em exame audiométrico de referência e nos quais a comparação de exame audiométrico sequencial com o de referência mostre evolução preenchendo um dos critérios abaixo:
   - A diferença entre as médias aritméticas dos limiares auditivos no grupo de frequências de 500, 1.000 e 2.000 Hz, ou no grupo de frequências de 3.000, 4.000 e 6.000 Hz iguala ou ultrapassa 10 (dez) dB(NA);
   - A piora em uma frequência isolada iguala ou ultrapassa 15 (quinze) dB(NA).

O exame audiométrico de referência deve permanecer como tal até que algum dos exames audiométricos sequenciais demonstre desencadeamento ou agravamento de PAINPSE.

O exame audiométrico sequencial que venha a demonstrar desencadeamento ou agravamento de PAINPSE passará a ser, a partir de então, o novo exame audiométrico de referência.

O diagnóstico conclusivo, o nexo causal e a definição da aptidão para a função ou atividade, na suspeita de PAINPSE, são atribuições do médico do trabalho responsável pelo PCMSO.

Associação com outros fatores de risco, substâncias ototóxicas e/ou vibração, de forma isolada ou simultânea, à exposição a ruído são potencialmente nocivos à audição.

A PAINPSE, por si só, não é indicativa de inaptidão para o trabalho, devendo-se levar em consideração na análise de cada caso, além do traçado audiométrico ou da evolução sequencial de exames audiométricos, os seguintes fatores:

- A história clínica e ocupacional do empregado;
- O resultado da otoscopia e de outros testes audiológicos complementares;
- A idade do empregado;
- Os tempos de exposição pregressa e atual a níveis de pressão sonora elevados;
- Os níveis de pressão sonora a que o empregado estará, está ou esteve exposto no exercício do trabalho;
- A demanda auditiva do trabalho ou da função;
- A exposição não ocupacional a níveis de pressão sonora elevados;
- A exposição ocupacional a outro(s) agente(s) de risco ao sistema auditivo;
- A exposição não ocupacional a outro(s) agentes de risco ao sistema auditivo;
- A capacitação profissional do empregado examinado;
- Os programas de conservação auditiva aos quais tem ou terá acesso o empregado.

Nos casos em que o exame audiométrico de referência demonstre alterações, o médico do trabalho responsável pelo PCMSO deve verificar a possibilidade da presença concomitante de mais de um tipo de agressão ao sistema auditivo, orientar e encaminhar o empregado para avaliação especializada para diagnóstico diferencial.

REFERÊNCIAS BIBLIOGRÁFICAS

1. Silva VAR, Mitre EI, Crespo AN. Is noise-induced hearing loss still a public health problem after decades of legislation? Braz J Otorhinolaryngol. 2020 Nov-Dec;86(6):665-6.
2. Gobbato LHFG, Costa EAd, Sampaio MH, Gobbato Jr FM. Estudo do efeito aprendizagem em exames audiométricos sequenciais de trabalhadores de indústria metalúrgica e suas implicações nos programas de conservação auditiva. Revista Brasileira de Otorrinolaringologia. 2004;70:540-4.
3. Norma Regulamentadora nº 07 – Programa de Controle Médico de Saúde Ocupacional – PCMSO (1994).
4. Duarte AS, Ng RT, de Carvalho GM, Guimarães AC, Pinheiro LA, Costa EA, et al. High levels of sound pressure: acoustic reflex thresholds and auditory complaints of workers with noise exposure. Braz J Otorhinolaryngol. 2015 Jul-Aug 2015;81(4):374-83.
5. Ministério do Trabalho Secretaria de Segurança e Saúde no Trabalho. Portaria nº 24 de 29 de Dezembro de 1994. Aprova o texto da Norma Regulamentadora nº 7 - Exames Médicos. Diário Oficial da União 30 dez 1994.
6. Ministério do Trabalho e Emprego. Portaria nº 19 de 9 de abril de 1998. Altera a Portaria nº 24, de 19.12.1994 - NR 7 - Programa de Controle Médico de Saúde Ocupacional. Diário Oficial da União 22 abr 1998.
7. Silva VAR, Guimarães AC, Lavinsky J, Pauna HF, Castilho AM, Crespo AN. Effect of noise exposure on 1,382 metallurgical workers in periodic audiometric evaluation: a cohort study. Audiol Neurootol. 2020 Apr:1-6.
8. Comitê Nacional de Ruído e Conservação Auditiva. Diretrizes básica de um PCA. Boletim 6 [Internet] (1999 [capturado em 18 agosto 2022]).
9. Norma Regulamentadora nº 9 – NR -9 . Programa de Prevenção de Riscos Ambientais (1998).
10. Da Costa EA, Castro JC, Macedo ME. Iris pigmentation and susceptibility to noise-induced hearing loss. Int J Audiol. 2008 Mar;47(3):115-8.

EFEITOS NÃO AUDITIVOS INDUZIDOS POR RUÍDO

Guilherme Corrêa Guimarães ■ Arthur Menino Castilho

O primeiro relato de efeitos não auditivos induzidos por ruídos data de 1970, descrevendo a correlação com *performance* de trabalho, sono e dor.[1] Cerca de 50 anos após a primeira descrição, os efeitos não auditivos induzidos por ruído ainda são subestimados devido à dificuldade de mensurar sua relação de causa-efeito. A associação entre a elevação de hormônios ligados ao estresse induzida pela exposição de curta e longa duração ao ruído, tanto ocupacional quanto ambiental, e sua associação com o desenvolvimento de doenças permanece controversa na literatura. Dentre as possíveis consequências, destacam-se isolamento social, declínio cognitivo, ansiedade, depressão e aumento do risco cardiovascular.[2-5]

Nos últimos anos, tem-se refinado o entendimento acerca da relação entre exposição crônica a ruídos ambientais e ocupacionais e sua associação com cognição, dislipidemia, aumento de pressão arterial, aumento da viscosidade sanguínea, aumento do débito cardíaco, aumento da secreção de fatores de coagulação, resistência insulínica, estresse, ansiedade, depressão e distúrbios do sono.[1] Em razão da capacidade de alteração da homeostase, o entendimento do ruído como fator de risco para doença arterial isquêmica, diabetes melito e aterosclerose vem ganhando espaço na literatura científica.[1]

Atualmente, sabe-se que, além de fatores determinantes como a fonte do ruído, intensidade, frequência e tempo exposição, o nível individual de sensibilidade ao ruído apresenta-se como fator de risco independente, variando entre os indivíduos expostos.[4] Indivíduos com maior sensibilidade ao ruído são mais propensos a ter ativação do sistema nervoso autônomo em consequência da sensibilidade aumentada, culminando em níveis aumentados de cortisol, maiores flutuações de glicemia e elevação de colesterol.[2,5,6] Além do nível de sensibilidade ao ruído, a duração da exposição, tipo de tarefa realizada, idade e sexo também influenciam a resposta frente a exposição.[4]

PERFORMANCE COGNITIVA

A cognição é responsável por diversas funções mentais, como tempo de reação, atenção, memória, inteligência e concentração, dentre outras. O processo ativo de seleção cognitiva, denominado "atenção", possui um papel-chave em atividades rotineiras, como respostas emocionais, percepção e cognição de uma forma geral.[4]

Em situações em que a quantidade de informações disponíveis supera a capacidade de processamento individual, o sistema cognitivo, capitaneado pela atenção, direciona a tomada de decisão acerca de respostas estratégicas baseando-se em comportamentos temporogeográficos prévios.[4] O ruído mostrou-se capaz reduzir o processamento de informações, bem como afetar negativamente essas respostas estratégicas, levando a alteração da memória de trabalho, redução da acurácia cognitiva, *performance* e produtividade, mesmo sem evidência de alterações de velocidade na realização de tarefas.[4] Postula-se que o estresse induzido pela exposição ao ruído seria capaz de aumentar o estresse oxidativo, realizando um processo de retroalimentação negativa e desacoplamento da enzima óxido nítrico sintase, retardando o processo de desenvolvimento da função cognitiva em crianças, afetando principalmente a memória e a capacidade de aprendizado.[1]

Fatores psicoacústicos como *pitch* do ruído, tom, duração de exposição e tipo de ruído também podem influenciar a redução da *performance* cognitiva. Em relação a intensidade, observou-se correlação estatisticamente significativa entre a redução da *performance* cognitiva e função cerebral em sons acima de 95 dBNPS.[4]

ESTRESSE

A resposta ao estresse baseia-se em duas vias principais, a primeira sendo a secreção de catecolaminas pela medula adrenal sob ativação do sistema nervoso autônomo simpático e a segunda a inibição do eixo de retroalimentação hipotálamo-hipófise-adrenal (HHA). Em situações de homeostase, o núcleo paraventricular do hipotálamo ativa o eixo HHA por meio da secreção de hormônio corticotrófico (CRH), estimulando a secreção de hormônio adrenocorticotrófico (ACTH) pela adeno-hipófise. O ACTH tem sua função na glândula suprarrenal, ativando a liberação de hormônios ligados ao estresse, como cortisol, adrenalina e noradrenalina.[2,3]

Estudos indicam que exposições crônicas ao ruído podem ser um agente estressor capaz de induzir um estado de liberação sustentada de hormônios ligados ao estresse. Além da possível relação hormonal direta, exposição crônica a ruído pode levar a distúrbios do sono, alterações cognitivas e dificuldade de comunicação, fatores que podem repercutir no equilíbrio do eixo HHA.[2] A interação do sistema límbico com as vias descritas anteriormente também deve ser ressaltada.[4] A amígdala em conjunto como hipocampo são tidos como os maiores receptores de informação sensorial direta e indiretamente provenientes do córtex auditivo, podendo a estimulação auditiva alterar direta ou indiretamente a ação do sistema límbico e sua interação com outras áreas, ocasionando alterações de caráter emocional, redução de cognição e memória.[4]

O aumento dos hormônios relacionados com o estresse possui correlação com a intensidade sonora, faixa de frequência e tempo de exposição, sendo associado tanto a ruídos ocupacionais quanto ambientais. Sons de forte intensidade e agudos mostraram-se capazes de elevar o nível de cortisol sanguíneo na intensidade de 130-140 dBNPS, ao passo que sonos agudos em torno de 90-100 dB se relacionaram com níveis aumentados de adrenalina e noradrenalina.[2]

Estudos recentes indicam que sons de baixa intensidade, em torno de 60 dBNPS, seriam capazes de iniciar uma resposta estressora, aumentando a secreção de adrenalina e noradrenalina na corrente sanguínea, causando prejuízo na capacidade de concentração e comunicação.[2] Pacientes expostos a ruídos de trânsito de baixa intensidade (30 dB) apresentaram aumento da secreção de cortisol.[2]

Em relação a exposição ocupacional, o aumento de cortisol mostrou-se proporcional ao aumento de intensidade sonora. A relação entre exposição crônica a ruído e sua correlação com os níveis de estresse se faz importante devida a já estabelecida correlação de estresse com fator de risco para outras enfermidades, como doenças cardiovasculares, distúrbios do sono e doenças psiquiátricas.[2]

ANSIEDADE, DEPRESSÃO E HIPERATIVIDADE

Doenças psiquiátricas são consideradas grandes desafios para a saúde pública devido ao grande impacto na qualidade e número de anos de vida perdidos. A ativação sustentada do eixo HHA é capaz de iniciar processos cognitivos e biológicos desencadeando quadros de distúrbios do sono, ansiedade e depressão, e, em crianças e adolescentes, mais comumente encontra-se dificuldade de concentração e hiperatividade.[6]

Nem todas as pessoas expostas cronicamente a ruído desenvolverão doenças psiquiátricas, visto que o efeito do ruído varia dentre os indivíduos expostos, ao passo que Stansfeld *et al.* postulam que o ruído não agiria como fator causador, mas mediando a ocorrência de doenças e distúrbios, bem como modulando doenças psiquiátricas latentes preexistentes.[6,7]

Park *et al.* demonstraram que indivíduos com nível de sensibilidade ao ruído mais elevado são mais propensos a ter incômodo e reportar sintomas depressivos, ansiosos, raiva e tensão, quando comparados a indivíduos com maior tolerância ao ruído, expostos a sons de mesmas caraterísticas e intensidades.[6]

RISCO CARDIOVASCULAR

O grande grupo composto pelas doenças cardiovasculares é considerado a primeira causa de morte em nível mundial, sendo responsável por cerca de 31% de todas as causas de morte.[8] Apesar da já estabelecida correlação de poluição do ar com desenvolvimento de doenças cardiovasculares e sua inclusão no Global Burden of Disease (GBD), a devida importância à poluição sonora ainda não foi atribuída, principalmente no que concerne ao ruído de trânsito.[1]

Estudos realizados em modelos animais demonstraram a capacidade de ativação do eixo HHA com consequente ativação do sistema nervoso autônomo simpático (SNAs) e sistema renina-angiotensina-aldosterona (SRAA), com capacidade de induzir um estado inflamatório vascular e cerebral, mediado pelo aumento do estresse oxidativo (Fig. 5-1).[1] A ativação sustentada do SNAs e do SRAA correlaciona-se com alterações morfológicas cardíacas, associadas ao aumento de adrenalina, noradrenalina, endotelina, corticosteroides e espécies reativas de oxigênio ou reactive-oxygen species (ROS).[1] O eixo HHA possui capacidade de elevar a pressão sanguínea e regular a secreção de hormônios ligados ao estresse, que leva a disfunção endotelial e ativação da NADPH oxidase 2 (NOX2), culminando em aumento do estresse oxidativo e levando a um estado inflamatório vascular.[1] Em relação à mensuração das alterações autonômicas induzidas pela exposição a ruídos, observou-se aumento da frequência cardíaca, aumento da pressão arterial sistêmica e elevação dos níveis de óxido nítrico, um marcador indireto da produção de ROS por células inflamatórias.[1]

Virkkunen *et al.* estabeleceram um risco relativo de 1,48 de desenvolvimento de doença coronariana quando comparado a trabalhadores não expostos.[8] Bluhm *et al.* encontraram maior risco de desenvolvimento de hipertensão arterial sistêmica em populações residentes em áreas com níveis elevados de ruído de trânsito.[9] Em relação à exposição a ruídos de trânsito, foi evidenciado risco relativo de desenvolvimento de doença isquêmica de 1,08 (95% CI 1,01-1,15), iniciando em 53 dBNPS.[1]

Diversos estudos encontraram dificuldade em estabelecer o risco relativo de desenvolvimento de hipertensão arterial sistêmica (HAS) em indivíduos expostos a ruído, fato que se justifica pela complexidade que se impõe quando determinada HAS como desfecho primário devido a caráter multifatorial.[1] Acaba-se inferindo seu possível papel como cofator para o desenvolvimento de HAS baseando-se na correlação com a ativação de vias descritas previamente, sendo estas fatores de risco já bem estabelecidos para doença cardiovascular.[1] Dessa forma, ressalta-se a importância de considerar a exposição a ruído como um possível fator de risco para o desenvolvimento de HAS, insuficiência cardíaca e arritmias.[1]

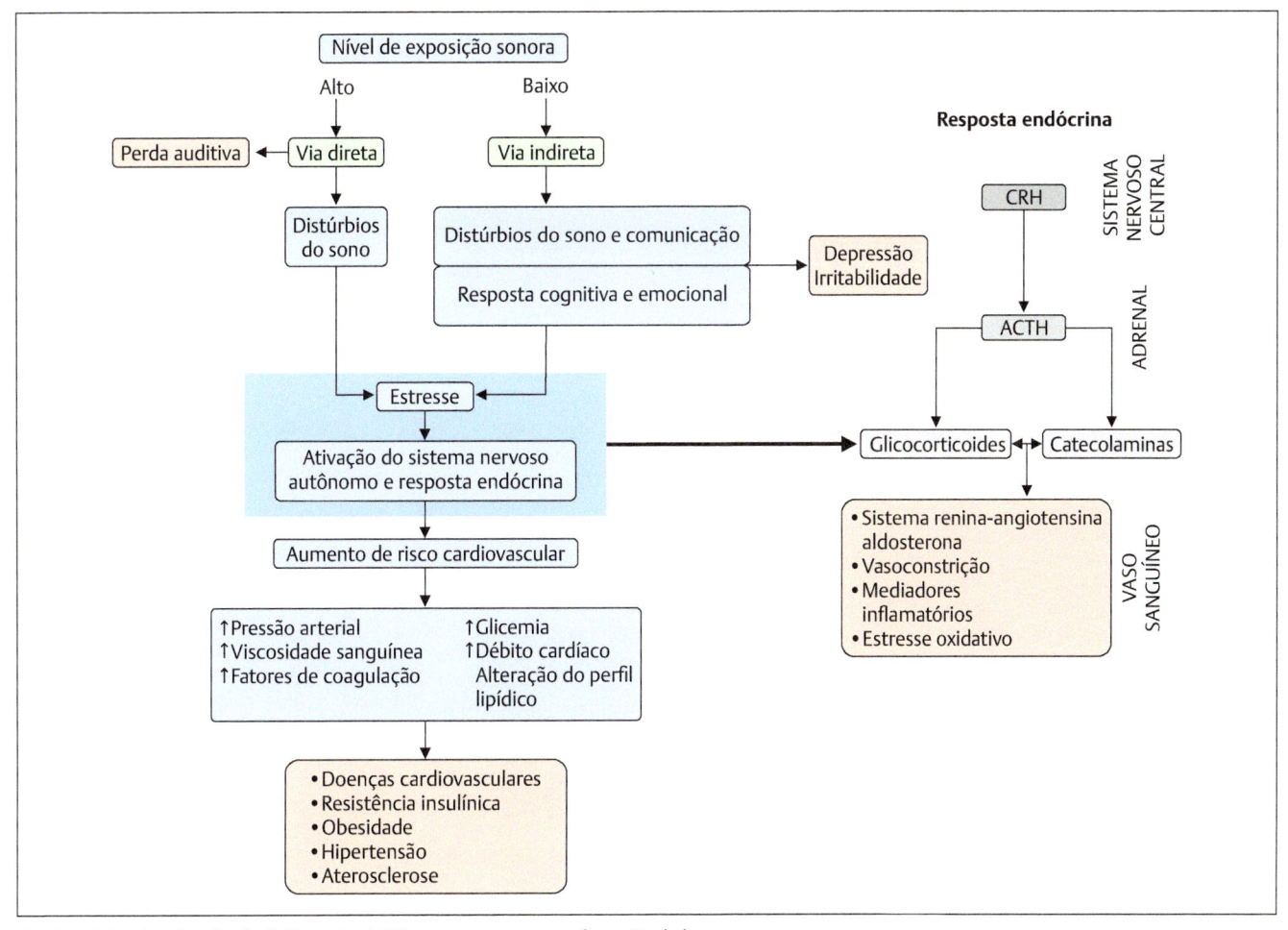

Fig. 5-1. Vias de ativação do SNAs e eixo HHA com consequente alteração da homeostase.

Os efeitos não auditivos da exposição ao ruído possuem diversos determinantes, dentre eles *pitch*, tempo de exposição e principalmente dois fatores: diferenciação entre incomodativo (barulho) e agradável (música), e nível de pressão sonora. Enquanto altos níveis de pressão sonora são bem estabelecidos como fatores de risco para PAIR e capazes de ativar vias de reposta ao estresse, os baixos níveis de pressão sonora mostraram-se capazes de promover uma ativação do sistema nervoso autônomo através do eixo HHA, além de relacionaram-se a pior *performance* cognitiva e emocional, distúrbios de comunicação, distúrbios do sono e depressão.[1]

Ressalta-se a importância da valorização da exposição ao ruido não somente no ambiente laboral, bem como na elaboração de políticas públicas e na sua relevância no contexto de políticas públicas para controle de poluição sonora. É necessária uma reflexão acerca dos tópicos discutidos acima quando inseridos no ambiente residencial e escolar, frente a crescente urbanização.

REFERÊNCIAS BIBLIOGRÁFICAS

1. Münzel T, Sørensen M, Daiber A. Transportation noise pollution and cardiovascular disease. Nat Rev Cardiol. 2021 Sep;18(9):619-36.
2. Sheppard A, Ralli M, Gilardi A, Salvi R. Occupational noise: Auditory and non-auditory consequences. Int J Environ Res Public Health. 2020 Dec 2;17(23):8963.
3. Yaghoubi K, Alimohammadi I, Abolghasemi J, Shirin Shandiz M, Aboutaleb N, Ashtarinezhad A. The effect of occupational noise exposure on systolic blood pressure, diastolic blood pressure and salivary cortisol level among automotive assembly workers. Int J Occup Saf Ergon. 2021 Mar;27(1):8-13.
4. Jafari MJ, Khosrowabadi R, Khodakarim S, Mohammadian F. The effect of noise exposure on cognitive performance and brain activity patterns. Open Access Maced J Med Sci. 2019 Aug 30;7(17):2924-31.
5. Lee J, Park J, Lee J, Ahn JH, Sim CS, Kweon K, Kim HW. Effect of noise on sleep and autonomic activity in children according to source. J Korean Med Sci. 2021 Sep 27;36(37):e234.
6. Park J, Chung S, Lee J, Sung JH, Cho SW, Sim CS. Noise sensitivity, rather than noise level, predicts the non-auditory effects of noise in community samples: a population-based survey. BMC Public Health. 2017 Apr 12;17(1):315.
7. Stansfeld SA, Shipley M. Noise sensitivity and future risk of illness and mortality. Sci Total Environ. 2015 Jul 1;520:114-9.
8. Virkkunen H, Kauppinen T, Tenkanen L. Long-term effect of occupational noise on the risk of coronary heart disease. Scand J Work Environ Health. 2005 Aug;31(4):291-9.
9. Leon Bluhm G, Berglind N, Nordling E, Rosenlund M. Road traffic noise and hypertension. Occup Environ Med. 2007 Feb;64(2):122-6.

PERDA AUDITIVA OCULTA INDUZIDA POR RUÍDO

Joel Lavinsky ▪ Guilherme Kasperbauer

INTRODUÇÃO

Sendo a segunda causa mais comum de perda auditiva, atrás apenas da presbiacusia, a perda auditiva induzida por ruído (PAIR) é amplamente estudada na atualidade. Muito já se descobriu sobre a fisiopatologia da PAIR e sobre os processos que ocorrem na orelha interna após exposição ao ruído. O fato é que nem todos os indivíduos com exposição crônica ao ruído sintomáticos – por exemplo: dificuldade auditiva, baixa discriminação sonora em locais ruidosos, zumbido e hipercusia – apresentam alterações nos exames audiológicos, sejam audiometrias ou emissões otoacústicas (esse último considerado mais sensível). Esses casos são denominados atualmente como perda auditiva oculta induzida por ruído (PAOIR) (*Noise Induced Hidden Hearing Loss* – NIHHL), e esse é um fenômeno bastante explorado nos laboratórios de pesquisa.

FISIOPATOLOGIA

Os estudos de PAIR em humanos apresentam múltiplas limitações, como dificuldades em reprodutibilidade e desafios no controle de fatores, por exemplo: exposição ao ruído em intensidade e duração diferentes, uso de medicação ototóxica, além impossibilidade de avaliação histológica dos tecidos cocleares.[1]

Os modelos animais vêm para suplantar essas limitações, e são amplamente utilizados para investigação da PAIR, pois permitem uma exposição controlada ao ruído, avaliação eletrofisiológica dos limiares auditivos e exploração de tecidos cocleares com facilidade. A orelha interna do camundongo é estruturalmente semelhante à orelha interna humana e seu material genético é homólogo em grande escala. Isso cria um ambiente idêntico que evita fatores de confusão.[2]

O déficit auditivo que ocorre na PAIR, causado por alterações na orelha interna, possui características marcantes, sendo sua base a morte das células ciliadas (CC) e dos neurônios do gânglio espiral (NGE) da cóclea.[3,4]

Uma das evidências da existência de uma PAOIR surgiu em estudos com camundongos, que, após expostos à intensidade moderada de ruído, sofreram mudanças temporárias de limiar auditivo (conhecida como TTS – *temporary threshold shift*), sem morte de células ciliadas, mas apresentaram diminuição das respostas a sons supralimiares, que persistiram mesmo após a recuperação dos limiares auditivos.[5]

A diminuição da amplitude na resposta aos sons supralimiares se correlaciona com a perda de um subconjunto de conexões sinápticas entre as células ciliadas internas (CCI) e neurônios do gânglio espiral (NGE) na cóclea, sendo denominada sinaptopatia coclear (SC). Esses achados sugeriram que a SC induzida por ruído pode ser a causa da PAIR,[5] e ainda justificar a presença de sintomas em indivíduos sem alterações nos limiares auditivos.

O achado audiológico mais característico foi a redução da amplitude do primeiro pico em forma de onda (onda I) do potencial evocado auditivo do tronco encefálico (PEATE), consistente com uma diminuição do número de FNA ativadas pelo som e/ou diminuição em sua taxa de disparo ou sincronia. Embora a maioria dos estudos iniciais tenham avaliado os efeitos do ruído contínuo na cóclea, relatos recentes indicam que uma única exposição a sons explosivos também podem resultar em SC e PAIR tanto em animais quanto em humanos.[6-8]

Essa teoria vai contra a principal hipótese levantada no passado, que afirmava primariamente ocorrer a lesão das células ciliadas externas, que atuam como amplificador coclear, e, secundariamente, o dano aos neurônios sensoriais cocleares,[9,10] pela perda de uma potencial fonte de fator trófico-chave gerado pelas células ciliadas íntegras.[11,12]

De fato, quando a lesão acústica é mais intensa, ela gera mudanças permanentes do limiar auditivo (conhecido como PTS – *permanent threshold shift*), e a avaliação histológica demonstra degeneração das células ciliadas e danos aos feixes ciliados nas células ciliadas sobreviventes.[13,14] Além disso, evidências diretas de danos neurais persistentes pós-exposição ao ruído foram demonstradas, com perda tardia de células do gânglio espiral (após meses a anos) em camundongos, apesar de não haver perda inicial ou tardia de células ciliadas, nem modificação do limiar.[15]

Também foi possível demonstrar alterações histológicas características da SC, avaliando a integridade da conexão sináptica entre as CCIs e os NGE da cóclea, conhecida como sinapse em fita, através de técnicas de imunocoloração. Foi demonstrado que camundongos expostos a ruído intenso, causador de um grande TTS (35-45 dB), medido 1 dia após a exposição, mas sem PTS, confirmado duas semanas após a exposição, apresentaram SC imediata (dentro de 24 horas).[16] A SC foi caracterizada como a perda de 40% a 50% das sinapses entre CCI e NGE, apesar de não haver perda inicial ou tardia de CCI e CCE, e da recuperação completa dos limiares medidos por PEATE e emissões otoacústicas por produtos de distorção (EOAPD).

Outro trabalho correlacionou alterações audiológicas supralimiares com reduções permanentes do número de sinapses de fita, conforme determinado pela imunocoloração para RIBEYE/CtBP2, um componente da fita pré-sináptica. O declínio no número de sinapses neste estudo foi proporcional à diminuição nas respostas supralimiares. Especula-se que o iniciador de danos e desaferentação da sinapse possa ser a excitotoxicidade mediada por glutamato, o que induz edema das fibras terminais do NGE sob as CCI logo após exposições prejudiciais ao ruído.[17,18]

A perda de NGE induzida por ruído também foi estudada, e seu déficit acabou coincidindo com a perda de sinapses das fibras no nervo auditivo. Entretanto, o curso de tempo foi extremamente lento: a perda de NGEs aproximou-se lentamente da magnitude da perda aguda de sinapses ao longo de 1-2 anos. Embora a eventual perda de NGE seja muito lenta, a perda imediata pós-exposição da única conexão sináptica de um NGE e uma CCI torna essas fibras irresponsivas ao som.[19,20]

Outra hipótese plausível é que possa ocorrer algum grau de neuropatia coclear após exposição ao ruído, na ausência de perda de células ciliadas, o que possibilita a geração de comportamento semelhante à hiperacusia, como no modelo de perda auditiva neurossensorial progressiva em camundongos C57BL/6J. Aos 7 meses, as contagens neuronais foram reduzidas em toda a cóclea, enquanto as células ciliadas são perdidas principalmente no giro basal.[21]

Da mesma forma, a hiperatividade nas vias auditivas centrais tem sido observada após exposições traumáticas ao ruído que causem PTS,[22] mas também após exposições moderadas que causam apenas TTS,[23] sugerindo que a morte de células ciliadas não é necessária para evocar alterações compensatórias na atividade auditiva central, podendo justificar sintomas como hiperacusia e zumbido nos pacientes com PAOIR.

Embora as lesões de células ciliadas na base extrema da cóclea (em frequências extra-audiométricas) possam ter um papel nas anormalidades perceptivas, é possível que a perda induzida por ruído de fibras aferentes cocleares de alto limiar,[24] também não detectado pela audiometria clínica, possa desencadear hiperatividade neural subjacente à hiperacusia e/ou zumbido em pacientes com limiares normais.

Acredita-se que respostas neurais reduzidas associadas à PAIR alterem a codificação das características temporais e de intensidade dos sons supralimiares, gerando redução da capacidade de perceber sons em ambientes complexos de escuta, como aqueles com ruído de fundo. Esse mecanismo foi testado em camundongos com PAOIR após exposição ao ruído de banda de oitava de 109 dB NPS, resultando em TTS e redução permanentes nas amplitudes do pico I do PEATE.[25] Embora os limiares tenham se recuperado dentro de duas semanas, o teste comportamental dos camundongos expostos mostrou um desempenho inferior em teste de audição com ruído de fundo.[26]

Em humanos, acredita-se que problemas de codificação neural associados à PAOIR também produzam déficits na discriminação e inteligibilidade da fala, especialmente em ambientes ruidosos.[27,28] Vários estudos são consistentes com essa previsão, sugerindo que indivíduos que sofreram exposições a ruído intenso têm maior dificuldade em tarefas auditivas complexas, apesar dos limiares audiológicos próximos do normal. Por exemplo, indivíduos com maiores exposições ao ruído, comparados com controles com limiares semelhantes, apresentaram déficits significativos no reconhecimento de palavras e na detecção precisa de fala e som em ambientes de fundo ruidoso.[29-32] Além disso, adultos jovens com histórico de exposição a ruído recreativo intenso têm problemas na discriminação de sons de banda estreita apresentados em níveis baixos em relação àqueles com menor exposição.[33]

DIAGNÓSTICO

Embora a PAOIR possa ser efetivamente estudada em modelos animais com uma combinação de testes eletrofisiológicos – principalmente PEATE – e histológicos invasivos, isso não é reprodutível em seres humanos. Portanto, testes diagnósticos não invasivos específicos, sensíveis e confiáveis são essenciais. Comparações adicionais entre modelos animais e humanos, e amostras de referência maiores de humanos, serão necessárias para estabelecer critérios diagnósticos e ferramentas confiáveis.

PEATE

Em modelos animais, o diagnóstico da PAOIR está bem consolidado como redução nas amplitudes do pico na onda I do PEATE, na ausência de elevação de limiar auditivo e de alterações de latência da onda I.[34] O grau de redução da amplitude do pico da onda I mostrou ter correlação linear com o grau de SC.[5,35,36]

Já em humanos, a redução das amplitudes supralimiares do pico da onda I do PEATE na ausência de alterações nos limiares, é considerada característica de PAOIR.[37,38] No entanto, ao contrário dos modelos animais, as amplitudes de pico I do PEATE registradas em humanos são muito menores e mais variáveis, limitando sua aplicação clínica para o diagnóstico rotineiro de PAOIR.[39-41]

A latência do pico da onda V do PEATE, que é gerada pelo processamento no mesencéfalo auditivo, mostra-se como potencial ferramenta no diagnóstico de PAOIR. Há menor grau de alteração no ruído de fundo em indivíduos com piores habilidades em tarefas de discriminação binaural.[42] Em camundongos expostos ao ruído em nível de TTS que induziram alterações na amplitude do pico I do PEATE e perda de sinapses das CCI, apresentaram nas latências do pico da onda V do PEATE um ruído de mascaramento, sugerindo utilidade na avaliação da PAOIR em humanos.[42] A validação adicional das ferramentas diagnósticas utilizadas em modelo de animais com PAOIR induzida experimentalmente para seres humanos ainda é um desafio, mas é necessária para futura identificação precoce e assertiva do distúrbio.

Respostas Seguindo Envelope *(Envelope Following Response)*

As respostas seguindo envelopes (EFRs), também chamadas de respostas de acompanhamento de frequência (FFRs), são respostas de campo distante a tons AM que refletem a atividade neural em vários locais ao longo da via auditiva, com responsividade relativa dependente da frequência AM4.[43,44] Os tons de AM são sinusoidais e contínuos, em vez de transitórios, como os usados nas avaliações do PEATE, e os déficits nos EFRs foram correlacionados com a redução da detecção de sinal no ruído e em outras tarefas de escuta que exigem a detecção de pistas de tempo.[45-47] Estudos recentes em animais indicaram que declínios nas respostas do EFR em frequências de modulação próximas a 1 kHz se correlacionam bem com a perda sináptica na PAOIR.[26,48,49]

Em um estudo recente em humanos com limiares auditivos normais, os indivíduos-controle tiveram melhores EFRs para um tom AM de 5 kHz e 85 Hz no ruído de fundo do que os indivíduos com suspeita de PAOIR, cujos EFRs foram reduzidos pelo ruído.[50] Além disso, indivíduos com exposição prévia ao ruído recreativo parecem ter atividade reduzida ao EFR em comparação com indivíduos-controle sem exposição ao ruído, mas limiares auditivos semelhantes.[51] Esses estudos comparativos em humanos e animais apoiam o uso da EFR como ensaio para SC.[26]

Reflexo Muscular da Orelha Média

Fibras nervosas acústicas de baixa frequência espontânea, que são afetadas na sinaptopatia coclear, são necessárias para o reflexo muscular da orelha média (RMOM).[14,52] O RMOM pode reduzir a excitação som-evocada nas CCIs, aumentando a impedância da orelha média e atuando como um atenuador de sinal para proteger a cóclea de sons prejudiciais. O RMOM é medido monitorando as mudanças na pressão sonora no canal auditivo ipsilateral à sonda, enquanto provoca a RMOM com um som na orelha ipsilateral ou contralateral. Em modelos de PAOIR em camundongos, a elevação do limiar do RMOM e a redução da força do reflexo RMOM supraliminar estão bem correlacionadas com a SC.[53] Em indivíduos humanos com zumbido e limiares audiológicos normais, a presença de PAOIR foi suspeitada com base em suas respostas RMOM significativamente mais fracas em relação a indivíduos-controle sem zumbido.[54] Evidências emergentes sugerem que o RMOM pode ser mais sensível do que a pico I do PEATE em amplitude supralimiar como um indicador de sinaptopatia moderada.[26,53]

TRATAMENTO

Neurotrofinas

Há evidências crescentes de que as neurotrofinas, em particular a neurotrofina 3 (NT-3), podem ter a capacidade de induzir a regeneração da sinapse da CCI com o NGE após a exposição ao ruído.[36,54] Os níveis de expressão de NT-3 pelas células de suporte coclear regulam a densidade das sinapses na CCI durante a maturação coclear.[36] Especificamente, a superexpressão de NT-3 nas células de suporte resulta em maior densidade de sinapses na base coclear e maior sensibilidade auditiva nas altas frequências correspondentes. Da mesma forma, reduções na expressão de NT-3 por células de suporte no início da fase pós-natal resultam em diminuição da densidade da sinapse de CCI na base coclear e uma leve perda auditiva de alta frequência.

Foi demostrado que a superexpressão de NT-3 em células de suporte não impede a sinaptopatia e o TTS provocadas por uma exposição indutora de PAOIR, mas as sinapses de CCI e as amplitudes do pico I do PEATE recuperam-se dentro de duas semanas após o ruído, consistente com a regeneração sináptica induzida pelo NT-3. Estudos mais recentes mostraram que a aplicação na janela redonda de qualquer NT-3 ou NT-3 mais BDNF dentro de 24 horas após a exposição ao ruído[55,56] tem os mesmos efeitos que a superexpressão transgênica de NT-3. A observação de que o tratamento com neurotrofinas funcionou tanto em camundongos e cobaias apoia fortemente a eficácia potencial do NT-3 como terapêutica para HHL.[55,56]

Modulação de *Feedback* Eferente

As fibras eferentes olivococleares originadas no tronco encefálico inervam a cóclea e fornecem controle de *feedback* da atividade coclear pelo sistema nervoso central (SNC).[57] As fibras eferentes olivococleares laterais (OCL) apresentam sinapse com os NGE perto das CCIs, enquanto as fibras eferentes olivococleares mediais (OCM) têm como alvo as CCEs.[58] Como os efeitos do OCL nas conexões sinápticas entre CCI e NGE podem operar por mecanismos mediados por dopamina,[17,59] especula-se que os agonistas dopaminérgicos potencialmente podem reduzir a PAIR. Em linhas semelhantes, os receptores de glutamato NMDA são expressos em NGE e os antagonistas dos receptores NMDA demonstraram bloquear a excitotoxicidade nos NGE. Assim, um relatório recente indicou que a entrega do antagonista do receptor NMDA cetamina após a exposição ao ruído reduz a PAIR, embora a integridade pós-sináptica não tenha sido avaliada neste estudo.[26,60]

É notável o crescimento dos estudos relacionados com a PAIOR, principalmente nos últimos 5 anos. Na prática, possivelmente a SC seja uma das explicações para os pacientes que apresentam exames audiológicos normais e zumbido, hiperacusia ou dificuldade de reconhecimento de sons em ambientes ruidosos.

Ainda não existem exames definitivos para diagnóstico de PAOIR, sendo a única ferramenta conclusiva a histopatologia coclear, não factível em humanos. Acredita-se que com novos estudos, que avaliem a reprodutibilidade do PEATE em humanos, a partir da onda I, possam estabelecer critérios fidedignos. Novos exames como RMOM e EFR são promissores como ferramentas adicionais de diagnóstico da patologia.

Novas tecnologias, como neurotrofinas e drogas que atuem no *feedback* eferente auditivo ainda necessitam de estudos em humanos, mas criam novo panorama para tratamento da PAIR e da PAOIR, e talvez possam extrapolar para outras etiologias de perda auditiva.

REFERÊNCIAS BIBLIOGRÁFICAS

1. Lavinsky J, Kasperbauer G, Bento RF, Mendonça A, Wang J, Crow AL, et al. Noise exposure and distortion product otoacoustic emission suprathreshold amplitudes: a genome-wide association study. Audiol Neurootol. 2021;26(6):445-53.
2. Lavinsky J, Mendonça A, Bressan M, da Silva VAR, Kasperbauer G, Wang J, et al. Large-scale phenotyping of ABR P1-N1 amplitudes before and after exposure to noise in 69 strains of mice. Mamm Genome. 2021 Dec;32(6):427-34.
3. Starr A, Sininger YS, Pratt H. The varieties of auditory neuropathy. J Basic Clin Physiol Pharmacol. 2000;11:215-30.
4. Starr A, Picton TW, Sininger Y, Hood LJ, Berlin CI. Auditory neuropathy. Brain. 1996;119(Pt 3):741-53.
5. Kujawa SG, Liberman MC. Adding insult to injury: cochlear nerve degeneration after "temporary" noise-induced hearing loss. J Neurosci. 2009;29:14077-85.
6. Niwa K, Mizutari K, Matsui T, Kurioka T, Matsunobu T, Kawauchi S, et al. Pathophysiology of the inner ear after blast

injury caused by laser-induced shock wave. Sci Rep. 2016 Aug 17;6:31754.
7. Hickman TT, Smalt C, Bobrow J, Quatieri T, Liberman MC. Blast-induced cochlear synaptopathy in chinchillas. Sci Rep 2018 Jul;8(1):10740.
8. Bressler S, Goldberg H, Shinn-Cunningham B. Sensory coding and cognitive processing of sound in Veterans with blast exposure. Hear Res. 2017;349:98-110.
9. Bohne BA, Harding GW. Degeneration in the cochlea after noise damage: primary versus secondary events. Am J Otol. 2000;21:505-9.
10. Johnsson LG. Sequence of degeneration of Corti's organ and its first-order neurons. Ann Otol Rhinol Laryngol. 1974;83:294-303.
11. Sugawara M, Corfas G, Liberman MC. Influence of supporting cells on neuronal degeneration after hair cell loss. J Assoc Res Otolaryngol. 2005;6:136-47.
12. Suzuka Y, Schuknecht HF. Retrograde cochlear neuronal degeneration in human subjects. Acta Otolaryngol Suppl. 1988;450:1-20.
13. Robertson D. Functional significance of dendritic swelling after loud sounds in the guinea pig cochlea. Hearing Res. 1983;9:263-78.
14. Liberman MC, Dodds LW. Single-neuron labeling and chronic cochlear pathology. III. Stereocilia damage and alterations of threshold tuning curves. Hear Res. 1984;16:55-74.
15. Kujawa SG, Liberman MC. Acceleration of age-related hearing loss by early noise exposure: evidence of a misspent youth. J Neurosci. 2006;26:2115-23.
16. Kujawa SG, Liberman MC. Adding insult to injury: cochlear nerve degeneration after "temporary" noise-induced hearing loss. J Neurosci. 2009;29:14077-85.
17. Ruel J, Nouvian R, Gervais d'Aldin C, Pujol R, Eybalin M, Puel JL. 2001. Dopamine inhibition of auditory nerve activity in the adult mammalian cochlea. Eur J Neurosci 14:977-986.
18. Liberman MC, Kujawa SG. Cochlear synaptopathy in acquired sensorineural hearing loss: Manifestations and mechanisms. Hear Res. 2017;349:138-47.
19. Liberman MC. Auditory-nerve response from cats raised in a low-noise chamber. J Acoust Soc Am. 1978;63:442-55.
20. Schmiedt RA, Mills JH, Boettcher FA. Age-related loss of activity of auditory-nerve fibers. J Neurophysiol. 1996;76:2799-803.
21. Hequembourg S, Liberman MC. Spiral ligament pathology: a major aspect of age-related cochlear degeneration in C57BL/6 mice. J Assoc Res Otolaryngol. 2001 Jun;2(2):118-29.
22. Kaltenbach JA, Afman CE. Hyperactivity in the dorsal cochlear nucleus after intense sound exposure and its resemblance to tone-evoked activity: a physiological model for tinnitus. Hear Res. 2000 Feb;140(1-2):165-72.
23. Bauer CA, Turner JG, Caspary DM, Myers KS, Brozoski TJ. Tinnitus and inferior colliculus activity in chinchillas related to three distinct patterns of cochlear trauma. J Neurosci Res. 2008 Aug 15;86(11):2564-78.
24. Furman AC, Kujawa SG, Liberman MC. Noise-induced cochlear neuropathy is selective for fibers with low spontaneous rates. Journal of Neurophysiology. 2013;110:577-86.
25. Lobarinas E, Spankovich C, Le Prell CG. Evidence of "hidden hearing loss" following noise exposures that produce robust TTS and ABR wave-I amplitude reductions. Hear Res. 2017;349:155-63.
26. Kohrman D, Wan G, Cassinotti L, Corfas G. Perda auditiva oculta: um transtorno com múltiplas etiologias e mecanismos. Cold Spring Harb Perspect Med. 2020 Jan 2;10(1):a035493.
27. Kujawa SG, Liberman MC. Synaptopathy in the noise-exposed and aging cochlea: Primary neural degeneration in acquired sensorineural hearing loss. Hear Res. 2015;330:191-9.
28. Wan G, Corfas G. No longer falling on deaf ears: mechanisms of degeneration and regeneration of cochlear ribbon synapses. Hear Res. 2015;329:1-10.
29. Alvord LS. Cochlear dysfunction in "normal-hearing" patients with history of noise exposure. Ear Hear. 1983;4:247-50.
30. Kujala T, Shtyrov Y, Winkler I, Saher M, Tervaniemi M, Sallinen M, et al. Long-term exposure to noise impairs cortical sound processing and attention control. Psychophysiology. 2004 Nov;41(6):875-81.
31. Kumar UA, Ameenudin S, Sangamanatha AV. Temporal and speech processing skills in normal hearing individuals exposed to occupational noise. Noise Health. 2012;14:100-5.
32. Liberman MC, Epstein MJ, Cleveland SS, Wang H, Maison SF. Toward a differential diagnosis of hidden hearing loss in humans. PLoS ONE 2016;11: e0162726.
33. Stone MA, Moore BC, Greenish H. Discrimination of envelope statistics reveals evidence of sub-clinical hearing damage in a noise-exposed population with "normal" hearing thresholds. Int J Audiol. 2008;47:737-50.
34. Hickox AE, Larsen E, Heinz MG, Shinobu L, Whitton JP. Translational issues in cochlear synaptopathy. Hear Res. 2017;349:164-71.
35. Sergeyenko Y, Lall K, Liberman MC, SG. Age-related cochlear synaptopathy: an early-onset contributor to auditory functional decline. J Neurosci. 2013;33:13686-94.
36. Wan G, Gómez-Casati ME, Gigliello AR, Liberman MC, Corfas G. Neurotrophin-3 regulates ribbon synapse density in the cochlea and induces synapse regeneration after acoustic trauma. Elife 2014 Oct 20;3:e03564.
37. Konrad-Martin D, Dille MF, McMillan G, et al. Age-related changes in the auditory brainstem response. J Am Acad Audiol. 2012;23:18-35; quiz 74-15.
38. Stamper GC, Johnson TA. Auditory function in normal-hearing, noise-exposed human ears. Ear Hear. 2015;36:172-84.
39. Beattie RC. Interaction of click polarity, stimulus level, and repetition rate on the auditory brainstem response. Scand Audiol. 1988;17:99-109.
40. Lauter JL, Loomis RL. Individual differences in auditory electric responses: Comparisons of between-subject and within-subject variability. II: Amplitude of brainstem vertex-positive peaks. Scand Audiol. 1988;17:87-92.
41. Trune DR, Mitchell C, Phillips DS. The relative importance of head size, gender and age on the auditory brainstem response. Hear Res. 1988;32:165-74.
42. Mehraei G, Hickox AE, Bharadwaj HM, Goldberg H, Verhulst S, Liberman MC, et al. Auditory brainstem response latency in noise as a marker of cochlear synaptopathy. J Neurosci. 2016;36:3755-64.
43. Kuwada S, Anderson JS, Batra R, Fitzpatrick DC, Teissier N, D'Angelo WR. Sources of the scalp-recorded amplitude-modulation following response. J Am Acad Audiol. 2002;13:188-204.
44. Krishnan A. Frequency-following response. Philadelphia: Lippincott Williams & Wilkins; 2006.
45. Dimitrijevic A, John MS, Picton TW. Auditory steady-state responses and word recognition scores in normal-hearing and hearing-impaired adults. Ear Hear. 2004;25:68-84.
46. Ruggles D, Bharadwaj H, Shinn-Cunningham BG. Normal hearing is not enough to guarantee robust encoding of suprathreshold features important in everyday communication. Proc Natl Acad Sci. 2011;108:15516-21.
47. Bharadwaj HM, Masud S, Mehraei G, Verhulst S, Shinn-Cunningham BG. Individual differences reveal correlates of hidden hearing deficits. J Neurosci. 2015;35:2161-72.
48. Shaheen LA, Valero MD, Liberman MC. Towards a diagnosis of cochlear neuropathy with envelope following responses. J Assoc Res Otolaryngol. 2015;16:727-45.

49. Parthasarathy A, Kujawa SG. Synaptopathy in the aging cochlea: Characterizing early-neural deficits in auditory temporal envelope processing. J Neurosci. 2018;38:7108-19.
50. Paul BT, Bruce IC, Roberts LE. Evidence that hidden hearing loss underlies amplitude modulation encoding deficits in individuals with and without tinnitus. Hear Res. 2017;344:170-82
51. Plack CJ, Barker D, Prendergast G. Perceptual consequences of "hidden" hearing loss. Trends Hear. 2014;18. .
52. Kobler JB, Guinan JJ Jr, Vacher SR, Norris BE. Acoustic reflex frequency selectivity in single stapedius motoneurons of the cat. J Neurophysiol. 1992;68:807-17.
53. Valero MD, Hancock KE, Maison SF, Liberman MC. Effects of cochlear synaptopathy on middle-ear muscle reflexes in unanesthetized mice. Hear Res. 2018 Jun;363:109-18.
54. Cunningham LL, Tucci DL. Restoring synaptic connections in the inner ear after noise damage. N Engl J Med. 2015;372:181-2.
55. Suzuki J, Corfas G, Liberman MC. Round-window delivery of neurotrophin 3 regenerates cochlear synapses after acoustic overexposure. Sci Rep. 2016;6:24907.
56. Sly DJ, Campbell L, Uschakov A, Saief ST, Lam M, O'Leary SJ. Applying neurotrophins to the round window rescues auditory function and reduces inner hair cell synaptopathy after noise-induced hearing loss. Otol Neurotol. 2016;37:1223-30.
57. Fuchs PA, Lauer AM. Efferent inhibition of the cochlea. Cold Spring Harb Perspect Med. 2018.
58. Frank MM, Goodrich LV. Talking back: development of the olivocochlear efferent system. Wiley Interdiscip Rev Dev Biol. 2018;7:e324
59. Ruel J, Wang J, Rebillard G, Eybalin M, Lloyd R, Pujol R, Puel JL. Physiology, pharmacology and plasticity at the inner hair cell synaptic complex. Hear Res. 2007;227:19-27.
60. Bing D, Lee SC, Campanelli D, et al. Cochlear NMDA receptors as a therapeutic target of noise-induced tinnitus. Cell Physiol Biochem. 2015;35:1905-1923.

A GENÉTICA DA PERDA AUDITIVA INDUZIDA PELO RUÍDO

Joel Lavinsky ■ Guilherme Kasperbauer

INTRODUÇÃO

A perda auditiva induzida por ruído (PAIR) ou perda auditiva induzida por pressão sonora elevada (PAINPSE), como é atualmente denominada, é a líder mundial no risco à saúde ocupacional em países industrializados e a segunda forma mais comum de deficiência auditiva neurossensorial, após a presbiacusia.[1] Nos Estados Unidos, aproximadamente 10% da população total é exposta, diariamente, a níveis perigosos de ruído no ambiente de trabalho.[2,3] O alto risco de desenvolvimento de PAIR em uma população, determina a necessidade de entendimento dos processos biológicos que modulam a suscetibilidade ao ruído danoso. Os estudos atuais demonstram que a PAIR é uma doença complexa, que resulta da interação entre fatores genéticos e ambientais.

Desde os primeiros estudos relacionados com a PAIR, ficou evidente a contribuição genética em sua origem. Talvez uma das principais observações que fortalecem essa hipótese seja o motivo pelo qual diferentes indivíduos que trabalham em um ambiente semelhante, com tempo de exposição similar, tenham padrões distintos de perda auditiva, após anos de exposição ao ruído. Além disso, alguns indivíduos, mesmo com tempo prolongado de exposição à ruídos intensos apresentam audição preservada.

Embora diversos estudos sobre genética da PAIR em humanos tenham sido conduzidos, apresentaram baixo poder estatístico, não sendo replicáveis e considerando somente uma fração do risco genético. Além disso, nenhum estudo de herança foi realizado, já que é praticamente impossível coletar dados de famílias em que todos os indivíduos tenham sido expostos a condições idênticas de ruído.

Além da PAIR relacionada com o trabalho, a exposição ao ruído recreacional (como caçadas, música por fones de ouvido, uso de ferramentas) é mais difícil de ser medida. Os estudos sobre PAIR, em indivíduos afastados de atividades industriais, devem confiar somente no relato individual através de questionários padronizados, o que pode gerar um viés de aferição. Além de que fatores como o envelhecimento e fatores ambientais (drogas ototóxicas, poluentes) podem também ser considerados fatores de confusão nos estudos genéticos de PAIR em humanos. Outro obstáculo é a dificuldade de distinção entre a presbiacusia e a PAIR, e a sobreposição de ambas.

Uma alternativa viável é a utilização de animais como camundongos, em um ambiente controlado. Existe similaridade da orelha interna dos camundongos com a humana e genética homóloga entre as espécies. Nesse âmbito, nosso grupo tem buscado estudar a PAIR através de Estudos de Associação do Genoma Inteiro (GWAS – *Genome Wide Association Studies*) com a incorporação do *Hybrid Mouse Diversisty Panel* (HMDP). O HMDP é uma coleção de linhagens de camundongos consanguíneos clássicos e recombinantes, cujos genomas têm sido sequenciados e/ou genotipados com alta resolução.[4] Através da varredura completa do genoma dessas diferentes linhagens de camundongos, em conjunto com a análise de um dado específico (p. ex., variabilidade auditiva nas linhagens), são encontradas regiões onde há variação gênica significativa, portanto, possivelmente envolvidas na gênese da variação. O cálculo de poder tem demonstrado que esse painel é superior à análise de ligação tradicional (*linkage*) e é capaz de detectar *loci* responsáveis por 5% da variância global.

ESTUDOS EXPERIMENTAIS SOBRE A SUSCETIBILIDADE GENÉTICA À PAIR

A principal vantagem para estudos de PAIR em modelos animais é a capacidade de fornecer e monitorar, de forma precisa, a exposição ao ruído. Dada a homogeneidade genética, os camundongos apresentam menor variabilidade nas medidas de desfecho quando comparados a outros modelos experimentais. Outra vantagem é a de que os pesquisadores têm acesso aos tecidos cocleares dos animais em diferentes momentos após a exposição ao ruído, para estudos histológicos de morfologia e patologia, assim como análises moleculares de alterações na expressão gênica. Já em humanos, os pesquisadores somente têm acesso às estruturas cocleares de ossos temporais extraídos durante autópsias.

Os camundongos geraram a primeira evidência da influência genética da PAIR. Isso ocorreu em função da recente identificação de genes que aumentam a suscetibilidade ao trauma sonoro.[5] As linhagens de camundongos *C57BL/6J* foram também associadas a uma maior suscetibilidade ao ruído em comparação com outras linhagens.[6-8] Além disso, diversos camundongos *knockout*, como *SOD1−/−*, *GPX1−/−*, *PMCA2−/−* e *CDH23+/−*, demonstraram ser mais sensíveis ao ruído que o tipo selvagem.[9]

A principal limitação dos estudos experimentais em camundongos está na concomitância de degeneração coclear fisiológica e PAIR. Estudos auditivos em camundongos comuns e consanguíneos demonstraram que os camundongos das linhagens *DBA/2J* e *C57BL/6J* apresentam perda auditiva precoce e acelerada com a idade.[10] Outros pesquisadores compararam a função auditiva de camundongos das linhagens *C57BL/6J* e *CBA*, antes e após exposição ao ruído, demonstrando que os *C57BL/6J* obtiveram perda auditiva precoce e acelerada, e alta suscetibilidade ao ruído, exibindo alterações dos limiares na maioria das frequências testadas, e recuperação pobre da audição com o passar dos dias do estímulo sonoro.[11-13] Os camundongos da linhagem *CBA*, por outro lado, obtiveram melhor resultado auditivo, com rápida recuperação da função auditiva nos primeiros 3 dias após a exposição ao ruído.[14-16] Outro estudo recente avaliou limiares camundongos da linhagem consanguínea *Castaneous* (*CAST/Ei*), em comparação com a linhagem *C57BL/6J*, após exposição a ruído, e relatou maior resistência ao ruído da linhagem *Castaneous*.[17] Devido ao perfil de resistência ao ruído, os camundongos da linhagem *CBA* são utilizados com frequência em estudos sobre PAIR.[18]

Outro estudo em camundongos buscou avaliar a expressão de determinadas moléculas após exposição ao ruído, essas potenciais alvos no tratamento da PAIR.[19] Camundongos *B6*, *CAST*, *129X1/SvJ* e *129S1/SvImJ* foram submetidos a protocolo de exposição ao ruído, e comparados com outras linhagens. Houve perda média de 40 dB nos limiares auditivos de camundongos *B6*, e resistência ao ruído nas demais linhagens de camundongos. Após 6 horas da exposição ao ruído, a análise da expressão gênica no labirinto membranoso demonstrou um aumento da regulação de fatores de transcrição tanto nos camundongos suscetíveis quanto nos camundongos resistentes.

ESTUDOS CLÍNICOS SOBRE A SUSCETIBILIDADE GENÉTICA À PAIR

Os *GWAS* têm sido utilizados de forma bem-sucedida nos últimos 10 anos para identificar múltiplos genes que interagem e contribuem para o fenótipo da doença. Isso ocorre em função das limitações em identificar um número suficiente de indivíduos suscetíveis e controles com resistência ao ruído submetidos a um mesmo ambiente. Em GWAS de larga escala, o DNA de milhares de indivíduos diagnosticados com uma doença específica e o DNA de indivíduos não afetados (controles) são rastreados e pareados, utilizando *chips* de DNA que contêm entre 3.000 e 5.000 dos polimorfismos mais informativos no genoma humano. Isso possibilita ao pesquisador identificar polimorfismos associados a doenças específicas. Essas novas ferramentas facilitam a identificação de genes candidatos para doenças complexas, já que pequenas alterações em diversos genes podem contribuir para o fenótipo final.[20]

A confiabilidade desses achados pode ser verificada através da replicação dessa descoberta em uma segunda população, não relacionada.[21] Os controles envolvem uma análise semelhante através de diferentes grupos étnicos (Europa Oriental, África e Ásia), já que alguns polimorfismos apresentam maiores frequências em alguns grupos étnicos específicos e são menos informativos em estudos de associação. Em função da grande quantidade de amostras de DNA e polimorfismos, os GWAS têm sido muito caros. Entretanto, o desenvolvimento de banco de dados com a já conhecida frequência de alelos de polimorfismos (www.hapmap.org) e a disponibilidade de métodos de genotipagem massiva (como os *chips* de DNA) tornam os GWAS mais factíveis.

Apesar das limitações dos estudos de PAIR em humanos, nos últimos 10 anos tem sido observado um grande aumento no número de GWAS com o objetivo de identificar genes relacionados com a suscetibilidade à PAIR. Centenas de polimorfismos foram rastreados em genes envolvidos em diferentes mecanismos e estruturas da orelha interna. Nesse sentido, os genes envolvidos foram classificados em: genes de estresse oxidativo, genes de rotas de reentrada de potássio, genes monogênicos de surdez e genes das proteínas *heat shock*. Até hoje, os resultados mais promissores na PAIR foram obtidos com os genes *KCNE1* e *KCNQ4* na reentrada de potássio na orelha interna;[22,23] *CAT*, *PCDH15* e *MYH14* e *Hsp70*.[24,25] Esses genes foram replicados em diferentes populações e apresentaram tamanho de amostra suficiente para um poder de detecção de um alelo causal.

Estudos mais recentes suportam o papel dos polimorfismos dos genes do estresse oxidativo da orelha interna no desenvolvimento da PAIR. Demonstrou-se que o polimorfismo do gene *SOD2* na sequência mitocondrial alvo está associado à PAIR em trabalhadores chineses. Além disso, esse efeito foi intensificado em níveis maiores de exposição ao ruído.[26] Um estudo duplo-cego com 53 trabalhadores tratados com n-acetilcisteína apoia a hipótese de que indivíduos portadores dos genótipos nulos nos genes *GSTT1*, *GSTM1* e *GSTP1* são mais suscetíveis à PAIR.[27] Por outro lado, a ototoxicidade por aminoglicosídeos, que parece ter o mesmo mecanismo de estresse oxidativo da PAIR, mostrou ser independente dos polimorfismos dos genes *GM1* e *GSTT1*.[28]

Estudos semelhantes têm avaliado genes que atuam no ciclo do potássio na orelha interna. Uma análise realizada em população polonesa encontrou associações significativas em sete de um total de 10 genes (*KCNE1*, *KCNQ4*, *GJB1*, *GJB2*, *GJB4*, *KCNJ10*, *KCNQ1*). Os resultados mais interessantes foram obtidos nos genes *KCNE1* e *KCNQ4*. Esses achados foram replicados pelos autores nos mesmos polimorfismos que foram previamente publicados na amostra sueca (rs2070358 e Q455H, respectivamente). A direção dessa tendência genética para o *KCNE1* foi a mesma em ambas as populações, mas oposta para o *KCNQ4*. Isso pode ser explicado, teoricamente, por diferenças nas frequências dos alelos ou nos padrões de desequilíbrio de ligação em ambas as populações. Houve uma discreta diferença nos procedimentos de seleção entre os estudos, influência de diversos fatores ambientais ou associações falso-positivas com a PAIR.[29]

Outros trabalhos que avaliaram genes que expressam as *heat-shock proteins* (HSPs) demonstraram associação dessas proteínas com PAIR, e esses resultados foram replicados em três populações independentes (chinesa, sueca e polonesa).[30]

ESTUDOS DE ASSOCIAÇÃO PARA DESCOBERTA DOS GENES QUE CONFEREM SUSCETIBILIDADE À PAIR

Há alguns anos nosso grupo tem se dedicado à pesquisa sobre a genética da PAIR. A fim de controlar o ambiente e estudar populações semelhantes, uma forma viável é através de um modelo animal, com protocolos rígidos de exposição ao ruído e análise eletrofisiológica auditiva pré e pós-exposição. Para tal, utilizamos diferentes linhagens de camundongos consanguíneos, o *Hybrid Mice Diversity Panel*, uma coleção de cerca de 100 linhagens já previamente genotipadas.

Uma metodologia bastante útil atualmente é realizar GWAS, na busca de diferenças entre pequenas variações do código genético, chamadas polimorfismos de nucleotídeo único (SNP – *single nucelotide polymorphism*), nos grupos de estudo e controle. Através de uma associação estatística, localizam-se *loci* com genes candidatos potencialmente relacionados com esse fenótipo.

Para cada fenótipo separadamente é aplicado um algoritmo chamado EMMA, um teste estatístico para mapeamento de associação que corrige o parentesco genético e a estrutura populacional. Também considera a significância por linhagem e a mensuração individual por camundongo, para aumentar o poder estatístico. No caso de PAIR, a avaliação para os diferentes fenótipos de perda auditiva, antes e após os protocolos de exposição ao ruído nos camundongos, foi realizada através de duas metodologias – PEATE (potenciais evocados de tronco encefálico) e EOAPD (emissões otoacústicas por produtos de distorção). Dessa forma, esses métodos geram dados de fenótipos auditivos relacionados com a perda auditiva induzida pelo ruído.

Todos os camundongos foram expostos a uma câmara de exposição ao ruído durante 2 horas e submetidos a um som com intensidade de 108 dB SPL, conforme publicado como protocolo já bem estabelecido para perda auditiva induzida pelo ruído em camundongos por Kujawa e Liberman. Após 2 semanas, todos os camundongos foram novamente testados para determinação dos limiares auditivos após exposição.

Em 2016, publicamos um trabalho de fenotipagem de larga escala na suscetibilidade ao ruído. Analisamos 100 linhagens de camundongo, 47 dessas inéditas no que diz respeito à avaliação auditiva. Através de PEATE, o limiar auditivo médio basal dessas linhagens (aproximadamente 3 camundongos de cada linhagem foram testados), obtivemos os limiares médios nas frequências de 4, 8, 12, 16, 24 e 32 kHz.[31]

A partir desse experimento foi possível criar um perfil completo da variabilidade de padrões auditivos das linhagens. O padrão auditivo com maior frequência foi a perda em tons agudos (em 24 e 32 kHz), encontrada em 49 linhagens. O segundo grupo de linhagens com maior prevalência foi o de camundongos com audição normal, com 36 representantes. Quatro linhagens apresentaram perda auditiva combinada em altas e baixas frequências (4 e 32 kHz). Esse perfil de variabilidade auditiva entre diferentes linhagens antes mesmo da exposição aos ruídos reforça todas as teorias sobre o papel da suscetibilidade genética no desenvolvimento das perdas auditivas em geral.

Após a aferição do limiar auditivo basal, todos os camundongos passaram pelo protocolo de exposição ao ruído, ainda com de idade entre 5 e 6 semanas, evitando o viés de confundimento da presbiacusia. Vários padrões discerníveis de sensibilidade ao ruído foram encontrados. Quatro linhagens de camundongo demonstraram sensibilidade ao ruído em altas frequências, nove apresentaram sensibilidade em múltiplas frequências. O grupo com maior número de linhagens representantes foi o de sensibilidade a médias frequências. Após idade de 8 semanas, os camundongos foram sacrificados e ambas as cócleas removidas por microdissecção. O RNA coclear foi removido, e a expressão genética coclear mensurada.[32]

Mais importante foi a combinação e integração do fenótipo da PAIR, GWAS e genes com níveis de transcrição coclear, que sugerem que esses genes desempenham um papel importante na suscetibilidade à PAIR. Além disso, esse estudo foi a primeira publicação na literatura sobre a interação gene X ambiente na perda auditiva induzida pelo ruído.[32]

Foi encontrado pico significativo próximo ao gene *Nox3*, levantando a hipótese de sua associação com a PAIR. Para comprovação, através de engenharia genética, foram criados camundongos *Nox3* mutantes e heterozigotos. Esses camundongos foram então submetidos aos mesmos protocolos de exposição ao ruído e testados. Foi encontrada grande suscetibilidade para PAIR especialmente em 8 kHz, tanto através de PEATE quanto de EOAPD.[33] Depois, com a técnica de imunofluorescência na cóclea dos animais, comprovamos alterações específicas nas fendas sinápticas cocleares, também na localização de 8 kHz. Esse GWAS definiu que a suscetibilidade genética está distribuída tonotopicamente na cóclea. Além disso, descobrimos o primeiro gene da perda auditiva induzida pelo ruído descrito na literatura mundial utilizando GWAS em camundongos.[33]

Recentemente estudamos através de um GWAS a suscetibilidade genética de camundongos do HMDP à PAIR através de EOAPD, metodologia que avalia a função das células ciliadas externas da cóclea. Um total de 102 linhagens do HMDP foram avaliadas com base nas amplitudes supralimiares das EOAPD antes e após a exposição ao ruído. A variação da amplitude das EOAPD foi ajustada em 60 e 70 dB SPL dos tons primários para cada frequência separadamente (8, 11,3, 16, 22,6 e 32 kHz). Camundongos de 6 semanas de idade foram expostos por 2 h a ruído de banda de oitava de 10 kHz a 108 dB SPL. Para realizar a análise do *locus* de características quantitativas de expressão local (eQTL), perfis de microarranjos de expressão gênica foram gerados usando RNA coclear de 64 linhagens de camundongos híbridos (n = 3 *arrays* por linhagem).[34]

Vários novos *loci* foram identificados e genes candidatos associados à PAIR foram priorizados, especialmente após a exposição ao ruído (um *locus* na linha de base e cinco *loci* após a exposição). Um total de 35 genes candidatos nestes seis *loci* foram identificados com pelo menos uma sonda. Após análise de expressão coclear, dois genes candidatos foram priorizados: Eya1 (linha de base) e Efr3a (pós-exposição).[34]

Buscando ampliar o entendimento da PAIR, realizamos também a avaliação da amplitude da onda I do PEATE, em modelo animal após exposição ao ruído. A onda I representa a sinapse das fibras do nervo auditivo com as células ciliadas internas da cóclea, e que estão altamente correlacionadas com a contagem de sinapses. A sinaptopatia coclear, com perda de conexões sinápticas entre as células ciliadas internas cocleares e as fibras do nervo auditivo, foi bem demonstrada no estudo de PAIR em modelos animais.

Aferimos a amplitude pico a pico da onda I do PEATE, em camundongos antes e 2 semanas após a exposição ao ruído. Determinamos a amplitude da onda I do PEATE em 80 dB NPS nas frequências de 8, 12, 16, 24 e 32 kHz. Um total de 69 linhagens (1-8 camundongos/linhagem) foram analisadas. Uma redução estatisticamente significativa pós-ruído na amplitude da onda I foi observada em todas as frequências testadas ($p < 0,00001$). Identificamos padrões distintos de suscetibilidade ao ruído e disponibilizamos este conjunto de dados fenotípico completo para uso geral. Esses dados estabelecem um novo recurso para o estudo da PAIR em camundongos e esperamos que este banco de dados seja uma ferramenta útil para expandir a pesquisa neste campo.[35]

PERSPECTIVAS FUTURAS: MEDICINA DE PRECISÃO, TERAPIA GÊNICA E CÉLULAS-TRONCO

Na atualidade, a medicina tem buscado cada vez mais novas alternativas no que tange às doenças incuráveis ou tratamentos alternativos com menos paraefeitos. A evolução do conhecimento preciso da genética da PAIR, como das outras doenças com fatores genéticos envolvidos poderá mudar a forma de abordagem delas.

No que diz respeito à PAIR, a Medicina de Precisão, com seu conceito de tratamento individualizado para pessoas portadoras de uma mesma doença, poderá ter aplicabilidade valiosa. Pessoas poderão ser avaliadas, antes mesmo da exposição laboral ou recreacional ao ruído, de forma a prevenir ou mitigar lesões auditivas. No futuro, por exemplo, com o esclarecimento completo da genética da PAIR, indivíduos predispostos poderão ser aconselhados a profissões que tenham menos exposição ao ruído e monitoramento precoce da audição.

No que diz respeito à terapia gênica, a introdução de genes sadios através de técnicas de DNA recombinante, poderá ser uma alternativa útil para a prevenção ou tratamento da PAIR. Um subgrupo que pode beneficiar-se, por exemplo, são os militares, que necessitam utilizar armas de fogo ruidosas, e poderão utilizar a terapia gênica, editando genes ligados à suscetibilidade ao ruído, evitando a PAIR.

Atualmente, a terapia com células-tronco ainda tem suas limitações, mas o papel dessa tecnologia no tratamento de doenças auditivas tem sido amplamente reconhecido. Com o desenvolvimento de pesquisas relacionadas, a terapia com células-tronco poderá desempenhar um papel maior no tratamento de doenças relacionadas com a orelha interna, e, se confirmando eficaz e segura, poderá trazer benefícios na PAIR já instalada.

A investigação da origem genética da PAIR é um assunto de interesse nas últimas décadas. Inúmeros fatores dificultam o estudo em humanos, que podem gerar viés em estudos. Atualmente com o advento do HMDP utilizando o GWAS como ferramenta metodológica, conseguimos confirmar a variabilidade genética e descobrir mais na suscetibilidade à PAIR. Esses novos resultados abrem perspectivas para trabalhos futuros e fortalecem a utilização dessa metodologia para outras doenças. No futuro, com o aprofundamento do conhecimento da genética da PAIR, novos alvos terapêuticos poderão ser desenvolvidos, tanto na prevenção quanto no tratamento da PAIR.

REFERÊNCIAS BIBLIOGRÁFICAS

1. Stucken EZ, Hong RS. Noise-induced hearing loss: an occupational medicine perspective. Curr Opin Otolaryngol Head Neck Surg. 2014;22:388-93.
2. Dobie RA. The burdens of age-related and occupational noise-induced hearing loss in the United States. Ear Hear. 2008;29:565-77.
3. Yankaskas K. Prelude: noise-induced tinnitus and hearing loss in the military. Hear Res. 2013;295:3-8.
4. Bennett BJ, Farber CR, Orozco L, Kang HM, Ghazalpour A, Kang HM, Ghazalpour A, Siemers N, et al. A high-resolution association mapping panel for the dissection of complex traits in mice. Genome Res. 2010;20:281-90.
5. Ohlemiller KK. Contributions of mouse models to understanding of age- and noise-related hearing loss. Brain Res. 2006 May 26;1091(1):89-102.
6. Li HS. Influence of genotype and age on acute acoustic trauma and recovery in CBA/Ca and C57BL/6J mice. Acta Otolaryngol (Stockh). 1992 Nov;112(6):956-67.
7. Erway LC, Shiau YW, Davis RR, Krieg EF. Genetics of age-related hearing loss in mice. III. Susceptibility of inbred and F1 hybrid strains to noise-induced hearing loss. Hear Res. 1996 Apr;93(1-2):181-7.
8. Davis RR, Newlander JK, Ling X, Cortopassi GA, Krieg EF, Erway LC. Genetic basis for susceptibility to noise-induced hearing loss in mice. Hear Res. 2001 May;155(1-2):82-90.
9. Holme RH, Steel KP. Progressive hearing loss and increased susceptibility to noise-induced hearing loss in mice carrying a Cdh23 but not a Myo7a mutation. J Assoc Res Otolaryngol JARO. 2004 Mar;5(1):66-79.
10. Erway LC, Willott JF, Archer JR, Harrison DE. Genetics of age-related hearing loss in mice: I. Inbred and F1 hybrid strains. Hear Res. 1993 Feb;65(1-2):125-32.
11. Hultcrantz M, Li HS. Inner ear morphology in CBA/Ca and C57BL/6J mice in relationship to noise, age and phenotype. Eur Arch Otorhinolaryngol1993;250(5):257-64.
12. Li HS, Borg E. Auditory degeneration after acoustic trauma in two genotypes of mice. Hear Res. 1993 Jun;68(1):19-27.
13. Li HS, Hultcrantz M, Borg E. Influence of age on noise-induced permanent threshold shifts in CBA/Ca and C57BL/6J mice. Audiol Off Organ Int Soc Audiol. 1993 Jun;32(3):195-204.
14. Erway LC, Shiau YW, Davis RR, Krieg EF. Genetics of age-related hearing loss in mice. III. Susceptibility of inbred and F1 hybrid strains to noise-induced hearing loss. Hear Res. 1996 Apr;93(1-2):181-7.
15. Davis RR, Newlander JK, Ling X, Cortopassi GA, Krieg EF, Erway LC. Genetic basis for susceptibility to noise-induced hearing loss in mice. Hear Res. 2001 May;155(1-2):82-90.
16. Noben-Trauth K, Zheng QY, Johnson KR. Association of cadherin 23 with polygenic inheritance and genetic modification of sensorineural hearing loss. Nat Genet. 2003 Sep;35(1):21-3.
17. White CH, Ohmen JD, Sheth S, Zebboudj AF, McHugh RK, Hoffman LF, et al. Genome-wide screening for genetic *loci* associated with noise-induced hearing loss. Mamm Genome. 2009 Apr;20(4):207-13.
18. Wellcome Trust Case Control Consortium. Genome-wide association study of 14,000 cases of seven common diseases and 3,000 shared controls. Nature. 2007 Jun 7;447(7145):661-78.
19. Kujawa SG, Liberman MC. Adding insult to injury: cochlear nerve degeneration after "temporary" noise-induced hearing loss. J Neurosci Off J Soc Neurosci. 2009 Nov 11;29(45):14077-85.
20. Pawelczyk M, Van Laer L, Fransen E, Rajkowska E, Konings A, Carlsson PI, et al. Analysis of gene polymorphisms associated with K ion circulation in the inner ear of patients susceptible and resistant to noise-induced hearing loss. Ann Hum Genet. 2009 Jul;73(Pt 4):411-21.
21. Konings A, Van Laer L, Wiktorek-Smagur A, Rajkowska E, Pawelczyk M, Carlsson PI, et al. Candidate gene association study for noise-induced hearing loss in two independent noise-exposed populations. Ann Hum Genet. 2009 Mar;73(2):215-24.
22. Yang M, Tan H, Yang Q, et al. Association of hsp70 polymorphisms with risk of noise-induced hearing loss in Chinese automobile workers. Cell Stress Chaperones. 2006;11(3):233-9.
23. Rabinowitz PM, Pierce Wise J, Hur Mobo B, Antonucci PG, Powell C, Slade M. Antioxidant status and hearing function in noise-exposed workers. Hear Res. 2002 Nov;173(1-2):164-71.
24. Fortunato G, Marciano E, Zarrilli F, Mazzaccara C, Intrieri M, Calcagno G, et al. Paraoxonase and superoxide dismutase gene

24. polymorphisms and noise-induced hearing loss. Clin Chem. 2004 Nov;50(11):2012-8.
25. Carlsson P-I, Van Laer L, Borg E, Bondeson ML, Thys M, Fransen E, et al. The influence of genetic variation in oxidative stress genes on human noise susceptibility. Hear Res. 2005 Apr;202(1-2):87-96.
26. Wangemann P. K+ cycling and the endocochlear potential. Hear Res. 2002 Mar;165(1-2):1-9.
27. Neyroud N, Tesson F, Denjoy I, Leibovici M, Donger C, Barhanin J, et al. A novel mutation in the potassium channel gene KVLQT1 causes the Jervell and Lange-Nielsen cardioauditory syndrome. Nat Genet. 1997 Feb;15(2):186-9.
28. Kubisch C, Schroeder BC, Friedrich T, Lütjohann B, El-Amraoui A, Marlin S, et al. KCNQ4, a novel potassium channel expressed in sensory outer hair cells, is mutated in dominant deafness. Cell. 1999 Feb 5;96(3):437-46.
29. Botstein D, White RL, Skolnick M, Davis RW. Construction of a genetic linkage map in man using restriction fragment length polymorphisms. Am J Hum Genet. 1980 May;32(3):314-31.
30. Mitchell AA, Cutler DJ, Chakravarti A. Undetected genotyping errors cause apparent overtransmission of common alleles in the transmission/disequilibrium test. Am J Hum Genet. 2003 Mar;72(3):598-610.
31. Myint A, White CH, Ohmen JD, Xin Li, Wang J, Lavinsky J, et al. Large-scale phenotyping of noise-induced hearing loss in 100 strains of mice. Hear Res. 2015;332:113-120.
32. Lavinsky J, Ge M, Crow AL, Pan C, Wang J, Salehi P, et al. The genetic architecture of noise-induced hearing loss: evidence for a gene-by-environment interaction. G3 (Bethesda). 2016;6(10):3219-28
33. Lavinsky J, Friedman RA, Lavinsky L. Estudo de Associação do Genoma Inteiro para Descoberta de Genes da Susceptibilidade à Perda Auditiva Induzida por Ruído [Tese on the Internet]. Porto Alegre: Faculdade de Medicina, Universidade Federal do Rio Grande do Sul; 2015 [cited 2019 Nov 24]. 260 s. Disponível em: http://hdl.handle.net/10183/118282 Doutorado em Medicina.
34. Lavinsky J, Kasperbauer G, Bento RF, Mendonça A, Wang J, Crow AL, et al. Noise exposure and distortion product otoacoustic emission suprathreshold amplitudes: a genome-wide association study. Audiol Neurootol. 2021;26(6):445-53.
35. Lavinsky J, Mendonça A, Bressan M, da Silva VAR, Kasperbauer G, Wang J, et al. Large-scale phenotyping of ABR P1-N1 amplitudes before and after exposure to noise in 69 strains of mice. Mamm Genome. 2021 Dec;32(6):427-34.

ASPECTOS CLÍNICOS DA PERDA AUDITIVA ASSIMÉTRICA EM TRABALHADORES COM PAIR

CAPÍTULO 8

Vagner Antonio Rodrigues da Silva ▪ Alexandre Caixeta Guimarães

INTRODUÇÃO

Perda auditiva assimétrica é definida como diferença nos limiares audiométricos entre as orelhas direita e esquerda de 10 dB ou mais para três frequências consecutivas ou de 15 dB ou mais para ao menos uma das frequências entre 0,25 e 8 kHz.[1] Na população geral, a prevalência de diferença de limiar interaural de 15 dB ou mais é de apenas 1%, enquanto a prevalência de perda auditiva assimétrica em indivíduos expostos ao ruído varia muito, entre 4,7 e 36%.[2] Normalmente as assimetrias são pequenas (menos de 5 dB),[3] com tendência a aumento entre as frequências mais altas com a piora da perda auditiva.[4]

A assimetria na PAIR tem algumas explicações exógenas, endógenas e anatômicas. A lateralização das fontes sonoras e o efeito sombra da cabeça podem explicar algumas causas de assimetria, como em motoristas que viajam com a janela do carro aberta (Fig. 8-1) e atiradores de rifle que colocam uma das orelhas mais perto do gatilho.[5] Outros fatores a serem levados em conta são o uso de protetores auriculares unilateral, como em operadores de rádio, onde o possível risco de ruído ou o efeito protetor podem vir do uso do fone de ouvido.[6] Estima-se que aproximadamente 90% da população mundial seja destra.[2] Na indústria, a maioria dos trabalhadores também tende a olhar por cima do ombro direito quando operam equipamentos pesados e assim sua orelha esquerda está mais exposta ao ruído gerado pelo motor da máquina.[7]

Alguns estudos observaram que a perda auditiva assimétrica é mais frequente em homens do que em mulheres, sendo a orelha esquerda mais acometida. A prevalência da assimetria aumenta com a progressão da piora auditiva nas frequências altas, entretanto ainda não são claros os motivos que justifiquem totalmente os motivos para a piora dos limiares na orelha esquerda em homens, os dados existentes parecem indicar que a assimetria não é causada exclusivamente por diferença de exposição sonora entre as orelhas.[8-11]

A hipótese de que atiradores de armas de fogo e trabalhadores destros tenham maior perda auditiva na orelha esquerda devido ao efeito sombra da cabeça foi avaliada em dois estudos comparando pessoas destras com canhotas, e não houve diferença no padrão de assimetria, sendo os limiares auditivos piores na orelha esquerda mesmo entre os canhotos, o que sugere que outros fatores têm um papel relevante na causa da assimetria.[12,13]

Outra possível explicação para a variação da suscetibilidade ao ruído é uma variação na atividade funcional do sistema olivococlear medial. Foi demonstrado que o sistema eferente olivococlear medial é mais forte na orelha direita do que na esquerda em humanos.[8] Estudos neuropsicológicos demonstraram que a percepção da fala é lateralizada no sistema nervoso central. Em pacientes com perdas assimétricas devemos fazer o exame de ressonância nuclear magnética pelo risco de lesão retrococlear (principalmente o schwannoma vestibular) como causa da assimetria. Assim, o diagnóstico de assimetria devido à exposição ao ruído deve ser realizado somente após excluir causas retrococleares.

O reflexo estapediano como mecanismo protetor de dano coclear causado por trauma acústico pode ter alguma relação com a assimetria da perda auditiva induzida por ruído, um estudo em crianças observou que o limiar para desencadeamento do reflexo estapediano foi de 3 a 7 dB menor na orelha direita do que na esquerda.[14] Entretanto, outro estudo em adultos não encontrou esta diferença,[15] logo, este mecanismo

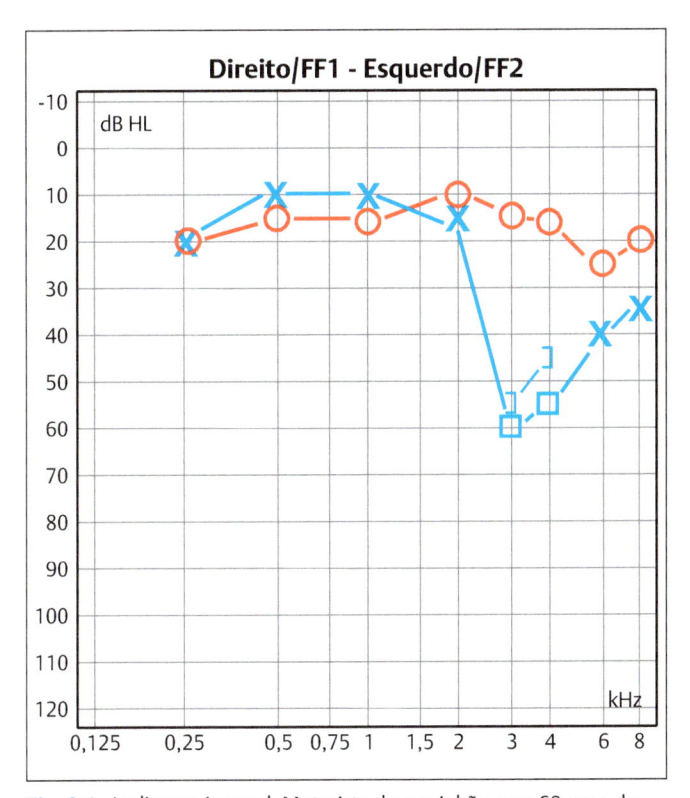

Fig. 8-1. Audiometria tonal. Motorista de caminhão com 68 anos de idade e 30 anos de trabalho.

assim como outros precisam ser mais estudados para tentar encontrar outro motivo para justificar a assimetria encontrada entre as orelhas.

IMPACTO DA PERDA AUDITIVA ASSIMÉTRICA

Os efeitos da perda auditiva assimétrica são mais pronunciados em pessoas com anacusia em uma das orelhas. Entretanto, algumas assimetrias mesmo leves podem causar grande desconforto aos pacientes. Indivíduos com perda auditiva assimétrica podem ter redução em sua capacidade de localização do som e dificuldade em entender a fala em ambiente com ruído competitivo, o que pode levar a dificuldades e riscos a alguns grupos de trabalhadores, como bombeiros e profissionais de segurança.[16]

Efeito Sombra da Cabeça

A capacidade para localizar uma fonte sonora depende da diferença interaural em tempo, intensidade e fase entre as duas orelhas, portanto, pacientes com perda auditiva assimétrica têm dificuldade de processamento da informação sonora que chega nas orelhas pela perda dessa capacidade.

O efeito sombra da cabeça é uma das principais dificuldades dos pacientes com perda assimétrica. O som que chega em uma orelha é atenuado em cerca de 6,4 dB até alcançar a orelha contralateral. Essa atenuação é maior para frequências mais altas, principalmente para aquelas acima de 2 kHz.

A atenuação pode causar uma diminuição da compreensão da fala quando a fonte sonora se origina próximo à orelha com maior perda auditiva, pois nessas situações o sinal da fala é atenuado e o ruído do ambiente não o é, pois se origina também próximo à orelha com melhor audição.

Efeito *Squelch*

As pessoas com audição simétrica têm a capacidade de reduzir ou atenuar os efeitos do ruído do ambiente, por diferenças no tempo, intensidade e fase que o som chega em cada orelha, melhorando assim o entendimento da fala. As pessoas com perda assimétrica perdem essa capacidade, o que resulta em um entendimento da fala pior em ambientes ruidosos.[7]

Somação Binaural

As pessoas com audição normal bilateral apresentam uma melhora na percepção dos limiares auditivos com as duas orelhas quando comparadas com a percepção de uma orelha isoladamente por uma integração da informação do sistema nervoso central da informação que chega de cada orelha. Essa melhora é em torno de 3 dB e também resulta em melhora no entendimento da fala. Esse efeito é mais notado para situações em que a intensidade da fonte sonora é muito próxima do limiar de audição da pessoa. Os pacientes com surdez unilateral também perdem essa capacidade.[7]

EVIDÊNCIA DE ASSIMETRIA NA PAIR

A literatura apresenta vários artigos que mostram a evidência da assimetria na PAIR. Estudos realizados ao longo das últimas duas décadas investigando a exposição industrial ou contínua ao ruído descobriram que o ouvido esquerdo é mais afetado pelo ruído do que a orelha direita. A incidência de perda auditiva assimétrica em indivíduos expostos ao ruído varia de 4,7% a 36%.[17]

Um estudo que avaliou 131 trabalhadores com perda auditiva assimétrica verificou que a perda assimétrica é muito maior em homens do que em mulher e também se relacionou com perdas auditivas nas frequências altas, sendo muito mais rara em perdas auditivas envolvendo as frequências mais baixas.[18]

Um estudo populacional norueguês com 24.183 pessoas, tentou avaliar independentemente os fatores causadores da assimetria auditiva, sendo identificados o sexo masculino, a idade e o grau de perda auditiva como fatores relacionados com a assimetria auditiva e a piora da audição na orelha esquerda, porém após afastados esses fatores não foi encontrada associação com a perda auditiva induzida por ruído.[19]

Silva *et al.* avaliaram 2.103 trabalhadores do sexo masculino, com até 50 anos de idade e com até 15 anos de exposição ao ruído. Em trabalhadores com 10 anos de exposição, apenas a faixa de frequência de 3, 4 e 6 kHz apresentou assimetria com diferença estatisticamente significativa. Em trabalhadores com exposição ao ruído de 15 anos, observou-se assimetria acentuada, de 15 dB Hl ou mais em 3, 4 e 6 kHz, em 35,18% dos trabalhadores. A maioria dos casos de assimetria ocorreu a 4 kHz, com a diferença média estatisticamente significante estendendo-se às frequências de 2 e 8 kHz. Logo, este estudo com uma coorte grande de homens jovens expostos a ruído parece reforçar a existência da associação da assimetria auditiva com a exposição ao ruído.[4]

Chung *et al.* mostraram que 82,6% das pessoas com PAIR apresentavam limiares auditivos mais elevados na orelha esquerda a 2 kHz. Fernandes *et al.* identificaram perda auditiva assimétrica em 22,6% de trabalhadores de indústria metalúrgica, dos quais 6,4% tinham histórico definitivo de exposição ao ruído assimétrico e destes, 60% apresentaram maior perda auditiva no ouvido esquerdo.[1] Alberti *et al.* encontraram prevalência de 15% de perda auditiva assimétrica em 1873 pacientes encaminhados para avaliação de compensação, e concluíram que 36% dos pacientes com perda auditiva assimétrica eram atribuíveis à exposição ao ruído devido a um padrão definitivo de perda auditiva e histórico de exposição sonora.

Por motivos médico-legais, é importante que os otorrinolaringologistas e médicos do trabalho estejam cientes de que a PAIR também pode causar ou acentuar assimetria entre as orelhas direita e esquerda ao longo do tempo se não houver outra evidência de doença otológica que justifique a assimetria.[6] Na maioria dos trabalhos avaliados, a orelha esquerda é mais suscetível à PAIR do que a orelha direita.

REFERÊNCIAS BIBLIOGRÁFICAS

1. Fernandes SV, Fernandes CM. Medicolegal significance of asymmetrical hearing loss in cases of industrial noise exposure. J Laryngol Otol. 2010 Oct;124(10):1051-5.
2. Masterson L, Howard J, Liu ZW, Phillips J. Asymmetrical hearing loss in cases of industrial noise exposure: a systematic review of the literature. Otol Neurotol. 2016 Sep;37(8):998-1005.
3. Lutman ME, Coles RR. Asymmetric sensorineural hearing thresholds in the non-noise-exposed UK population: a retrospective analysis. Clin Otolaryngol. 2009 Aug;34(4):316-21

4. da Silva VAR, Kruchewsc MM, Lavinsky J, et al. Progressive asymmetry in occupational noise-induced hearing loss: a large population-based cohort study with a 15-year follow-up. J Int Adv Otol. 2021 Nov;17(6):520-5.
5. McFadden D. A speculation about the parallel ear asymmetries and sex differences in hearing sensitivity and otoacoustic emissions. Hear Res. 1993 Aug;68(2):143-51.
6. Robinson DW. The audiogram in hearing loss due to noise: a probability test to uncover other causation. Ann Occup Hyg. 1985;29(4):477-93.
7. Ramakers GG, Kraaijenga VJ, Cattani G, van Zanten GA, Grolman W. Effectiveness of earplugs in preventing recreational noise-induced hearing loss: a randomized clinical trial. JAMA Otolaryngol Head Neck Surg. 2016 Jun;142(6):551-8.
8. Berg RL, Pickett W, Linneman JG, Wood DJ, Marlenga B. Asymmetry in noise-induced hearing loss: evaluation of two competing theories. Noise Health. 2014 Mar-Apr 2014;16(69):102-7.
9. Broste SK, Hansen DA, Strand RL, Stueland DT. Hearing loss among high school farm students. Am J Public Health. 1989 May;79(5):619-22.
10. Kerr MJ, McCullagh M, Savik K, Dvorak LA. Perceived and measured hearing ability in construction laborers and farmers. Am J Ind Med. 2003 Oct;44(4):431-7.
11. Kumar A, Mathur NN, Varghese M, Mohan D, Singh JK, Mahajan P. Effect of tractor driving on hearing loss in farmers in India. Am J Ind Med. 2005 Apr;47(4):341-8.
12. Nageris BI, Raveh E, Zilberberg M, Attias J. Asymmetry in noise-induced hearing loss: relevance of acoustic reflex and left or right handedness. Otol Neurotol. 2007 Jun;28(4):434-7.
13. Cox HJ, Ford GR. Hearing loss associated with weapons noise exposure: when to investigate an asymmetrical loss. J Laryngol Otol. 1995 Apr;109(4):291-5.
14. Johnson DW, Sherman RE. Normal development and ear effect for contralateral acoustic reflex in children six to twelve years old. Dev Med Child Neurol. 1979 Oct;21(5):572-81.
15. Chung DY, Willson GN, Gannon RP. Lateral differences in susceptibility to noise damage. Audiology. 1983;22(2):199-205.
16. Hong O, Chin DL, Samo DG. Hearing loss and use of hearing protection among career firefighters in the United States. J Occup Environ Med. 2013 Aug;55(8):960-5.
17. Lie A, Skogstad M, Johannessen HA, et al. Occupational noise exposure and hearing: a systematic review. Int Arch Occup Environ Health. 2016 Apr;89(3):351-72.
18. Wang X, Li N, Zeng L, et al. Asymmetric hearing loss in chinese workers exposed to complex noise. Ear Hear. 2016 Mar-Apr;37(2):189-93.
19. Aarhus L, Engdahl B. Occupational noise exposure and asymmetric hearing loss: Results from the HUNT population study in Norway. Am J Ind Med. 2020 Jun;63(6):535-42.

BAROTRAUMA OTOLÓGICO

CAPÍTULO 9

Rogério Hamerschmidt ▪ Isadora Aragão Silva Trabuco

INTRODUÇÃO

O barotrauma otológico decorre da falta de equalização das pressões da orelha com a do ambiente, sendo capaz de danificar as estruturas tanto da orelha média quanto da orelha interna.[1,2] Os sintomas gerados pela diferença de pressão entre o ambiente e a orelha média podem estar relacionados com uma pressão negativa ou positiva na cavidade timpânica.[3,4]

O funcionamento adequado da tuba auditiva (TA) é imprescindível na manutenção do equilíbrio das pressões entre a orelha média e a rinofaringe.[4] A ausência de ventilação adequada desses espaços quando o indivíduo se submete a mudança de pressão é condição básica para o barotrauma.[5]

Geralmente, o quadro ocorre quando há alterações de altitude, como em viagens aéreas ou durante atividades aquáticas de mergulhos, em razão da diferença da pressão atmosférica.[1-6]

ANATOMIA E FISIOLOGIA DA TUBA AUDITIVA

A fisiopatologia do barotrauma otológico está intimamente ligada ao funcionamento da TA e os mecanismos auditivos.[1,4] A TA é um canal que une a orelha média à rinofaringe, formando um ângulo de 45° entre a cavidade timpânica e o tórus tubário (Fig. 9-1).[7,8] É constituída em seu terço proximal por uma parte de osso petroso, com 12 milímetros de comprimento, e uma fibrocartilagem, com 24 milímetros de comprimento.[9,10] A junção osteocartilaginosa, também conhecida como istmo da tuba auditiva, é o ponto mais estreito e assemelha-se a uma válvula ao controlar o fluxo de ar.[7,9] A TA encontra-se fechada no repouso e, pela contração dos músculos tensor do véu palatino (TVP) e levantador do véu palatino (LVP) (Fig. 9-2),[8] a luz da tuba é aberta permitindo a passagem de ar da rinofaringe para a orelha média.[3,7,10] Assim, ocorre a equalização da pressão do ar externo com a pressão da cavidade timpânica e, ainda, a ventilação da orelha média. Esse mecanismo protege a orelha de mudanças rápidas de pressão, mantém a mucosa saudável e permite que a unidade tímpano-ossicular possa vibrar sem intercorrências.[10]

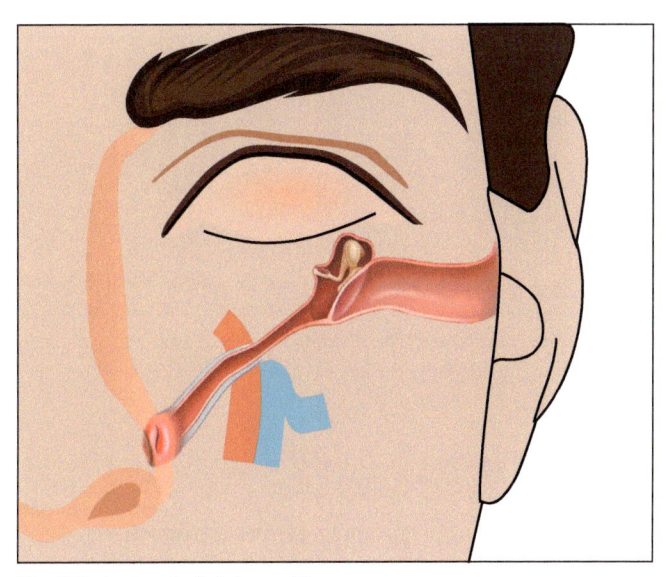

Fig. 9-1. Anatomia da tuba auditiva.

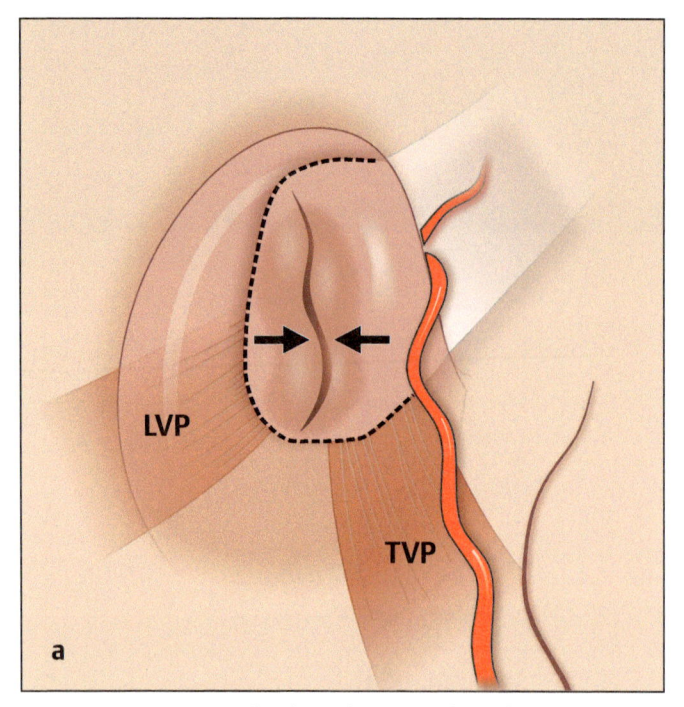

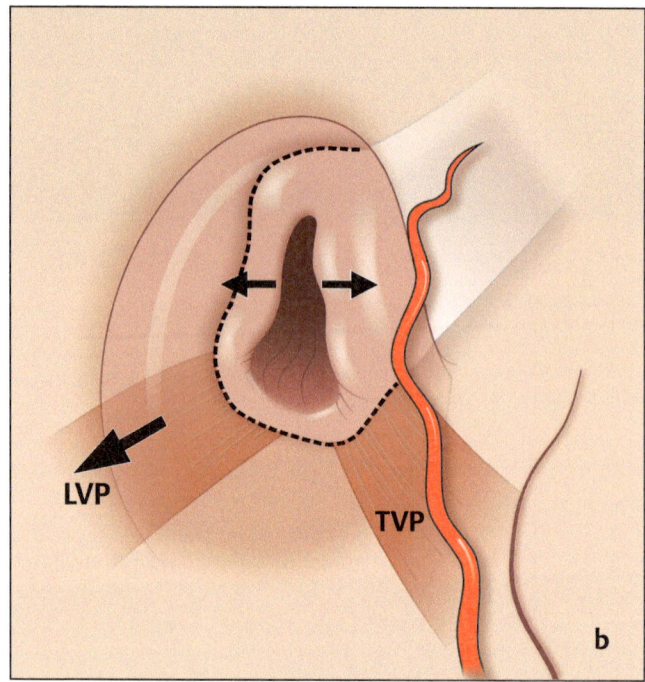

Fig. 9-2. Funcionamento da tuba auditiva. (**a**) Tuba auditiva fechada. (**b**) Tuba auditiva aberta. (LVP, levantador do véu palatino; TVP, tensor do véu palatino.)

EPIDEMIOLOGIA

A incidência e prevalência de barotrauma otológico e disfunção de TA apresentam variabilidade estatística significativa na literatura, abrangendo de 4,1 a 82%.[1] Além da disfunção da TA, fatores de risco para o barotrauma otológico incluem a baixa pneumatização da mastoide.[5,11] Infecções das vias aéreas superiores (IVAS), otite média, rinossinusite não controlada, obstrução nasal de etiologias variadas e desvio de septo nasal são distúrbios comuns que podem afetar a capacidade de equalização da tuba auditiva e a ventilação da cavidade timpânica durante mudanças rápidas de pressão.[1,12]

Atividades laborais ou de lazer sob condições hiperbáricas, como em ambientes submersos ou sob ar comprimido, são fatores predisponentes para o barotrauma.[6,7] Entre eles, destacam-se: mergulho civil e militar; trabalho em tubulão pneumático e túnel pressurizado na construção civil; voos não pressurizados ou mesmo comerciais; recompressão terapêutica e oxigenoterapia hiperbárica presentes na medicina.[6,7] Os voos comerciais configuram a causa mais comum de barotrauma, devido ao aumento da sua frequência e a inabilidade do passageiro em equalizar a pressão do ambiente com a pressão da orelha média.[3,11]

PATOGÊNESE

Os princípios físicos do barotrauma estão intimamente relacionados com as variações de pressão e seus efeitos nos espaços do nosso corpo preenchido por ar.[1,3,5,10] Para o melhor entendimento, é essencial abordar três leis, nomeadamente a de Boyle, Dalton e Henry.[12-15]

Lei de Boyle

A "Lei de Boyle" afirma que o volume de um gás à temperatura constante varia inversamente com a pressão ao redor:[12-14]

$$\uparrow\downarrow P \cdot \uparrow\downarrow V = T$$

P: pressão; V: volume; T: temperatura constante

Em outros termos, se a pressão aumenta, o volume diminui, e a redução da pressão resulta em expansão gasosa.[4]

Devido à alta densidade da água, pequenas mudanças de profundidade geram grandes mudanças de pressão.[4,16] Para cada 10 metros de profundidade, a pressão atmosférica aumenta em 1 atm (Fig. 9-3).[2,12,17]

Cálculo da pressão:

$$\text{Pressão} = \text{Profundidade} \div 10 + 1$$

No decorrer da descida, com o aumento da pressão ambiente (1 atm), é criada uma pressão negativa dentro da orelha, que induz uma queda do volume de ar para metade, podendo esta pressão negativa causar edema da mucosa ou mesmo perfuração se não for equalizada.[12,18] Durante a subida do mergulho, por sua vez, ocorre diminuição da pressão ambiente e aumento do volume de ar dentro da orelha, e, se ele não for equalizado, poderá causar perfuração da membrana timpânica ou pneumocéfalo por barotrauma dos seios paranasais.[2,4,15]

A aplicação clínica da "Lei de Boyle" para a subida do avião demonstra que a diminuição progressiva da pressão atmosférica acarreta um aumento do volume de gás na orelha média, causando sintomas como a sensação de plenitude

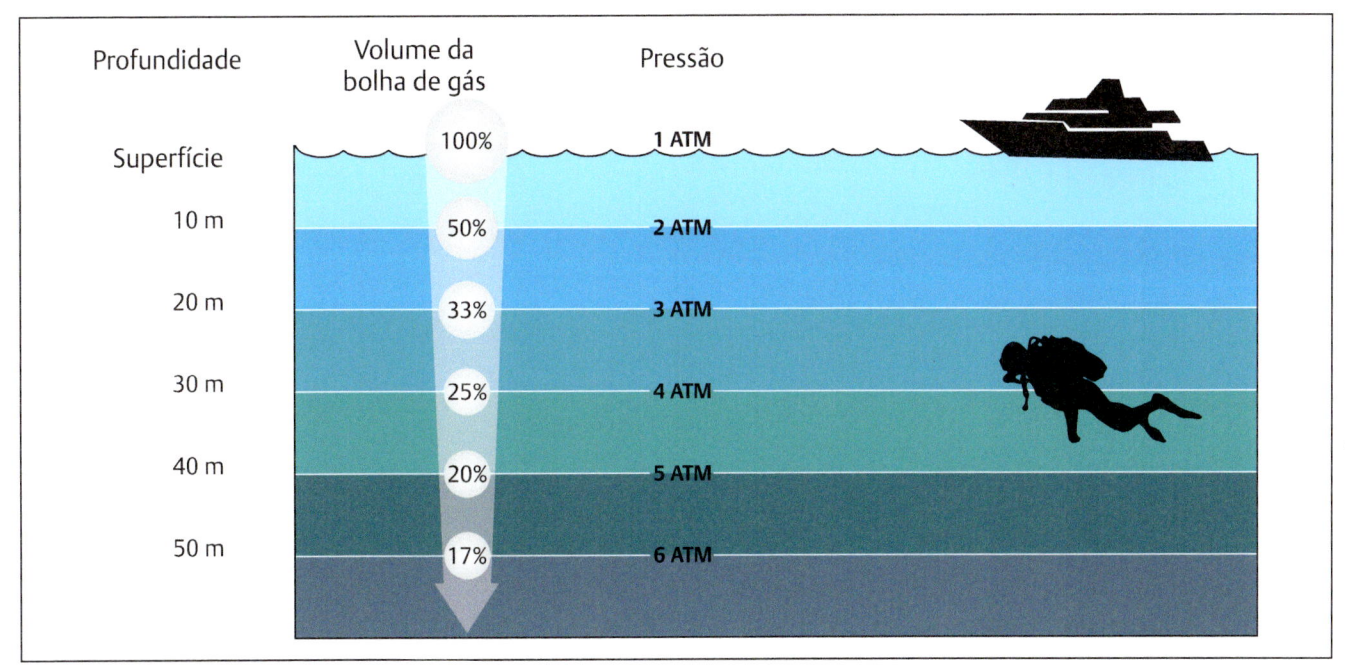

Fig. 9-3. Alterações de pressão.

auricular e abaulamento da membrana timpânica.[4,11] A pressão no ouvido médio aumenta até um gradiente aproximado de 15 mm Hg, quando a TA se abre e a pressão é reduzida com a saída do ar, repetidamente, até que o avião atinja a altitude desejada.[3,11-14] O oposto ocorre durante a descida do avião, quando uma pressão negativa é instaurada no ouvido médio com o aumento progressivo da pressão atmosférica. Entretanto, o reestabelecimento da pressão na cavidade timpânica não se resolve tão facilmente, pois a TA apresenta um mecanismo de válvula, que a faz permanecer fechada durante a passagem de ar da rinofaringe para a orelha média, criando um vácuo e consequentemente o barotrauma otológico.[11,16]

Lei de Dalton

A Lei de Dalton determina que a pressão total exercida por uma mistura de gases é igual à soma das pressões que cada gás exerceria se somente ele ocupasse todo o recipiente. Dalton demonstrou como calcular a pressão total de uma mistura de gases:[13]

A informação adicional obtida com a Lei de Dalton é que a pressão de um gás inerte aumenta em uma pressão elevada sem mudança na sua concentração.[14]

$$P = P_A + P_B + \ldots$$

P: pressão total da mistura; P_A: pressão parcial do gás A; P_B: pressão parcial do gás B

Lei de Henry

A lei de Henry postula que a quantidade de gás capaz de ser dissolvido em um líquido a uma determinada temperatura é diretamente proporcional à pressão parcial desse gás.[14,19] Sendo assim, essa lei explica a doença da descompressão (DSC) ao afirmar que o aumento da pressão atmosférica[2] acarreta um aumento da pressão parcial dos gases e consequentemente um aumento do conteúdo de gás dissolvido nos tecidos:[14]

$$P = K_H \cdot C$$

P: pressão parcial do gás dissolvido; C: concentração de gás; K_H: constante de Henry

As três leis supratranscritas encerram três condições patológicas: barotrauma otológico, doença descompressiva da orelha interna (DDOI) e vertigem alternobárica (VA).[14]

MANIFESTAÇÕES CLÍNICAS

O barotrauma otológico pode ser unilateral ou bilateral e ser capaz de danificar estruturas da orelha média e interna.[1,4,10] O diferencial de pressão de 60 mm Hg entre o ambiente externo e a cavidade timpânica,[2,20] geralmente, é suficiente para ocasionar plenitude e otalgia, enquanto a tuba auditiva encontra-se bloqueada.[4] O diferencial de pressão superior a 90 mm Hg bloqueia a TA irreversivelmente.[4,11]

O aumento da pressão na cavidade da orelha média pode causar ainda paralisia do nervo facial: a baroparesia facial transitória.[4,11]

Pode haver otorragia e, por meio da sintomatologia e da aparência da membrana timpânica observada na otoscopia, o barotrauma do ouvido médio pode ser classificado em 6 graus segundo a Escala de Edmonds:[1,5,21,22]

- *Grau 0:* sintomas sem sinais.
- *Grau 1:* retração da membrana timpânica.
- *Grau 2:* retração da membrana timpânica com pontos hemorrágicos.
- *Grau 3:* hemorragia difusa na membrana timpânica.
- *Grau 4:* hemotímpano evidenciado pela coloração azulada e abaulamento da membrana timpânica.
- *Grau 5:* perfuração da membrana timpânica.

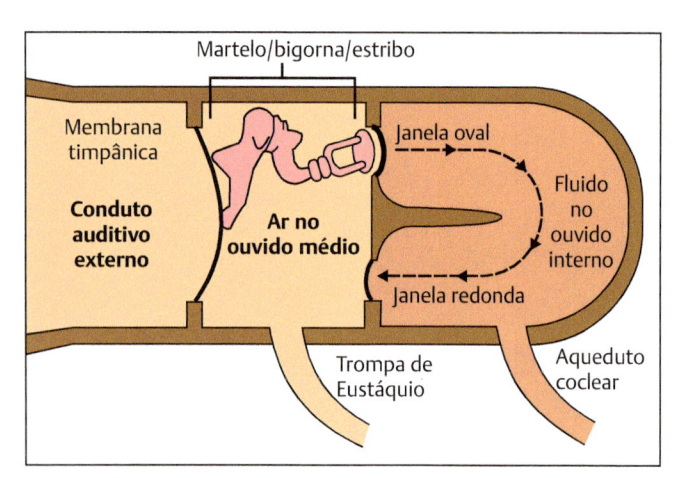

Fig. 9-4. Esquema das orelhas externa, média e interna. Enquanto o conduto auditivo externo e o ouvido médio contêm ar em seus espaços, o ouvido interno é preenchido com fluidos não compressíveis, permitindo assim a propagação das ondas de pressão através das janelas ovais ou redondas ou através do aqueduto coclear para o ouvido interno.

A diferença de pressão entre a orelha média e a interna é transmitida através das janelas oval e redonda, causando hemorragia na orelha interna, perfuração na membrana intralabiríntica afetando as membranas de Reissner, tectorial e basilar, ou pode causar uma ruptura das janelas labirínticas levando à formação de fístula perilinfática (Fig. 9-4).[4,12,20] O zumbido e a perda auditiva são sintomas principais. A perda auditiva é do tipo neurossensorial e pode ser leve em baixas frequências até levar a surdez completa.[10,21]

A distinção, apesar de difícil, entre barotrauma de orelha interna e doença de descompressão da orelha interna é crucial, pois o tratamento difere e deve ser instituído prontamente.[10] Zumbido, perda auditiva e vertigem são os principais sintomas dessas patologias. Enquanto os sintomas cocleares estão presentes em 90% dos casos de barotrauma de orelha interna, na DDOI são encontrados em apenas 20%.[12] A DDOI é marcada por sintomas vestibulares.[10,12] Entretanto, há ainda a vertigem alternobárica, vertigem transitória e autolimitada secundária a redução na pressão do ambiente, mais expressiva durante a volta do mergulhador à superfície e na subida do avião, sendo aliviada com a equalização da pressão na orelha média quando ocorre.[4,10]

Durante o mergulho, o quadro vertiginoso também pode se dar pela ruptura da membrana timpânica, que permite a entrada da água fria no ouvido médio, ocasionando uma estimulação calórica assimétrica e consequentemente vertigem, náuseas e sensação de desorientação.[4]

A DDOI resulta da formação de bolhas dentro do labirinto ou no seu suprimento sanguíneo, devida à elevação da pressão parcial de um gás inerte, como o nitrogênio.[4,10,20] Consequentemente, há o bloqueio da microcirculação do ouvido interno, hemorragia e transudação de proteína dentro da cóclea.[4] O primeiro sintoma é a vertigem, seguido de perda auditiva, que geralmente surge após melhora da tontura.[10] Os fatores de risco para DCS incluem idade avançada, sexo feminino, obesidade, tensão de dióxido de carbono arterial elevada, baixa temperatura da água, má aptidão física e nível de atividade física durante o mergulho.[4,20]

Apesar de menos comum devido à sua comunicação com o ambiente externo,[1] o barotrauma da orelha externa também pode ocorrer. Entretanto, a oclusão do conduto auditivo externo, por cerúmen impactado, corpo estranho, exostose ou roupa de mergulho, pode bloquear tal comunicação e gerar um vácuo, e consequentemente edema e vesiculação hemorrágica do canal.[1,11]

DIAGNÓSTICO

A abordagem inicial na investigação do barotrauma deve abranger, além da anamnese, exame da cabeça e pescoço, otoscopia, teste de Weber e Rinne, teste dos pares cranianos e cerebelo, incluindo prova de Romberg e a manobra de Dix-Hallpike.[23]

A audiometria de tom puro é essencial para quantificar a perda auditiva, e a imitanciometria frequentemente revela uma curva tipo C.[21,24,25] A tomografia de alta resolução é útil para avaliar o segmento timpânico do canal falópio, confirmar a deiscência no osso temporal e no canal semicircular superior.[21,26] A ressonância magnética é mais útil para a visualização o nervo facial.[10,26]

O exame de função vestibular é feito por teste calórico frio. A videonistagmografia (VNG) ou eletronistagmografia (ENG) pode ser usada para topografar a patologia da vertigem.[14,21]

TRATAMENTO

O tratamento consiste em descongestionantes oral e nasal, anti-histamínicos nasais e orais, analgésicos não narcóticos e audiogramas seriados.[12,21] Corticoide sistêmico pode ser considerado em pacientes com paralisia do nervo facial ou alterações otoscópicas em exame (Escala de Edmonds ≥ grau 1).[12,21] Antibióticos sistêmicos e ototópicos são reservados para pacientes que sofreram perfuração em membrana timpânica (grau 5 na Escala de Edmonds) pelo contato com patógenos transportados pela água.[1,12] A perfuração traumática da membrana timpânica comumente fecha espontaneamente dentro de 1 a 2 meses e a timpanoplastia fica reservada para as perfurações que persistem.[10,12] A miringotomia e a inserção de tubo de ventilação podem ser consideradas quando não houver resposta ao tratamento clínico no barotrauma de orelha média, na tentativa de equalizar a pressão na cavidade timpânica e melhorar os sintomas.[1,12,14,21]

O manejo do barotrauma da orelha interna inclui repouso no leito, elevação da cabeça e acompanhamento rigoroso dos sintomas auditivos e vestibulares.[10,12]

A terapia hiperbárica com oxigênio pode melhorar a disfunção vestibular e a perda auditiva presentes na DDOI, devendo ser realizada idealmente nas primeiras 6 horas da lesão.[10,24]

O barotrauma de conduto auditivo externo assemelha-se ao tratamento da otite externa: gotas otológicas e analgésico.[1,11]

PREVENÇÃO

A prevenção do barotrauma inclui a identificação dos fatores de risco individuais e das condições patológicas predisponentes à lesão.[14] A equalização da pressão da cavidade timpânica pode ser tentada pelo bocejo, deglutição ou lateralização da mandíbula.[11,12] Existem ainda manobras específicas para abertura da TA, como manobra de valsalva, Toynbee Frenzel, Lowry, Edmonds e BTV (francês: *béance tubaire volontaire*).[1,11,12,14] A manobra de Valsalva pode ser usada na descida durante mergulhos e a manobra de Toynbee, na subida, a fim de evitar a vertigem alternobárica.[14] A manobra de BTV é considerada menos traumática.[11]

Atualmente existem dispositivos que auxiliam na equalização do ouvido médio, por meio da insuflação do ar na TA, como a pera de Politzer, o Otovent® e o Ear Popper®.[1,17,26]

Apesar de medicamentos profiláticos não serem recomendados, a pseudoefedrina oral em doses de 60 a 120 miligramas demonstrou diminuir significativamente as sequelas de barotrauma em passageiros de avião, e corticoides nasais têm sido benéficos se iniciados semanas antes da exposição.[12,17] Porém, o uso de descongestionantes profiláticos em mergulhadores é controverso, pois há o consumo da medicação durante a descida, aumentado o risco de lesão na subida, somado aos efeitos colaterais simpaticomiméticos.[12]

Referente à saúde ocupacional, para aqueles submetidos a trabalho em condições hiperbáricas, a prevenção é feita obedecendo-se os limites estabelecidos na NR-15, anexo 6.[6]

O prognóstico do barotrauma normalmente é bom.[27,28] A resolução completa dos sintomas vestibulococleares foi observada em dois terços dos pacientes após barotrauma.[12,28] Entretanto, a lesão coclear de caráter permanente está presente em 40% a 50% dos casos, sobretudo, nas frequências mais agudas.[12] A resolução do zumbido é variável, embora possa melhorar em 6 a 12 meses.[12] A vertigem periférica tende a melhorar mesmo sem tratamento associado a compensação central, o que pode levar à subestimação da prevalência de déficit vestibular periférico.[12,28]

REFERÊNCIAS BIBLIOGRÁFICAS

1. ONeill OJ, Brett K, Frank AJ. Middle ear barotrauma. StatPearls Publishing, Treasure Island (FL). 2021.
2. Glazer TA, Telian SA. Otologic hazards related to scuba diving. Sports Health. 2016 Mar-Apr;8(2):140-4.
3. Bastos A, Souza A. Barotite média em tripulantes de aviação civil. Revista Brasileira Otorrinolaringologia. 2004;70(1).
4. Mallen JR, Roberts DS. Scuba medicine for otolaryngologists: Part I. Diving into scuba physiology and injury prevention: Scuba medicine for otolaryngologists. Laryngoscope. 2020;130(1):52-58.
5. Uzun C, Adali MK, Koten M, Yagiz R, Aydin S, Cakir B, et al. Relationship between mastoid pneumatization and middle ear barotrauma in divers. Laryngoscope. 2002;112(2):287-91.
6. Brasil. Ministério da Saúde do Brasil. Doenças relacionadas ao trabalho: manual de procedimentos para os serviços de saúde. Organização Pan-Americana da Saúde no Brasil; organizado por Elizabeth Costa Dias; colaboradores Idelberto Muniz Almeida et al. Brasília: Ministério da Saúde do Brasil; 2001.
7. Sperancini CL, Souza DPM de, Silva TM, Di Ninno CQ de MS, Amorim MN. A eficácia de exercícios para disfunção da tuba auditiva. Rev Soc Bras Fonoaudiol. 2007;12(1):34-40.
8. Stocker S. Eustachian tube. Oto Surgery Atlas. Accessed August 31, 2022. https://otosurgeryatlas.stanford.edu/otologic-surgery-atlas/surgical-anatomy-of-the-ear/eustachian-tube/#iLightbox[gallery_image_1]/2
9. Makibara RR, Fukunaga JY, Gil D. Função da tuba auditiva em adultos com membrana timpânica íntegra. Braz J Otorhinolaryngol. 2010;76(3):340-6.
10. Flint PW, Haughey BH, Lund VJ, et al. Cummings otorrinolaringologia: Cirurgia de cabeça e pescoço. 6th ed. Elsevier Editora Ltda; 2017.
11. Livingstone DM, Smith KA, Lange B. Scuba diving and otology: a systematic review with recommendations on diagnosis, treatment and post-operative care. Diving and Hyperbaric Medicine. 2017 Jun;47(2):97-109.
12. Mallen JR, Roberts DS. Scuba medicine for otolaryngologists: Part II. Diagnostic, treatment, and dive fitness recommendations: Scuba medicine for otolaryngologists. Laryngoscope. 2020;130(1):59-64.
13. Chandan G, Cascella M. Gas laws and clinical application. StatPearls Publishing, Treasure Island (FL). 2021.
14. Scarpa A, Ralli M, De Luca P, Gioacchini FM, Cavaliere M, Re M, et al. Inner ear disorders in scuba divers: A review. J Int Adv Otol. 2021;17(3):260-4.
15. Levett DZH, Millar IL. Bubble trouble: a review of diving physiology and disease. Postgrad Med J. 2008;84(997):571-8.
16. Hoencamp E, van Dongen TT, van Ooij PA, Wingelaar TT, Vervelde ML, Koch DA, et al. Systematic review on the effects of medication under hyperbaric conditions: consequences for the diver. Diving Hyperb Med. 2019 Jun 30;49(2):127-36.
17. Ryan P, Treble A, Patel N, Jufas N. Prevention of otic barotrauma in aviation: A systematic review: A systematic review. Otol Neurotol. 2018;39(5):539-49.
18. Anderson W, Murray P, Hertweck K. Dive medicine: Current perspectives and future directions. Curr Sports Med Rep. 2019;18(4):129-35.
19. Eichhorn L, Leyk D. Diving medicine in clinical practice. Dtsch Arztebl Int. 2015 Feb 27;112(9):147-57; quiz 158.
20. Savioli G, Alfano C, Zanza C, Piccini GB, Varesi A, Esposito C, et al. Dysbarism: An overview of an unusual medical emergency. Medicina (Kaunas). 2022;58(1):104.
21. Swain S, Shajahan N, Mohapatra A. Middle ear barotrauma and facial baroparesis in underwater diving – A Scoping Review. J Mar Med Soc. 2020;22(2):118.
22. Blake DF, Gibbs CR, Commons KH, Brown LH. Middle ear barotrauma in a tourist-oriented, condensed open-water diver certification course: incidence and effect of language of instruction. Diving Hyperb Med. 2015;45(3):176-80.
23. Elliott EJ, Smart DR. The assessment and management of inner ear barotrauma in divers and recommendations for returning to diving. Diving Hyperb Med. 2014;44(4):208-22.
24. Rozycki SW, Brown MJ, Camacho M. Inner ear barotrauma in divers: an evidence-based tool for evaluation and treatment. Diving Hyperb Med. 2018;48(3):186-93.
25. Vann RD, Butler FK, Mitchell SJ, Moon RE. Decompression illness. Lancet. 2011;377(9760):153-64.
26. Hom GL, Anne S, Rothner AD. Facial nerve paralysis due to aviation barotrauma in a child: A case report. J Clin Diagn Res. Published online 2019.
27. Ibekwe TS, Dahilo EA, Folorunsho DO, Uzochukwu T, Egbe B, Quadri OR, et al. Use of EarPopper for the treatment of otitis media with effusion: A first pilot study in Africa. Orient J Med. 2021;33:52-6.
28. Shupak A, Gil A, Nachum Z, Miller S, Gordon CR, Tal D. Inner ear decompression sickness and inner ear barotrauma in recreational divers: a long-term follow-up. Laryngoscope. 2003;113(12):2141-7.

OTOTOXICIDADE

Miguel Angelo Hyppolito ▪ Eduardo Tanaka Massuda

INTRODUÇÃO

A ototoxicidade é uma condição iatrogênica de comprometimento otoneurológico que envolve a orelha interna, podendo trazer danos aos sistemas coclear e/ou vestibular, comprometendo a audição e o equilíbrio. A ototoxicidade pode ser o resultado da exposição a substâncias químicas, como nas diversas classes de medicamentos (antibióticos, quimioterápicos oncológicos, anti-inflamatórios não hormonais, diuréticos, betabloqueadores, entre outros) utilizados nas mais diferentes áreas e que levam a lesões transitórias ou definitivas ao sistema auditivo periférico.[1]

A incidência da ototoxicidade geral ou droga específica ainda não é bem conhecida, vários fatores de risco estão envolvidos e podem elevar o potencial de ototoxicidade de determinadas drogas, como a concentração da droga no plasma, a deficiência renal, o uso simultâneo de drogas ototóxicas, a necessidade do aumento das doses diárias ou utilização por longos períodos, idade, saúde, hereditariedade, exposição a ruído.[2-4] A administração destas drogas simultaneamente a problemas auditivos como zumbido, perda auditiva ou vertigem agravariam estes sintomas.

As medicações de interesse nos estudos da literatura mundial por seus efeitos oto e/ou vestibulotóxicos são a cisplatina e os aminoglicosídeos.[1,3,6] A cisplatina é a que possui maior destaque, por ser utilizada com grande eficácia para o tratamento de vários tumores sólidos, em adultos e crianças.[2,3,5,6]

Os primeiros casos de ototoxicidade foram descritos para o tratamento da tuberculose, em 1944, com o uso da estreptomicina, um antibiótico aminoglicosídeo que provoca alterações na cóclea e no vestíbulo. Posteriormente, outros aminoglicosídeos foram determinados com potencial de causar ototoxicidade, como a amicacina e a gentamicina. A partir da década de 1980, os antineoplásicos ganharam interesse pelo aumento na sobrevida de pacientes tratados com câncer e que perdiam a qualidade de vida pelas sequelas auditivas definitivas que causam. Além dessas drogas, as pesquisas neste campo têm possibilitado o conhecimento das diferentes classes de drogas que podem causar a ototoxicidade medicamentosa.[7]

Atualmente são descritas pelo menos 130 drogas com potencial de ototoxicidade. Dentre elas destacam-se: antineoplásicos (cisplatina), antibióticos (aminoglicosídeos, eritromicina, azitromicina), diuréticos (ácido etacrínico, furosemida), anti-inflamatórios não esteroidais (salicilato, quinino, ibuprofeno), anti-hipertensivos (propranolol, practolol), desinfetantes (clorexidina, iodo, álcool).

As lesões causadas à orelha interna pelas drogas ototóxicas ocorrem em graus variados desde o bloqueio na transdução dos canais de cálcio das células ciliadas externas, lesões estruturais às células ciliadas externas e internas, às células suportes e *stria vascularis*, bem como lesão aos neurônios do gânglio espiral com potencial de reversibilidade pouco comum, tornando-se irreversíveis.

CLASSIFICAÇÃO DAS OTOTOXICIDADE

Existem dois tipos de ototoxicidade:

1. *Cocleotoxicidade (ototoxicidade coclear ou auditiva):* quando há comprometimento das células ciliadas cocleares.
2. *Vestibulotoxicidade (ototoxicidade vestibular):* quando há comprometimento do labirinto posterior – sistema vestibular.

Em alguns casos a droga pode ser tanto cócleo como vestibulotóxica, com potencial de lesionar tanto a porção coclear quanto vestibular da orelha, em diferentes graus.

A ototoxicidade também pode ser classificada quanto à sua duração e evolução ao longo do tempo:

- Ototoxicidade aguda e reversível.
- Ototoxicidade crônica e irreversível.

MECANISMOS DA OTOTOXICIDADE

O mecanismo de toxicidade de uma droga varia de acordo com o grupo a que pertence, sua dosagem e também quanto à duração do tratamento. O potencial de reversibilidade da ototoxicidade da gentamicina é de 50%, podendo ocorrer de 1 semana a 6 meses após cessado por completo seu uso.

Dentre os fatores determinantes da perda auditiva induzida por drogas ototóxicas, além do potencial de toxicidade do agente, outros fatores como a dosagem absoluta, duração e método de administração, uso prévio ou simultâneo de outras drogas ototóxicas, exposição a ruídos intensos e suscetibilidade individual são importantes.[8]

Para a gentamicina, seu potencial de toxicidade varia de 6% a 16%; para a tobramicina, 6,1%; amicacina, 13,9%; netilmicina, 2,5%; chegando a 80% para a canamicina.

O mecanismo bioquímico da toxicidade coclear da cisplatina mais aceito atualmente e que também é aceito para outras drogas ototóxicas é a produção de radicais livres e seus efeitos sobre o sistema de defesa antioxidante das células do órgão de Corti desencadeando toda uma cascata de reações bioquímicas intracelulares que levam à produção de proteínas da família do gene *bcl-2*, importante no controle do apoptose celular.[9-11]

Os radicais livres são moléculas que contêm números de elétrons não pareados, quimicamente muito instáveis e de alta toxicidade celular. São gerados pelo mecanismo de fosforilação ativa e ionização que ocorrem durante o processo de respiração mitocondrial e também durante a ionização, exposição à radiação ultravioleta, hipoperfusão e isquemia com reperfusão. Estudos experimentais e clínicos em infartos do miocárdio, acidente vascular cerebral, envelhecimento e hipoperfusão prolongada demonstraram a produção aumentada de radicais livres intracelulares.[12]

Os radicais livres comprometem o DNA mitocondrial, provocando uma mutação no seu genoma, tornando-o ineficiente. Seus principais alvos são as proteínas, ácidos nucleicos, carboidratos, lipídios da membrana celular, pequenas moléculas insaturadas e aminoácidos contendo tióis, cofatores, neurotransmissores, proteínas e o DNA.[13,14]

Os sítios de lesões seguem um padrão de acordo com o tempo de exposição à droga ototóxica. Seu maior efeito é na porção basal da cóclea. As lesões abrangem todos os giros, iniciando-se pelas células de sustentação (Hensen, Deiters), células de suporte, evoluindo para a completa degeneração das (CCEs), seguida de um colapso da membrana de Reissner sobre o órgão de Corti e vários graus de degeneração das células ciliadas internas com alteração importante da estria vascular, principalmente na porção basal, mas com preservação das células do gânglio espiral.[13,14]

O fato de o indivíduo estar utilizando uma medicação ototóxica não é suficiente para que haja a manifestação da perda auditiva. A manifestação é dependente de fatores relacionados com o genótipo de cada indivíduo, além dos fatores externos que elevam o risco da perda de audição e que devem ser evitados, como exposição a ruídos intensos; associação a outras drogas ototóxicas (diuréticos); perdas auditivas prévias; problemas hepáticos ou renais; gravidez e cuidados especiais quando de sua administração em crianças e recém-nascidos e pacientes em idade avançada.[15]

Não existe uma sintomatologia específica que possa identificar a perda auditiva ototóxica, assim como na perda induzida pelo ruído, a história clínica reforçando a exposição ao agente agressor e a evolução da perda auditiva são determinantes. Os principais sintomas decorrentes da lesão auditiva pelo agente ototóxico são o zumbido e a perda de audição do tipo sensorioneural. Essa perda envolve, principalmente, as altas frequências, bilateralmente, de caráter progressivo, sendo dose-dependente e irreversível.[14,15]

A incidência da perda de audição dependente da dosagem da droga administrada, mas outros fatores como a idade do paciente, a exposição à irradiação, o uso de outros ototóxicos, a predisposição genética, a presença de lesões prévias na orelha interna e condições clínicas do paciente são determinantes na manifestação e na velocidade de instalação da lesão ototóxica.[14,15] A ocorrência da perda auditiva é estimada em 20% a 90% dos adultos e em 50% a 90% nas crianças em tratamento com cisplatina.[15]

MONITORAMENTO DA OTOTOXICIDADE

A apresentação clínica da ototoxicidade em humanos é de uma perda auditiva bilateral e irreversível associada a zumbido uni ou bilateral e comprometendo as altas frequências (4.000 a 8.000 Hz). Os exames clínicos para diagnosticar e prevenir os efeitos ototóxicos destas drogas são a audiometria tonal liminar, o potencial evocado de tronco encefálico (PEATE), o potencial endococlear e as emissões otoacústicas.

Um problema comumente encontrado na prática clínica é a demora no diagnóstico clínico da ototoxicidade. O diagnóstico deve ser baseado na história do paciente, sintomas e resultados de exames. Existem muitas variáveis como idade, condições médicas com comorbidades e níveis de cognição, que podem retardar a detecção precoce da ototoxicidade.

É importante a conscientização dos pacientes, cuidadores e enfermeiros sobre a importância de sintomas como zumbido, plenitude auricular, audição reduzida, oscilopsia e desequilíbrio. A ototoxicidade geralmente progride sem ser detectada até que um problema considerável para a audição se torne aparente, significando deterioração auditiva nas frequências necessárias para a compreensão da fala. Do ponto de vista prático para o dia a dia, a ototoxicidade é clinicamente diagnosticada pela comparação dos resultados dos exames audiométricos realizados antes e após a administração de drogas ototóxicas. Exames audiométricos previamente ao início de uma medicação ototóxica geralmente não são realizados.

A perda auditiva ototóxica pode impactar substancialmente a comunicação interpessoal e a qualidade de vida, mas seu impacto pode ser minimizado seguindo um programa de monitoramento de ototoxicidade que adote princípios de identificação e intervenção precoces. O monitoramento da ototoxicidade é essencial para obter uma definição dos efeitos do agente ototóxico e para acompanhar as mudanças ao longo do tempo. A alteração auditiva ototóxica tem um curso relativamente previsível, pois afeta, preferencialmente, a rampa basal da cóclea, em particular suas células ciliadas externas (limite de audição de alta frequência) com progressão para a porção apical, incluindo as frequências mais baixas da fala. A monitorização ototóxica pode ser bem-sucedida com a educação e o esforço coordenado dos profissionais de saúde envolvidos (oncologista, otorrinolaringologista, fonoaudiólogo, farmacêutico clínico, enfermeiros) e também com o envolvimento dos pacientes. As técnicas de monitoramento devem ser consideradas com base em sua eficácia, sensibilidade e especificidade.

O monitoramento da ototoxicidade pode seguir as recomendações:

1. Comparar os resultados do teste auditivo durante o curso da terapia medicamentosa;
2. Identificar precocemente alteração na audição;
3. Rever e considerar possíveis alterações na terapia;
4. Prevenir a perda auditiva debilitante induzida por ototóxicos se a terapia for alterada;
5. Reabilitar a audição para minimizar o impacto negativo da ototoxicidade.

Conforme recomendação da ASHA, o teste audiométrico inicial deve ser feito dentro de 24 horas após a administração de agentes quimioterápicos e dentro de 72 horas após a administração de antibióticos aminoglicosídeos.[16] A reavaliação audiológica é feita dentro de 24 horas do teste inicial. Também foi destacado que o teste deve ser iniciado com um histórico abrangente do caso, incluindo possíveis distúrbios otológicos, comorbidades, exposição ao ruído, histórico familiar de distúrbios do ouvido ou audição, suscetibilidade genética a drogas ototóxicas e uso prévio de medicação ototóxica. A ototoxicidade geralmente começa nas frequências acima de 8.000 Hz e progride para frequências de fala mais baixas. Portanto, a ASHA e a Academia Americana de Audiologia (AAA) recomendam que a avaliação inicial inclua medidas comportamentais, como audiometria tonal (PTA) de 250 Hz a 8.000 Hz e audiometria de alta frequência (HFA) de 9.000 Hz a 20.000 Hz, além de medidas objetivas, como as emissões otoacústicas por produto de distorção (EOAPDs) e timpanometria, além de questionários de autoavaliação. Cada medida fornece informações valiosas em um programa de monitoramento de ototoxicidade (função auditiva periférica e/ou central, giro coclear apical versus basal e medida subjetiva versus objetiva).[16]

As evidências apoiam a importância da identificação precoce da perda auditiva induzida por ototoxicidade, no entanto, ferramentas eficazes de monitoramento para ototoxicidade não foram implementadas na maioria dos ambientes clínicos. Isso ocorre, principalmente, pelo custo e pelos procedimentos serem demorados e de difícil realização em pacientes com doenças crônicas.

Algumas medidas preventivas podem ser tomadas quando da utilização de uma droga potencialmente ototóxica, como utilizá-la em doses e por vias de aplicação adequadas; escolher a droga menos tóxica e administrar a dose mais baixa por um período mais curto, se possível.

Ototoxicidade e Genética

Um protocolo de monitoramento de ototoxicidade deve ser complementado com triagem genética que permita identificar indivíduos suscetíveis à ototoxicidade. Essa medida poderia prevenir a perda auditiva, evitando a administração de medicamentos ototóxicos quando identificados potenciais portadores de genes que aumentam o risco de ototoxicidade, como as mutações 105Ile/105Ile-GSTP1 OU 105Val/105Ile-GSTP1 que aumentam em quatro vezes o risco de desenvolver perda auditiva por ototoxicidade ou a mutação no gene da megalina que também aumenta seu risco.[15,16]

Outros estudos têm mostrado que a suscetibilidade individual à ototoxicidade pode estar relacionada ao DNA mitocondrial na posição 12S rRNA com mutação principalmente no loci 961, 1494 e 1555.[17,18] Por se tratar de uma herança mitocondrial, a transmissão deste gene está diretamente implicada em herança materna, já que o gene mitocondrial é transmitido pela mãe. Assim, a mãe com surdez por ototoxicidade pode gerar filhos com maior suscetibilidade à ototoxicidade por aminoglicosídeos, enquanto o pai não geraria esta transmissão gênica.

Acredita-se que 10% a 20% da população mundial[7] possa carrear o gene 12S rRNA mutado.

As drogas ototóxicas como os aminoglicosídeos e a cisplatina são formadores de ROS (reative oxigen species) que causam danos à estria vascular, às células ciliadas externas e internas e ao gânglio espiral. Assim, variantes gênicas que envolvem a detoxicação de ROS podem diminuir o efeito de apoptose destas células.[19]

A deleção do gene *GSTM1* e o polimorfismo do *GSTM3 SNP rs1799735* estão associados à otoproteção devido ao aumento da catalização dos ROS intracelulares gerado pela cisplatina.[8] Já em outro estudo, constatou-se que a deleção do *GSTT1* foi protetora para o efeito da ototoxicidade da cisplatina.[20]

Ototóxicos no Ambiente de Trabalho

Os empregadores devem dar atenção específica aos efeitos interativos das substâncias ototóxicas relacionadas com o trabalho e o ruído para avaliar o risco do trabalhador. Ototóxicos e ruídos podem interagir na piora da perda auditiva e as interações podem ser sinérgicas ou aditivas. Os efeitos aditivos são previsíveis pela soma dos efeitos da exposição ao ruído ou a ototóxicos sozinhos. Os efeitos sinérgicos são maiores do que os que podem ser previstos a partir da soma da exposição a cada um dos agentes.

Monóxido de Carbono

Bombeiros, trabalhadores da fundição, mineiros, trabalhadores do pedágio e do túnel e mecânicos de veículos têm potencial para serem expostos a níveis excessivos de monóxido de carbono. Asfixias químicas com o monóxido de carbono reduzem a entrega de oxigênio a tecidos ou uso de oxigênio por tecidos. O estresse oxidativo resultante leva à superprodução de ROSs que são instáveis e podem danificar as células ciliadas da cóclea.[21] A liberação excessiva de glutamato ocorre nas sinapses das células ciliadas internas após a exposição ao monóxido de carbono.[22] Envenenamento por monóxido de carbono após exposição a curto prazo pode causar perda auditiva sensorial com recuperação total ou parcial.[23]

Metais Pesados

Chumbo, mercúrio, cádmio e arsênico são os metais pesados tóxicos mais comuns. Pequenas quantidades desses metais foram associadas a vários efeitos adversos à saúde, além de perda auditiva.[24]

Chumbo

A exposição ao chumbo (Pb), metal cinza-azulado natural, um poluente ambiental que é onipresente no ar, na água e no solo, é um grande risco à saúde pública. Acumula-se no solo e na água por um longo período de tempo e é absorvido pelos seres humanos, predominantemente, por inalação e ingestão. Embora as medidas regulatórias impeçam exposições ambientais acima dos níveis tóxicos, exposições subtóxicas geralmente são inevitáveis. O Pb é encontrado em algumas tintas em casas mais antigas, baterias, solda, tubos, cerâmica, telhas e alguns cosméticos. A exposição a níveis até baixos de Pb pode causar efeitos adversos em múltiplos tecidos e órgãos como sangue, fígado, cérebro e rins.[25]

A exposição ao Pb pode causar perda auditiva. Os níveis de Pb no sangue maiores que 2 μg/dL (que é abaixo do nível de 5 μg/dL recomendado atualmente pelo Centers for Disease Control and Prevention – CDC), foram associados a maiores chances de perda auditiva em altas frequências.[26] O Pb pode induzir degeneração das células sensoriais na cóclea, afetar a velocidade de condução do nervo auditivo, romper a barreira coclear hematolabiríntica e causar disfunção vestibular.[27]

A exposição crônica a níveis moderados de acetato de chumbo na água potável induziu a mudança significativa nos limiares auditivos e modificou a expressão coclear de 20 genes associados à via de estresse oxidativo. Isso incluiu genes que regulam os antioxidantes presentes na cóclea e genes que regulam as respostas apoptóticas, que foram modificados após a exposição ao Pb.[25] A exposição simultânea ao Pb, mesmo em baixos níveis, pode aumentar o risco de PAIR, sugerindo um efeito aditivo ou sinérgico.[25,28,29]

A exposição ao chumbo pode ocorrer a partir da respiração do ar ou poeira no local de trabalho e do consumo de água ou alimentos contaminados. O chumbo é liberado no meio ambiente através da queima de combustíveis fósseis, mineração e produção de baterias, munições, produtos metálicos (solda e tubos) e na blindagem de aparelhos de raios X.[30] Pode danificar rins e o sistema reprodutivo. Também é neuro e ototóxico.[31] Níveis de chumbo no sangue superiores a 7 mg/dL estão significativamente associados à perda auditiva na faixa de 3 a 8 kHz.[28]

Mercúrio

Mercúrio é um líquido prateado sem odor que muda para um gás incolor e sem odor após o aquecimento. Sais de mercúrio (cristais) ou compostos de mercúrio inorgânicos são formados quando o mercúrio se combina com outros elementos, como cloro, enxofre ou oxigênio. Compostos orgânicos de mercúrio são formados quando o mercúrio se combina com o carbono. A exposição ao mercúrio pode ocorrer a partir da respiração do ar contaminado pelo mercúrio ou pelo contato da pele com o mercúrio.[32]

O mercúrio metálico é usado na produção de gás cloro, soda cáustica, termômetros e baterias de carro. A exposição ao mercúrio pode danificar o sistema nervoso, os rins e o desenvolvimento do feto. As formas que mais afetam o cérebro são o metilmercúrio (MeHg) e o vapor de mercúrio metálico e são ototóxicos em animais.[33]

Na população geral, o uso de mercúrio é comum: a exposição ao mercúrio metálico e inorgânico ocorre principalmente por meio de amálgamas dentárias e exposição ocupacional (mineração de ouro e ambientes industriais), e a exposição ao MeHg (a forma comum e mais tóxica) ocorre por meio da ingestão dietética de peixes e frutos do mar.[34]

Intoxicação por mercúrio causa perda auditiva em humanos e animais. Em 1953, uma grave doença neurológica foi reconhecida entre as pessoas que viviam nas proximidades de Minimata (Japão). Os peixes dessa região foram contaminados com mercúrio proveniente de algumas indústrias que jogavam resíduos nos rios. Foram relatadas perda de audição entre outros sintomas neurológicos, na população local. Achados consistentes com a doença de Minimata foram relatados em outros casos de envenenamento acidental por mercúrio no Japão e no Iraque. Os estágios iniciais da intoxicação podem resultar em lesões cocleares, enquanto a perda auditiva nos estágios finais da intoxicação pode resultar de danos neurológicos.[24] O metilmercúrio é considerado mais tóxico do que o cloreto de mercúrio. A perda auditiva devido ao metilmercúrio foi relatada associada a atraso na onda III no PEATE.[35]

Um estudo epidemiológico com adolescentes nos EUA não observou associações significativas entre mercúrio no sangue e perda auditiva, porque os níveis de exposição ambiental ao mercúrio na população avaliada (0,39-0,63 µg/L) não foram associados à perda auditiva significativa.[26] Em estudo realizado em áreas andinas de mineração de ouro não foram encontradas associações significativas entre mercúrio no sangue (nível médio de 6 µg/L) e limiares auditivos em adultos, mas foi encontrada associação estatisticamente significativa entre mercúrio no sangue (níveis medianos de 7 a 23 µg/L) e aumento dos limiares auditivos em crianças.[36]

Cádmio

O cádmio é um metal que tem grande risco ambiental e ocupacional devido ao seu amplo uso na indústria na fabricação de aço galvanizado, pigmentos em plásticos e manufatura de pilhas e baterias recarregáveis.[34] É encontrado na maioria dos alimentos, o que torna a dieta a fonte primária de exposição entre populações não fumantes e sem exposição ocupacional.[37]

O cádmio pode ser um potente agente neurotóxico, principalmente para o sistema nervoso periférico. A meia-vida do metal no organismo é de mais de 15 anos e a polineuropatia pode se desenvolver depois de alguns anos, mesmo após o término da exposição.[38]

O chumbo e o cádmio têm a mesma via de ototoxicidade: o estresse oxidativo através da depleção de tiol e inibição de sistemas de defesa contra antioxidantes.[34] Estudos experimentais de exposição ao cádmio sugerem que o estresse oxidativo induzido por cádmio causa apoptose e altera o arranjo de células receptoras na orelha interna, levando a uma elevação em limiares auditivos.[39]

Estudo clínico prospectivo com 72 trabalhadores de indústria metalúrgica expostos a ruído, divididos em dois grupos com 36 trabalhadores (com e sem exposição ao cadmio), foi observada perda auditiva principalmente entre as frequências de 4 e 6 kHz, mais acentuada no grupo exposto ao ruído e cádmio. Tal fato sugere provável ação ototóxica do cádmio quando associado à exposição ao ruído.[40]

Arsênico

Estudos realizados em países asiáticos, incluindo Índia, Vietnã, Malásia e Afeganistão mostraram que os níveis de arsênico excederam a diretriz da OMS para a água potável, sugerindo que a água potável está poluída com arsênico em grandes áreas dos países asiáticos.[41]

Existe correlação entre a perda auditiva com a exposição ao arsênico em camundongos e humanos. Foi avaliada a audição de camundongos tratados com arsênico (22,5 mg/L) através da água potável. Verificou-se que a perda auditiva ocorreu com acúmulo de arsênico na orelha interna dos camundongos tratados com essa substância. Houve diminuição do número de neurônios e fibras no órgão de Corti de camundongos expostos ao arsênico.[41] A correlação entre a audição e a exposição ao arsênico foi avaliada em residentes de Bangladesh com idades entre 12 e 29 anos. A análise multivariada mostrou que os níveis de audição em altas frequências (4, 8 e 12 kHz) em residentes que bebiam água poluída com arsênico foram significativamente exacerbados em comparação com os residentes em controle.[42]

Há correlação significativa entre os níveis de arsênico na orelha interna e nas unhas (r = 0,8113, p = 0,0014) em camundongos que tinham sido expostos oralmente ao arsênico.[41] Os níveis de arsênico nas unhas destes animais estavam significativamente correlacionados com os níveis de audição em altas frequências (4, 8 e 12 kHz) em 145 indivíduos de 12 a 55 anos em Bangladesh. O nível de arsênico na unha pode ser um índice para o nível de arsênico nas orelhas internas, sendo um potencial biomarcador para perda auditiva causado por um acúmulo de arsênico na orelha interna em humanos.[43]

Solventes Orgânicos

A exposição a solventes orgânicos pode ocorrer de várias formas na construção civil, gráficas, indústria petroquímica e postos de gasolina. Os trabalhadores são mais frequentemente expostos a uma mistura que consiste principalmente de xileno, tolueno e cetona de metila. No entanto, alguns trabalhadores, como os da indústria de plástico reforçado com fibra de vidro, estão expostos apenas ao estireno, e alguns, como os da indústria de impressão gráfica, estão expostos apenas ao tolueno.[44] Estudo de Morata *et al.* demonstrou que a exposição isolada dos trabalhadores a uma mistura de solventes orgânicos contendo principalmente tolueno, xileno, benzeno, cetona de metila e etanol esteve associada a um risco 5 vezes maior de deficiência auditiva.[45]

Os solventes orgânicos podem causar edema pulmonar, danos no sistema neural periférico e central, câncer e insuficiência hepática e renal. Aumentam o risco de perda auditiva nas altas frequências.[46] A exposição ao combustível de jatos que contém ototóxicos como n-hexano, n-heptano, tolueno e xileno, aumenta as chances de perda auditiva permanente quando combinada com exposição ao ruído durante os primeiros 12 anos de exposição. As chances ajustadas de perda auditiva aumentam 70% com 3 anos de exposição e 140% com 12 anos de exposição.[47]

Embora o maior dano causado pela exposição ao ruído e a solventes orgânicos seja para a cóclea, também podem comprometer o papel protetor do reflexo estapediano na orelha média, expondo a orelha interna a níveis de ruído mais elevados.[48] A exposição a solventes também pode causar um baixo desempenho nos testes de fala, sugerindo patologia central.[49]

Estireno

Estireno é um líquido incolor e oleoso que evapora facilmente. Tem um aroma doce; produtos químicos geralmente são adicionados a ele, causando um odor desagradável. É utilizado nas indústrias de plásticos, plásticos reforçados com fibra de vidro, borracha sintética, isolantes térmicos e alguns produtos agrícolas. É absorvido pela pele ou vias aéreas. Pode causar danos a vários órgãos: mucosas, fígado, rins, sistema respiratório e o sistema nervoso central, além de ter potencial cancerígeno.[50]

A exposição ao estireno também pode ocorrer a partir do ar inspirado contaminado com vapores de estireno de materiais de construção, fumaça de tabaco, uso de máquinas copiadoras e escapamento do automóvel. Outros meios de exposição incluem beber ou tomar banho em água contaminada ou comer alimentos embalados em recipientes de poliestireno.[51]

É um dos solventes industriais mais ototóxicos.[50] As células ciliadas externas e as células de Deiters são mais sensíveis a esta substância.[51] Os trabalhadores expostos ao ruído e ao estireno têm limiares auditivos significativamente piores entre 2 e 6 kHz em comparação com aqueles que estão expostos apenas ao ruído.[52] Trabalhadores que são expostos a uma mistura de solventes com estireno como componente principal e ruído são mais propensos a ter perda auditiva do que trabalhadores que estão expostos apenas ao estireno ou apenas ao ruído.[53] A perda auditiva de alta frequência pode ocorrer mesmo em trabalhadores expostos a estireno e ruídos que estão dentro dos limites permitidos se a exposição ocorrer por 5 ou mais anos.[54]

Tolueno

Tolueno é um líquido incolor com um cheiro distinto. Está presente em colas, tintas, cosméticos, gasolina, removedores e agentes de limpeza. O tolueno pode ser absorvido pelas vias aéreas, pele e trato digestivo. A exposição humana ao tolueno ocorre a partir do uso ocupacional, no ambiente doméstico, através da inalação de dependentes químicos e da exposição ambiental. A maior fonte de exposição ambiental ao tolueno é a produção e o uso da gasolina. Grandes quantidades de tolueno são introduzidas no ambiente anualmente através do uso da gasolina e da produção e processos de refinamento de petróleo. Estudos realizados nos Estados Unidos detectaram que a maioria das pessoas está mais exposta ao tolueno no ambiente doméstico do que em qualquer outro.[55] Pode causar lesões no sistema nervoso central, fígado e trato respiratório.[44] O limite de exposição permitido para tolueno no ar varia conforme os países (27 ppm na Europa a 200 ppm nos Estados Unidos).[56]

Isoladamente, na média, o tolueno pode aumentar o risco de perda auditiva em 1,76 vez.[57] A exposição combinada com o ruído aumenta o risco da perda auditiva. Trabalhadores expostos ao tolueno apresentam diminuição do reflexo estapediano e alterações no PEATE.[45] Schäper, Seeber e van Thriel monitoraram, por 5 anos, trabalhadores de indústria gráfica na Alemanha, não encontrando nenhum efeito de tolueno nos limiares auditivos.[58] Entretanto, os níveis médios de exposição neste estudo na área de impressão foram entre 3,2 ppm a 25,7 ppm. Assim, níveis baixos de exposição podem não ser tóxicos para a audição humana.

N-Hexano

N-hexano é um líquido volátil incolor com um cheiro desagradável. Uma porcentagem muito alta de n-hexano pode ser absorvida por inalação. Afeta, principalmente, tecidos e órgãos ricos em lipídios como o cérebro, nervos periféricos, fígado, baço, rins e glândulas suprarrenais. Trabalhadores das indústrias têxtil, de móveis, gráficas e calçados podem ficar expostos ao n-hexano junto com outros solventes, especialmente na presença de pouca ventilação e exaustão de ar ambiente. Colas especiais usadas na indústria de couro, colas de secagem rápida usadas em vários *hobbies*, gasolina e cimento de borracha contêm n-hexano.[21,59]

Exposição crônica de baixa dose de n-hexano pode causar perda axonal com prejuízo sensorial. A exposição de n-hexano de alta dose, como ocorre em dependentes de cola, também é neurotóxica e pode causar edema de axônios com desmielinação secundária, neuropatia periférica, perda muscular e fraqueza.[60] Trabalhadores com exposição moderada ao n-hexano e ao tolueno são mais propensos a ter perda auditiva em comparação com a população não exposta. O risco de perda auditiva é maior em trabalhadores expostos ao ruído, além desses solventes.[53] A exposição ao n-hexano pode afetar o sistema nervoso auditivo além da cóclea devido aos seus efeitos neurotóxicos. Pode ocorrer aumento de latência entre as ondas I e V no PEATE.[61]

Xileno

O xileno está presente no petróleo e no alcatrão de carvão. A exposição ao xileno pode ocorrer através da inalação ou contato com a pele. Trabalhadores das indústrias de tintas, laboratórios biomédicos, metalurgia, móveis e garagem de automóveis podem ser expostos ao xileno. O limite da OSHA para xileno é de 100 ppm no local de trabalho para turnos de 8 horas, mas outros países como a Dinamarca têm um limite menor de 35 ppm.

Altos níveis de exposição podem causar tonturas e confusão. Draper *et al.* relataram um caso de paciente com exposição ao xileno, sem outros fatores de risco, que tinha emissões otoacústicas normais, mas sem reflexo estapediano e sem detecção de ondas no PEATE, sugerindo neuropatia auditiva.[62] A prevalência de perda auditiva entre trabalhadores em uma fábrica de gás liquefeito de petróleo pode ser de até 56,8% na presença de ruído relativamente baixo.[49]

Discussão

Critérios específicos para identificação de ototoxicidade são importantes de serem introduzidos e são particulares de cada serviço, especialmente os serviços de tratamento oncológico.

As pesquisas apoiam os testes audiométricos mencionados como ferramentas eficazes para o monitoramento da ototoxicidade. Ainda não há consenso sobre o exame padrão-ouro para realizar o monitoramento de ototoxicidade, bem como não existe uma classificação única e uniforme que permita um padrão único de diagnóstico. A maioria dos sistemas de classificação de ototoxicidade utiliza limiares comportamentais (PTA) como critério de alteração auditiva para definir a ocorrência de cocleotoxicidade. As fraquezas comuns dessas escalas de classificação são a falta de sensibilidade a pequenas alterações nos limiares auditivos, a não inclusão de audiometrias de altas frequências e a falta de indicação de quais alterações seriam clinicamente significativas para a comunicação e a qualidade de vida. Atualmente a classificação ASHA não inclui graduação, mas é a única classificação disponível que enfatiza a avaliação inicial e é mais adequada para a identificação precoce de ototoxicidade. Os critérios para graduação para ototoxicidade mais aceitos são o Chang e o Tune, que são apresentados no Quadro 10-1.[16]

Quanto à reabilitação da ototoxicidade, considerando que os danos causados pelas drogas ototóxicas são permanentes, na sua maioria, a reabilitação auditiva deve ser considerada com a utilização de aparelhos de amplificação sonora individuais, implantes cocleares ou outros dispositivos auxiliares de escuta em conjunto com estratégias de comunicação (p. ex., sistema FM).

Muitas vezes, pacientes com características audiológicas semelhantes ou mesmo pacientes com audiogramas normais apresentam graus variados de dificuldades de comunicação, devendo a reabilitação ser baseada nas dificuldades de comunicação e não nos resultados audiológicos.[16]

Drogas antineoplásicas são largamente utilizadas para o tratamento do câncer em adultos e em crianças, aumentando sua sobrevida, favorecendo uma maior incidência de seus efeitos colaterais, dentre os quais a ototoxicidade. Muitos são os estudos que têm identificado drogas potencialmente otoprotetoras, necessitando, no momento, de estudos clínicos que permitam sua utilização em humanos.[17]

Quadro 10-1. Identificação e Graduação da Ototoxicidade

Grau	Sistema de graduação (Chang)	Sistema de graduação (Tune)
0	≤ 20 dB (1, 2 e 4 kHz)	Sem perda auditiva
1a	≥ 40 dB para qualquer frequência de 6 a 12 kHz	Mudança de limiar ≥ 10 dB (8, 10 e 12,5 kHz)
1b	> 20 e < 40 dB (4 kHz)	Mudança de limiar ≥ 10 dB (1, 2 e 4 kHz)
2a	> 40 dB (4 kHz ou mais)	Mudança de limiar ≥ 20 dB (8, 10 e 12,5 kHz)
2b	> 20 e < 40 dB (qualquer frequência abaixo de 4 kHz)	Mudança de limiar ≥ 20 dB (1, 2 e 4 kHz)
3	≥ 40 dB (2 ou 3 kHz ou mais)	≥ 35 dB NA (1, 2 e 4 kHz)
4	≥ 40 dB (1 kHz ou mais)	≥ 70 dB NA (1, 2 e 4kHz)

ASHA ≥ 20 de redução dos limiares de tom puro para qualquer frequência OR ≥ 10 dB de redução a duas frequências adjacentes
ASHA enfatiza a avaliação inicial para identificação precoce de ototoxicidade.
Chang/Tune enfatizam a documentação dos limiares audiométricos de alta frequência e a classificação da perda auditiva.
Uma combinação das classificações ASHA e Chang/Tune é recomendada como melhor prática para identificação precoce e monitoramento subsequente de ototoxicidade.

A ototoxicidade pode ser considerada uma urgência otológica, pois pode ser conseguida uma recuperação ao dano funcional auditivo quando um plano de tratamento é implementado prontamente. Quando um medicamento ototóxico é prescrito, um plano de monitoramento deve estabelecido. Para uma avaliação adequada da ototoxicidade, testes audiológicos como a audiometria e EOAPD que avaliam altas frequências devem ser considerados além de se definir critérios apropriados para se classificar o grau de perda auditiva induzida pelo dano ototóxico. Na prática clínica, indivíduos com perda auditiva preexistente devem ser considerados para esquemas alternativos de tratamento com drogas que contemplem menores efeitos ototóxicos. Para o desenvolvimento de um protocolo adequado de monitoramento da ototoxicidade há necessidade de uma atuação multi e interdisciplinar entre oncologistas, fonoaudiólogos e audiologistas e otologistas para uma reabilitação verdadeiramente centrada no paciente e na família. Há maior necessidade de ensaios clínicos com agentes com potencial otoproteção que possam traduzir seus resultados na prática clínica cotidiana.[15,16,17,21]

A ototoxicidade é uma das causas de perda auditiva e zumbido. É uma causa que pode ser evitada se os profissionais responsáveis pela prescrição das mesmas estiverem atentos ao quadro clínico do paciente, aos regimes de tratamento, à associação de diferentes drogas e substâncias com potencial ototoxicidade, além dos fatores que aumentam seu risco. Um programa de monitoramento que contemple exames audiológicos realizados no tempo correto e previamente ao início do uso de uma droga ou exposição a um solvente potencialmente ototóxicos. Enquanto estudos em modelos animais mostram resultados promissores quanto à otoproteção, as drogas com potencial otoprotetor testadas clinicamente mostraram resultados insatisfatórios. Estudos clínicos e padronizados serão necessários. Particularmente drogas antitumorais estão contribuindo para o aumento na sobrevida de pacientes acometidos pelo câncer e que têm manifestações colaterais a perda auditiva neurossensorial e que num futuro poderão se beneficiar da utilização de agentes otoprotetores.

REFERÊNCIAS BIBLIOGRÁFICAS

1. Roland PS. New developments in our understanding of ototoxicity. Ear Nose Throat J 2004;83(s9-4):15-6.
2. Tognella S. Pharmacological interventions to reduce platinium induced toxicity. Can Treat Rev. 1990;17:139-42.
3. Ravi R, Somani SM, Rybak LP. Mechanism of cisplatin ototoxicity: antioxidant system. Pharmacol Toxicol. 1995;76:386-94.
4. Vaidyanathan S, Peloquin C, Wyndaeljj JJ, Buczynski AZ, Almog Y, Markantonis SL, et al. Amikacin dosing and monitoring in spinal cord injury patients: variation in clincal practice between spinal injury units and differences in Experts' Recommendations. Scientific World J.2006;17(6):187-99.
5. Rademaker-Lakhai JM, Crul M, Zuur L, Baas P, Beijnen JH, Simis YJ, et al. Relationship between cisplatin administration and the development of ototoxicity. J Clin Oncol 2006;116(1):72-4.
6. Rybak LP, Whitworth CA. Ototoxicity: therapeutic opportunities. DDT 2005; 10(19):1313-21.
7. Ruhl D, Du TT, Wagner EL, Choi JH, Li S, Reed R, et al. Necroptosis and apoptosis contribute to cisplatin and aminoglycoside ototoxicity. J Neurosci. 2019 Apr 10; 39(15):2951-64.
8. Hyppolito MA, Oliveira JA, Lessa RM, Rossato M. Otoproteção da amifostina aos efeitos ototóxicos da cisplatina: estudo em cobaias albinas por emissões otoacústicas produtos de distorção e microscopia eletrônica de varredura. Rev Bras Otorrinolaringol. 2005;71(3):268-73.
9. Ravi R, Somani SM, Rybak LP. Mechanism of cisplatin ototoxicity: antioxidant system. Pharmacol Toxicol.l 1995;76:386-94.
10. Steyger PS. Mechanisms of ototoxicity and otoprotection. Otolaryngol Clin North Am. 2021 Dec;54(6):1101-15.
11. Alam SA, Ikeda K, Oshima T, Suzuki M, Kawase T, Kikuchi T, et al. Cisplatin-induced apoptotic cell death in mongolian gerbil cochlea. Hear Res. 2000;141:28-38.
12. Seidman MD. Effects of dietary restriction and antioxidants on presbyacusis. Laryngoscope. 2000;110:727-38.
13. Jiang M, Karasawa T, Steyger PS. Aminoglycoside-induced cochleotoxicity: a review. Front Cell Neurosci. 2017;11:308.
14. Laurell G. Pharmacological intervention in the field of ototoxicity. HNO. 2019;67(6):434-9.
15. Ganesan P, Schmiedge J, Manchaiah V, Swapna S, Dhandayutham S, Kothandaraman PP. Ototoxicity: a challenge in diagnosis and treatment. J Audiol Otol. 2018 Apr;22(2):59-68.
16. American Academy of Audiology position statement and clinical practice guidelines: ototoxicity monitoring 2009. Available from: http://www.audiology.org/publications-resources/document-library/ototoxicity-monitoring.
17. Hu DN, Qui WQ, Wu BT, Fang LZ, Zhou F, Gu YP, et al. Genetic aspects of antibiotic induced deafness: mitochondrial inheritance. J Med Genet. 1991;28:79-83.
18. Higashi K. Unique inheritance of streptomycin-induced deafness. Clin Genet. 1989;35:433-6.
19. Peters U, Preisler-Adams S, Hebeisen A, Hahn M, Seifert E, Lanvers C, et al. Glutathione S-transferase genetic polymorphisms and individual sensitivity to the ototoxic effect of cisplatin. Anti-Cancer Drugs. 2000;11(8):639-43.
20. Lanvers-Kaminsky C, Zehnhoff-Dinnesen AA, Parfitt R, Ciarimboli G. Drug-induced otoxicity: mechanisms, pharmacogenetics, and protective strategies. Clin Pharmacol Ther. 2017 Apr;101(4):491-500.
21. Vyskocil A, Truchon G, Leroux T, Lemay F, Gendron M, Gagnon F, et al. A weight of evidence approach for the assessment of the ototoxic potential of industrial chemicals. Toxicol Ind Health. 2012 Oct;28(9):796-819.
22. Razzaq M, Dumbala S, Moudgil SS. Neurological picture. Sudden deafness due to carbon monoxide poisoning. J Neurol Neurosurg Psychiatry. 2010 Jun;81(6):658.
23. Shahbaz Hassan M, Ray J, Wilson F. Carbon monoxide poisoning and sensorineural hearing loss. J Laryngol Otol. 2003 Feb;117(2):134-7.
24. Prasher D. Heavy metals and noise exposure: health effects. Noise Health. 2009 Jul-Sep;11(44):141-4.
25. Jamesdaniel S, Rosati R, Westrick J, Ruden DM. Chronic lead exposure induces cochlear oxidative stress and potentiates noise-induced hearing loss. Toxicol Lett. 2018 Aug;292:175-80.
26. Shargorodsky J, Curhan SG, Henderson E, Eavey R, Curhan GC. Heavy metals exposure and hearing loss in US adolescents. Arch Otolaryngol Head Neck Surg. 2011 Dec;137(12):1183-9.
27. Klimpel KE, Lee MY, King WM, Raphael Y, Schacht J, Neitzel RL. Vestibular dysfunction in the adult CBA/CaJ mouse after lead and cadmium treatment. Environ Toxicol. 2017 Mar;32(3):869-76.
28. Hwang YH, Chiang HY, Yen-Jean MC, Wang JD. The association between low levels of lead in blood and occupational noise-induced hearing loss in steel workers. Sci Total Environ. 2009 Dec;408(1):43-9.

29. Steyger PS. Potentiation of chemical ototoxicity by noise. Semin Hear. 2009 Feb;30(1):38-46.
30. Wu TN, Shen CY, Lai JS, Goo CF, Ko KN, Chi HY, et al. Effects of lead and noise exposures on hearing ability. Arch Environ Health. 2000 Mar-Apr 2000;55(2):109-14.
31. Kovalchik PG, Matetic RJ, Smith AK, Bealko SB. Application of prevention through design for hearing loss in the mining industry. J Safety Res. 2008;39(2):251-4.
32. Bernhoft RA. Mercury toxicity and treatment: a review of the literature. J Environ Public Health. 2012;2012:460508.
33. Chuu JJ, Hsu CJ, Lin-Shiau SY. Abnormal auditory brainstem responses for mice treated with mercurial compounds: involvement of excessive nitric oxide. Toxicology. 2001 Apr;162(1):11-22.
34. Choi YH, Park SK. Environmental exposures to lead, mercury, and cadmium and hearing loss in adults and adolescents: KNHANES 2010-2012. Environ Health Perspect. 2017 Jun;125(6):067003.
35. Murata K, Weihe P, Budtz-Jørgensen E, Jørgensen PJ, Grandjean P. Delayed brainstem auditory evoked potential latencies in 14-year-old children exposed to methylmercury. J Pediatr. 2004 Feb;144(2):177-83.
36. Counter SA, Buchanan LH, Laurell G, Ortega F. Blood mercury and auditory neuro-sensory responses in children and adults in the Nambija gold mining area of Ecuador. Neurotoxicology. 1998 Apr;19(2):185-96.
37. Satarug S, Garrett SH, Sens MA, Sens DA. Cadmium, environmental exposure, and health outcomes. Environ Health Perspect. 2010 Feb;118(2):182-90.
38. Viaene MK, Roels HA, Leenders J, De Groof M, Swerts LJ, Lison D, et al. Cadmium: a possible etiological factor in peripheral polyneuropathy. Neurotoxicology. 1999 Feb;20(1):7-16.
39. Kim SJ, Jeong HJ, Myung NY, Kim MC, Lee JH, So HS, et al. The protective mechanism of antioxidants in cadmium-induced ototoxicity in vitro and in vivo. Environ Health Perspect. 2008 Jul;116(7):854-62.
40. Abreu MT, Suzuki FA. Avaliação audiométrica de trabalhadores ocupacionalmente expostos a ruído e cádmio. Rev Bras. Otorrinolaringol. 2002.
41. Kato M, Ohgami N, Ohnuma S, et al. Multidisciplinary approach to assess the toxicities of arsenic and barium in drinking water. Environ Health Prev Med. 2020 May;25(1):16.
42. Li X, Ohgami N, Omata Y, Yajima I, Iida M, Oshino R, et al. Oral exposure to arsenic causes hearing loss in young people aged 12-29 years and in young mice. Sci Rep. 2017 Jul;7(1):6844.
43. Li X, Ohgami N, Yajima I, Xu H, Iida M, Oshino R, et al. Arsenic level in toenails is associated with hearing loss in humans. PLoS One. 2018;13(7):e0198743.
44. Sliwinska-Kowalska M, Prasher D, Rodrigues CA, Almeida GPL. Ototoxicity of organic solvents – from scientific evidence to health policy. Int J Occup Med Environ Health. 2007;20(2):215-22.
45. Morata TC, Dunn DE, Kretschmer LW, Lemasters GK, Keith RW. Effects of occupational exposure to organic solvents and noise on hearing. Scand J Work Environ Health. 1993 Aug;19(4):245-54.
46. Rabinowitz PM, Galusha D, Slade MD, Dixon-Ernst C, O'Neill A, Fiellin M, et al. Organic solvent exposure and hearing loss in a cohort of aluminium workers. Occup Environ Med. 2008 Apr;65(4):230-5.
47. Kaufman LR, LeMasters GK, Olsen DM, Succop P. Effects of concurrent noise and jet fuel exposure on hearing loss. J Occup Environ Med. 2005 Mar;47(3):212-8.
48. Maguin K, Campo P, Parietti-Winkler C. Toluene can perturb the neuronal voltage-dependent Ca2+ channels involved in the middle-ear reflex. Toxicol Sci. 2009 Feb;107(2):473-81.
49. Fuente A, Slade MD, Taylor T, Morata TC, Keith RW, Sparer J, et al. Peripheral and central auditory dysfunction induced by occupational exposure to organic solvents. J Occup Environ Med. 2009 Oct;51(10):1202-11.
50. Gagnaire F, Langlais C. Relative ototoxicity of 21 aromatic solvents. Arch Toxicol. 2005 Jun;79(6):346-54.
51. Chen GD, Tanaka C, Henderson D. Relation between outer hair cell loss and hearing loss in rats exposed to styrene. Hear Res. 2008 Sep;243(1-2):28-34.
52. Morata TC, Johnson AC, Nylen P, Svensson EB, Cheng J, Krieg EF, et al. Audiometric findings in workers exposed to low levels of styrene and noise. J Occup Environ Med. 2002 Sep;44(9):806-14.
53. Sliwinska-Kowalska M, Zamyslowska-Szmytke E, Szymczak W, Kotylo P, Fiszer M, Wesolowski W, et al. Exacerbation of noise-induced hearing loss by co-exposure to workplace chemicals. Environ Toxicol Pharmacol. 2005 May;19(3):547-53.
54. Morioka I, Miyai N, Yamamoto H, Miyashita K. Evaluation of combined effect of organic solvents and noise by the upper limit of hearing. Ind Health. 2000 Apr;38(2):252-7.
55. Forster LM, Tannhauser M, Tannhauser SL. [Toxicology of toluene: aspects related to its abuse]. Rev Saude Publica. 1994 Apr;28(2):167-72.
56. Hoet P, Lison D. Ototoxicity of toluene and styrene: state of current knowledge. 2008;38(2):127-70.
57. Morata TC, Fiorini AC, Fischer FM, Colacioppo S, Wallingford KM, Krieg EF, et al. Toluene-induced hearing loss among rotogravure printing workers. Scand J Work Environ Health. 1997 Aug;23(4):289-98.
58. Schäper M, Seeber A, van Thriel C. The effects of toluene plus noise on hearing thresholds: an evaluation based on repeated measurements in the German printing industry. Int J Occup Med Environ Health. 2008;21(3):191-200.
59. Juárez-Pérez CA, Torres-Valenzuela A, Haro-García LC, Borja-Aburto VH, Aguilar-Madrid G. Ototoxicity effects of low exposure to solvent mixture among paint manufacturing workers. Int J Audiol. 2014 Jun;53(6):370-6.
60. Kuwabara S, Kai MR, Nagase H, Hattori T. n-Hexane neuropathy caused by addictive inhalation: clinical and electrophysiological features. Eur Neurol. 1999;41(3):163-7.
61. Vyskocil A, Leroux T, Truchon G, Gendron M, El Majidi N, Viau C. Occupational ototoxicity of n-hexane. Hum Exp Toxicol. 2008 Jun;27(6):471-6.
62. Draper TH, Bamiou DE. Auditory neuropathy in a patient exposed to xylene: case report. J Laryngol Otol. 2009 Apr;123(4):462-5.

PERDA AUDITIVA INDUZIDA POR RUÍDO RECREACIONAL

Jéssica Echeverria ▪ Fabrício Pelicioli ▪ Henrique Furlan Pauna

INTRODUÇÃO

A perda auditiva tem crescente relevância entre as doenças que geram prejuízo na qualidade de vida dos pacientes.[1] Segundo levantamento de dados realizado pela Organização Mundial da Saúde (OMS) em 2019, essa condição ocupa o 4º lugar no *ranking* global de anos vividos com incapacidade.[2] Atualmente um número superior a um bilhão de adolescentes e adultos jovens com idades entre 12 e 35 anos estão expostos regularmente a ruídos recreativos de intensidade potencialmente danosa, configurando alto risco de perda auditiva. Por frequentarem locais com níveis sonoros elevados como *shows* e festivais de música, concertos, estádios esportivos, bares, práticas recreativas automobilísticas, com exposição a ruídos de motores (como é o caso dos expectadores em corridas automobilísticas), bem como o uso de fones de ouvido, seu risco está mais elevado para desenvolver a perda auditiva.[3]

Além da exposição sonora em ambientes recreativos, há também o risco relacionado com o uso de fones de ouvido, extremamente difundido entre a faixa etária predominantemente jovem, correspondendo a 50% da exposição a ruídos recreativos potencialmente danosos. O baixo custo e fácil acesso a estes dispositivos, capazes de alcançar alta intensidade sonora, corroboram para a difusão da sua utilização em reprodução musical, televisiva e jogos de entretenimento, podendo ser encontrados facilmente abaixo dos US$10 nas redes de varejo ou em *sites* de compra.[4]

Os fones de ouvido podem produzir pressão sonora de até 126 dBA. É relatada perda auditiva permanente secundária no uso destes aparelhos.[5] Grande parte dos estudos sobre PAIR foi iniciada nas décadas de 1950 e 1960 nos ambientes de trabalho e militares. É recente a preocupação com exposição ao ruído como recreação. Tem sido demonstrado que a exposição de fones está associada ao desenvolvimento de PAIR e zumbido em adolescentes e adultos jovens[6,7], além de aumentar em 70% o risco de perda auditiva leve a moderada.[8] Casas noturnas e concertos são outra fonte comum de ruído que variam de 104,3 a 112,4 dBA com um nível médio de 97,9 dBA.[9]

A prática da atividade física dentro de academias que usam música de alta intensidade é cada vez mais comum.[10] Em um estudo realizado em um torneio de resistência aeróbia, os níveis de intensidade medidos variaram de 101 a 119 dBA durante 120 minutos da atividade.[9] A música de alta intensidade sonora em aulas de academias se relaciona com a diversão e motivação para o trabalho. Praticantes de exercícios, geralmente, não a consideram como perigosamente alta, o que as torna um risco para PAIR.[11,12] Profissionais de educação física que trabalham em academias têm apresentado perda auditiva flutuante e zumbido.[9,13]

Ouvir música durante atividades esportivas aumenta a atenção, reduz a fadiga e aumenta o estado de alerta.[9,14] Quanto mais agradável for a música, mais alto se deseja ouvi-la.[15] Atletas percebem a música alta como mais prazerosa em comparação com sons menos intensos.[16]

A música em alta intensidade apresenta três elementos principais de substâncias viciantes: causa mudanças rápidas e intensas no humor e no nível de excitação, reduz o humor negativo e provocam o desejo de ouvir a música novamente.[9] Campanhas de prevenção em academias de ginástica e para atletas com foco nos riscos de música alta raramente existem.[17] Ouvir música durante atividade física está associada ao risco de perda auditiva, principalmente quando esta atividade é realizada *indoor*.[13]

Apesar do uso de dispositivos de proteção auditiva, como tampões e protetores auriculares, reduzir essa exposição, esse cuidado acaba sendo frequentemente sonegado durante as atividades recreativas. Um grande estudo conduzido pelo Centro de Controle e Prevenção de Doenças (CDC) dos Estados Unidos da América relatou que somente 8% dos participantes faziam uso regular de protetores auriculares durante atividades recreativas potencialmente danosas.[18] O exposto anteriormente evidencia a urgente necessidade da conscientização populacional no que tange a prevenção de perdas auditivas induzidas por ruídos tidos como recreacionais, além de capacitação dos profissionais da saúde para identificar e reabilitar tais distúrbios de forma precoce.

FATORES DE RISCO

Apesar da percepção sonora de cada indivíduo ser diferente, é sabido que intensidades sonoras acima de 85 dB já são capazes de iniciar a perda auditiva induzida por ruído após algum período. Fato notório é que a intensidade sonora presente em *shows*, bares, atividades automotivas e equipamentos de uso pessoal superam facilmente esses níveis.[19]

Um estudo realizado com adolescentes em uma cidade da Alemanha demonstrou que 42% dos participantes estavam expostos a ruídos acima de 80 dB durante as atividades recreativas.[20] Além disso, uma pesquisa realizada entre jovens de 15 a 30 anos verificou que 29,7% dos usuários de aparelhos pessoais de reprodução de música (MP3 ou *iPod*®) utilizavam esses dispositivos com intensidades iguais ou maiores a 110 dB.[21]

O tempo de exposição também é determinante no desenvolvimento da perda auditiva. Uma exposição a 80 dB por oito horas diariamente é considerada limítrofe no risco para perda auditiva, enquanto somente alguns minutos são necessários para causar dano à audição em uma exposição a 120 dB. Ruídos com 140 dB são capazes de ocasionar perda auditiva imediata. Dentre os sintomas apresentados pelos pacientes que estão expostos a essas condições de aumento dos níveis sonoros, podemos citar zumbido, hiperacusia, dificuldades na compreensão na fala, que podem ser transitórios ou duradouros, além da perda auditiva em si, evidentemente.[4,19]

Os níveis sonoros potencialmente perigosos podem ser originados de diversas fontes. Não existe alguma fonte que pode ser mais ou menos perigosa para causar algum dano auditivo. O que se observa é a relação com a faixa de frequência, intensidade e duração do estímulo. Conforme a faixa etária, as crianças e os adolescentes estão cada vez mais expostos à música alta. De acordo com a regionalidade e hábitos, temos que a exposição a armas de fogo nos Estados Unidos tem prevalência entre 3% e 55%, conforme o estado, e que o risco de perda auditiva tem relação conforme o calibre do armamento.[22] As intensidades sonoras das atividades com motocicleta são de 95 a 110 dB, em boates 110 a 120 dB, em *shows* de *rock* 110 a 140 dB e atividades com fogos de artifício chegam a mais de 150 dB.[19]

Existem alguns outros fatores de risco a serem considerados no desencadeamento e progressão da perda auditiva induzida por ruído recreacional, sendo estes fatores modificáveis ou não. Os fatores de risco modificáveis incluem tabagismo, diabetes e sedentarismo; já os não modificáveis incluem o envelhecimento, raça e fatores genéticos. Logo, quando presentes, podem favorecer ou acelerar a progressão da perda auditiva. Comparando-se o gênero isoladamente, infere-se que o sexo feminino seja um fator de proteção, visto que as mulheres contam com o efeito otoprotetor do hormônio sexual estrogênio. Sobretudo os homens também apresentam uma tendência maior a exposição a atividades com altos níveis sonoros em comparação às mulheres. Soma-se a isso a maior participação do sexo masculino em eventos esportivos e práticas de tiro com armas de fogo. A melanina também é descrita como fator protetor, portanto infere-se que caucasianos sejam mais suscetíveis à perda auditiva induzida por ruído.[19,22]

FISIOPATOLOGIA

A exposição a ruídos potencialmente prejudiciais desencadeia reações cocleares danosas à capacidade auditiva de forma irreversível. O dano mecânico é a principal alteração patológica desencadeada. Entretanto, outros mecanismos de perda auditiva secundárias à exposição ao ruído são descritos: dano metabólico, iônico e imunológico.[19]

O dano mecânico induzido na cóclea ocorre pela ação da alta energia transmitida para a orelha interna, movimentando violentamente a perilinfa e a endolinfa. Deste modo, a membrana basilar e a membrana tectorial deformam-se, fazendo com que os cílios das células ciliadas internas e externas sejam separados, dificultando a excitação vibratória eficaz.[23]

Ocorre ainda o estresse oxidativo secundário ao ruído, que é gerado pela contração dos vasos sanguíneos cocleares. Essa vasoconstrição leva a uma posterior vasodilatação induzindo a formação de radicais livres, conhecida como lesão por isquemia e reperfusão.[23]

Dentre os radicais livres formados, os principais são os espécimes reativos de oxigênio, que atacam diretamente os ácidos graxos que são os principais constituintes das membranas biológicas e de estruturas intracelulares. A lesão desta arquitetura pode ocasionar dano no DNA celular, gerando, por sua vez, mutações e desnaturação proteica, aumentando a expressão de genes apoptóticos e a morte celular.[24]

Soma-se a estes, outro mecanismo danoso desencadeado pela exposição ao ruído: a abertura de canais de cálcio voltagem-dependentes, levando ao influxo de cálcio para dentro das células ciliadas. Esse influxo iônico ativa as vias apoptóticas pela ação da calpaína, proteína essa que decompõem o citoesqueleto celular e hidrolisa proteínas importantes de receptores hormonais.[24]

Deste modo, a ação contínua dos ruídos intensos na orelha interna, predispõe a desconexão e destruição das células ciliadas, reduzindo a percepção da vibração pelas células ciliadas internas e prejudicando a amplificação adequada dos sons pelas células ciliadas externas. Todo esse processo degenerativo de tais células altamente especializadas e incapazes de se regenerar resulta em uma perda auditiva neurossensorial irreversível.[25]

PREVENÇÃO E TRATAMENTO

Medidas de detecção precoce devem ser empregadas por meio da avaliação otorrinolaringológica. A audiometria tonal limiar e vocal com discriminação é o meio mais acessível e difundido para diagnóstico das perdas auditivas.[1,21]

O padrão neurossensorial de perda auditiva costuma ser identificado, entretanto limiares dentro da normalidade podem ser registrados em pacientes já com queixas audiológicas instaladas, não devendo ser descartado este diagnóstico.[1,19]

Idealmente, quando se trata de prevenção, evitar a exposição a ruídos que excedam o limite de segurança é a melhor forma para não desenvolver a perda auditiva induzida por ruídos, seja ocupacional ou recreativa. Entretanto, manter-se em ambientes com limiares abaixo de 80 dB nem sempre é possível, restando equipamentos de proteção auditiva como ferramenta aliada.[25]

Tampões podem ser confeccionados com espuma, borracha e demais materiais específicos, e são recomendados para uso endaural. Possuem baixo custo e fácil transporte por serem pequenos, práticos e discretos. Fones de ouvido com cancelamento de ruído e abafadores de orelha também cumprem o papel protetor.[20]

A escassez de medidas públicas, campanhas de *marketing* ou difusão da informação sobre o mecanismo danoso permanente da exposição recreativa aos ruídos é uma das principais responsáveis pela não conscientização do mal em questão. Como consequência disto, observa-se uma baixa adesão às medidas de prevenção para a perda auditiva induzida por ruídos recreacionais.[3,4,18,19]

O tratamento é indicado a partir da identificação do prejuízo ou déficit já instalado, em geral por meio da audiometria tonal limiar e vocal com discriminação.[1,4] Para pacientes com zumbido persistente, o enriquecimento sonoro pode ser empregado, bem como controle de comorbidades e suplementação vitamínica em pacientes com deficiência comprovada. Para a perda auditiva neurossensorial irreversível, é possível lançar mão de aparelhos de amplificação sonora individual, implantes de próteses auditivas osteoancoradas e, em casos seletos, indicação de implante coclear.[1]

Um ensaio clínico duplo-cego randomizado verificou a eficácia na regeneração das células ciliadas da cóclea após aplicação de substância farmacológica denominada FX-322 intratimpânica (uma combinação de CHIR99021, um inibidor da glicogênio sintase quinase 3 (GSK3), com ácido valproico) em pacientes diagnosticados com perda auditiva neurossensorial leve a moderadamente severa. O estudo concluiu que os pacientes apresentaram boa tolerância à administração da medicação e melhora no desempenho do índice de reconhecimento de fala em vários indivíduos com perda auditiva em uma ou ambas as orelhas estáveis por mais de 6 meses. Entretanto, apesar de crescentes estudos e resultados promissores já com fase de testes em humanos, até o momento, não existe terapia farmacológica com eficácia científica e uso aprovado no tratamento da perda auditiva neurossensorial crônica.[26]

Com a relevância da perda auditiva induzida por ruídos recreativos cada vez maior, tendo uma parcela grande da população mundial exposta, é fato a importância da maior discussão e entendimento sobre o tema. Deve-se focar na disseminação dos seus riscos e consequências, para então ter como principal enfoque a prevenção do quadro, já que o tratamento se baseia principalmente em diminuir a extensão dos danos já causados.

REFERÊNCIAS BIBLIOGRÁFICAS

1. Oliveira J, Buzatto G, Braga A, Mussada E. Perda auditiva induzida pelo ruído: Surdez profissional ou ocupacional e trauma sonoro agudo. Tratado de Otorrinolaringologia da Sociedade Brasileira de Otorrinolaringologia. Ed. Roca; 2003.
2. Mathers CD. History of global burden of disease assessment at the World Health Organization. Arch Public Health. 2020 Aug 24;78:77.
3. Armitage CJ, Loughran MT, Munro KJ. Epidemiology of the extent of recreational noise exposure and hearing protection use: Cross-sectional survey in a nationally representative UK adult population sample. BMC Public Health. 2020;20(1):1529.
4. Riveros G, Prieto V, Bórquez K, Montecinos M. Pérdida auditiva inducida por ruido recreativo en adolescentes. Revisión de literatura. Horiz Sanitario. 2020;19(2):185-94.
5. Sulaiman AH, Husain R, Seluakumaran K. Hearing risk among young personal listening device users: Effects at high-frequency and extended high-frequency audiogram thresholds. J Int Adv Otol. 2015;11(2):104-9.
6. Jiang W, Zhao F, Guderley N, Manchaiah V. Daily music exposure dose and hearing problems using personal listening devices in adolescents and young adults: A systematic review. Int J Audiol. 2016;55(4):197-205.
7. Twardella D, Raab U, Perez-Alvarez C, Steffens T, Bolte G, Fromme H. Usage of personal music players in adolescents and its association with noise-induced hearing loss: A cross-sectional analysis of Ohrkan cohort study data. Int J Audiol. 2017 01;56(1):38-45.
8. Cone BK, Wake M, Tobin S, Poulakis Z, Rickards FW. Slight-mild sensorineural hearing loss in children: audiometric, clinical, and risk factor profiles. Ear Hear. 2010 Apr;31(2):202-12.
9. Van Dyck E. Corrigendum: Musical Intensity Applied in the Sports and Exercise Domain: An Effective Strategy to Boost Performance? Front Psychol. 2019;10:1434.
10. Kreutz G, Schorer J, Sojke D, Neugebauer J, Bullack A. - Even Loud Music Does Not Facilitate Strenuous Ergometer Exercise. Front Psychol. 2018;9:590.
11. Nassar G. The human temporary threshold shift after exposure to 60 minutes' noise in an aerobics class. Br J Audiol. 2001 Feb;35(1):99-101.
12. Wilsonn WJ, Herbstein N. The role of music intensity in aerobics: implications for hearing conservation. J Am Acad Audiol. 2003;14(1):29-38.
13. Beach EF, Nie V. Noise levels in fitness classes are still too high: evidence from 1997-1998 and 2009-2011. Arch Environ Occup Health. 2014;69(4):223-30.
14. Yamashita S, Iwai K, Akimoto T, Sugawara J, Kono I. Effects of music during exercise on RPE, heart rate and the autonomic nervous system. J Sports Med Phys Fitness. 2006 Sep;46(3):425-30.
15. Cullari S, Semanchick O. Music preferences and perception of loudness. Percept Mot Skills. 1989 Feb;68(1):186.
16. Karageorghis CI, Cheek P, Simpson SD, Bigliassi M. Interactive effects of music tempi and intensities on grip strength and subjective affect. Scand J Med Sci Sports. 2018 Mar;28(3):1166-75.
17. Gilles A, Paul VeH. Effectiveness of a preventive campaign for noise-induced hearing damage in adolescents. Int J Pediatr Otorhinolaryngol. 2014 Apr;78(4):604-9.
18. Eichwald J, Scinicariello F, Telfer JL, Carroll YI. Use of personal hearing protection devices at loud athletic or entertainment events among adults. Weekly. 2018;67(41):1151-5.
19. Ding T, Yan A, Liu K. What is noise-induced hearing loss? Br J Hosp Med (Lond). 2019;80(9):525-529.
20. Dehnert K, Raab U, Perez-Alvarez C, Steffens T, Bolte G, Fromme H, Twardella D. Total leisure noise exposure and its association with hearing loss among adolescents. Int J Audiol. 2015;54(10):665-73.
21. Kumar P, Upadhyay P, Kumar A, Kumar S, Singh GB. Extended high frequency audiometry in users of personal listening devices. Am J Otolaryngol. 2017;38(2):163-167.
22. C Kohrman D, Wan G, Cassinotti L, Corfas G. Hidden hearing loss: A disorder with multiple etiologies and mechanisms. Cold Spring Harb Perspect Med. 2020;10(1):a035493.
23. Kurabi A, Keithley EM, Housley GD, Ryan AF, Wong AC. Cellular mechanisms of noise-induced hearing loss. Hear Res. 2017;349:129-137.
24. Yamaguchi T, Yoneyama M, Ogita K. Calpain inhibitor alleviates permanent hearing loss induced by intense noise by preventing disruption of gap junction-mediated intercellular communication in the cochlear spiral ligament. Eur J Pharmacol. 2017;803:187-194.
25. Škerková M, Kovalová M, Mrázková E. High-frequency audiometry for early detection of hearing loss: A narrative review. Int J Environ Res Public Health. 2021;18(9):4702. doi:10.3390/ijerph18094702
26. McLean WJ, Hinton AS, Herby JTJ, et al. Improved speech intelligibility in subjects with stable sensorineural hearing loss following intratympanic dosing of FX-322 in a phase 1b study. Otol Neurotol. 2021;42(7):e849-e857.

PERDA AUDITIVA INDUZIDA PELO RUÍDO PRODUZIDO PELA ARMA DE FOGO

Nicolau Moreira Abrahão ▪ Arthur Menino Castilho

INTRODUÇÃO

Os militares em geral, pelas especificações da profissão, são expostos a níveis elevados de ruído quando submetidos a treinamentos, frequentes durante toda sua carreira, ou operações com arma de fogo. Nos EUA, o serviço militar das forças armadas é considerado o ambiente de trabalho mais severo para o desenvolvimento da PAIR.[1] No Brasil, Heraldo *et al.* em um estudo conduzido durante um treinamento militar na Academia de Polícia Militar do Estado de São Paulo aferiu, por meio do uso de um decibelímetro digital, picos sonoros de 113,1 dBNPS de uma pistola .40 e 116,8 dBNPS de um revólver .38. Os valores médios foram, respectivamente, 111,9 e 114,8 dBNPS.[2]

O ruído associado às condições operacionais militares é único e difere consideravelmente daquele encontrado em ambientes ocupacionais civis,[3] pois os valores citados acima, por exemplo, superam muito os níveis toleráveis pelos órgãos sensoriais do ouvido humano. As exposições contínuas e sustentadas a níveis de ruído acima de 80 dBNPS elevam substancialmente o risco de perda auditiva em qualquer população.[4] Como discorrido em capítulos anteriores (e, também, citado adiante neste capítulo), a norma técnica de número 15 (NR-15) demonstra, em escala logarítmica, o quanto a progressão da intensidade do ruído acima de 85 dBNPS aumenta o risco para PAIR.[5]

Os militares não apenas ficam expostos ao ruído, mas também a grandes deslocamentos de ar causado por explosões. O aparelho auditivo pode ser muito danificado nesses eventos. Até 60% da população com lesões de explosão clinicamente significativas pode sofrer de perfurações de membrana timpânica (MT), dependendo do tipo de bomba e da distância da explosão.[6] Uma variação de pressão de cerca de 0,5 atmosfera pode ser suficiente para causar danos na MT, mas uma pressão 8 a 10 vezes maior é necessária para ferir diretamente outros órgãos. Muitos fatores contribuem para o risco de ruptura de MT, incluindo a amplitude de pressão da explosão, a posição da cabeça e da orelha em relação à explosão, a presença de cerúmen ou do equipamento protetor externo e o histórico de infecção ou lesão na orelha. A maioria das pessoas com ruptura da MT tem bom prognóstico sem qualquer intervenção, no entanto até 30% desenvolvem perda auditiva permanente.[7]

RUÍDO PRODUZIDO PELA ARMA DE FOGO

A arma de fogo é um tipo de armamento capaz de disparar projéteis, conhecidos popularmente como "balas", em alta velocidade. O fenômeno conhecido como "disparo" é puramente físico e pode ser resumido nesta cascata de eventos: quando o gatilho da arma é acionado, o propelente (ou pólvora) armazenado queima e produz gases em alta velocidade. O aumento da pressão, gerado pela produção de gases, empurra o projétil através do cano da arma para fora.[8,9]

O evento resumido anteriormente é um exemplo de transformação de energia. A expansão dos gases transforma a energia química potencial em energia cinética, que é responsável por impulsionar o projétil através do cano da arma. Quando a "bala" sai por completo da ponta do cano, os gases em alta pressão, atrás, também são liberados em uma ordem de três mil libras por polegadas quadradas de pressão.[8,9]

Este fenômeno gera um som alto e assemelha-se, de uma forma exemplificativa, a uma pessoa estourar com um alfinete (ou outro material firme e com ponta) um balão de festa de aniversário. Neste exemplo, o ar em alta pressão dentro do balão é liberado de maneira súbita, produzindo, assim, um som alto. A partir deste conceito que o silenciador de arma foi projetado. O mesmo, ao ser acoplado no armamento, aumenta a área para a expansão gasosa, diminuindo a pressão por trás do projétil a uma ordem de 40-60 polegada de pressão.[8–10]

ETIOLOGIA

Os aparatos militares emitem ruído intensos e de forte potência sonora, os chamados ruídos de impulso.[11] As armas de uso militar, em geral, atingem picos sonoros de até 140 dBNPS. Adicionalmente a isso, os militares são expostos a outros tipos de sistemas armamentísticos que podem atingir níveis de picos sonoros superiores a 180 dB. Outros exemplos de exposição são alguns sistemas de transporte pela terra, água ou ar, que podem atingir em seu interior níveis de ruídos ambientais de até 110 dBNPS, ou, eventualmente, simuladores para treinamento de algumas operações.[11]

A relação dos danos à orelha interna (OI) e consequente perda auditiva, temporária ou permanente, decorrente da exposição àqueles níveis elevados de ruídos foi descrita, em 1968, por Coles *et al.*[12] No âmbito militar, além das condições ocupacionais de risco descritas no parágrafo anterior, a exposição ao ruído de impulso de forma repetitiva (*number of round*), o pico sonoro e a duração B do impulso (a medida de tempo necessária para o ruído de impulso cair do seu pico sonoro ao nível de 20 dB) são fatores adicionais que aumentam o risco de desenvolvimento da perda auditiva.[11]

As lesões à OI resultam primariamente dos danos mecânicos, isquêmicos ou metabólicos ocorridos nas células ciliadas externas (CCE) no giro basal da cóclea.[13] A exposição ao ruído vai gradualmente causando vasoconstrição coclear, que gera isquemia local e diminuição da integridade das CCE. O acometimento da estria vascular por este processo acarreta uma alteração gradual no potencial endococlear, levando a uma diminuição da amplificação sonora. Metabolicamente, espécies reativas de oxigênio são produzidas e levam ao dano celular permanente. A depender do nível de intensidade sonora exposta, o órgão de Corti pode deslocar-se da membrana basilar, rompendo a barreira entre a endolinfa e a perilinfa.[13-15]

Somado a este fato, a literatura apresenta evidências robustas que alguns indivíduos apresentam uma susceptibilidade individual aumentada para o desenvolvimento destas lesões à OI.[1,4,11,16]

MÉTODOS DIAGNÓSTICOS

Audiometria Tonal

A audiometria tonal é o método inicial de diagnóstico e mais comumente utilizado. O traçado da PAIR é caracteristicamente representado pelo aumento dos limiares tonais, não ultrapassando a marca de 40 dBNA nas frequências graves e 75 dBNA nas frequências agudas. A frequência de 4 kHz, usualmente, apresenta o pior limiar auditivo, com a recuperação do mesmo nas frequências de 6 e 8 kHz, formando, assim, o padrão em gota.[17,18]

Reconhecimento de Fala

O reconhecimento de fala pode estar comprometido mesmo em audiometrias tonais com limiares tonais normais. Este fato está relacionado provavelmente com as alterações sinápticas descritas previamente.[19]

Emissões Otoacústicas (EOA)

Partindo do princípio de que as EOA são respostas produzidas pelas CCE a um estímulo externo, este é um exame indicado para investigação da PAIR.[17]

MANIFESTAÇÕES CLÍNICAS E AUDIOMÉTRICAS

O dano auditivo causado pela exposição ao ruído pode ser de duas naturezas: a primeira é causada pela exposição contínua, o que chamaremos neste capítulo de perda auditiva induzida pelo ruído militar (PAIR-Militar). A segunda é causada por uma única exposição a um nível muito intenso, o trauma acústico.[13] Ambas são baseadas no princípio fundamental da energia igual, que diz: o montante total de ruído que um indivíduo é exposto pode ser expressado em níveis de energia. O nível de energia é a função da pressão sonora (em decibéis) e a duração da exposição ao longo do tempo. Dessa maneira, uma única exposição a um nível de decibel elevado poderá causar danos cocleares, similarmente a uma exposição prolongada sob níveis mais baixos.[17]

A atividade militar é exposta às duas causas que, clinicamente, manifestam-se como a atenuação temporária da audição (em inglês, *Temporary Threshold Shift* – TTS), a alteração permanente da audição e a PAIR-Militar. As duas primeiras estão, geralmente, relacionadas com o trauma acústico. Na TTS, após a exposição a um ruído intenso, há uma hipoacusia temporária (que pode ser evidenciada por exame de audiometria) que retorna ao normal dentro de 24-48 horas. Acredita-se que esta condição é desencadeada por um deslocamento temporário das CCE da membrana tectórica. Caso os níveis sonoros sejam intensos o suficiente, a cascata patológica de eventos, descrita no tópico anterior, acarreta a perda estrutural dos órgãos cocleares, levando às alterações permanentes da audição.[17]

As exposições contínuas, além de acarretarem todo o dano coclear já descritos nos parágrafos anteriores, também geram danos à célula ciliar interna, às sinapses ribônicas e ao gânglio espiral.[17] Nos seus aspectos clínicos, a PAIR-Militar apresenta algumas particularidades próprias, que fogem às características gerais das demais causas de PAIR. Entre àquelas diferenças, encontra-se a lateralidade da perda. Caracteristicamente, a PAIR é representada por uma perda bilateral e simétrica,[18] porém os estudos de PAIR-Militar demonstram uma tendência a unilateralidade ou assimetria da perda. Moore, em 2020, ao analisar a audiometria (apenas nas frequências de 1-8 kHz) de 58 veteranos militares do exército britânico, percebeu que, apesar de a maioria apresentar alterações bilaterais, alguns exames apresentavam aumento dos limiares auditivos tonais unilateral (usualmente a orelha esquerda), com significância estatística nas frequências de 3-8 kHz.[20] Essa diferença acontece, provavelmente, por duas razões. A primeira é decorrente dos disparos oriundos de armas montadas no ombro. A maioria dos soldados eram destros e as apoiavam no ombro direito. O mais natural é raciocinar a orelha direita como a mais afetada nesta situação, porém o militar ao se preparar para o disparo realiza uma inclinação da cabeça à direita, protegendo-a do ruído por meio do efeito sombra da cabeça e aproximando a orelha esquerda do cano do armamento (Fig. 12-1).

A segunda razão é o fato de a comunicação de comando ser transmitida à orelha esquerda, contralateral ao ombro de apoio da arma. Dessa maneira, esta orelha está usualmente desprotegida. O fato deste trabalho também evidenciar perdas auditivas bilaterais deve-se provavelmente à susceptibilidade individual e aos outros produtores de ruídos que os militares eram expostos.

In Seok Moon *et al.*, em contrapartida, avaliaram 189 militares do exército da Coréia do Sul e não identificaram assimetria de lesão (com base nas queixas auditivas – zumbido e hipoacusia – e nos exames de audiometria tonal) estatisticamente significativa.[21] Este estudo, entretanto, apresenta o viés de ter sido realizado com militares que praticavam tiro em grupo e, portanto, as orelhas, possivelmente, recebiam os mesmos níveis de pressão sonora, oriundos dos canos da própria arma (no caso da orelha contralateral ao ombro de apoio) e dos disparos dos militares próximos (no caso da orelha ipsilateral ao ombro de apoio).

Outra diferença marcante entre a PAIR e a PAIR-Militar é referente ao grau da perda em frequência específica. Tipicamente, na PAIR, existe um aumento dos limiares tonais nas frequências de 3, 4 e 6 kHz de no mínimo 10 dB, comparadas às frequências de 1 e 2 kHz, sendo o dano à exposição ao ruído maior na frequência de 4 kHz e pequeno na frequência de 8 kHz.[22,23] Desta maneira, a curva audiométrica apresentada é representada por um aumento dos limiares tonais, também

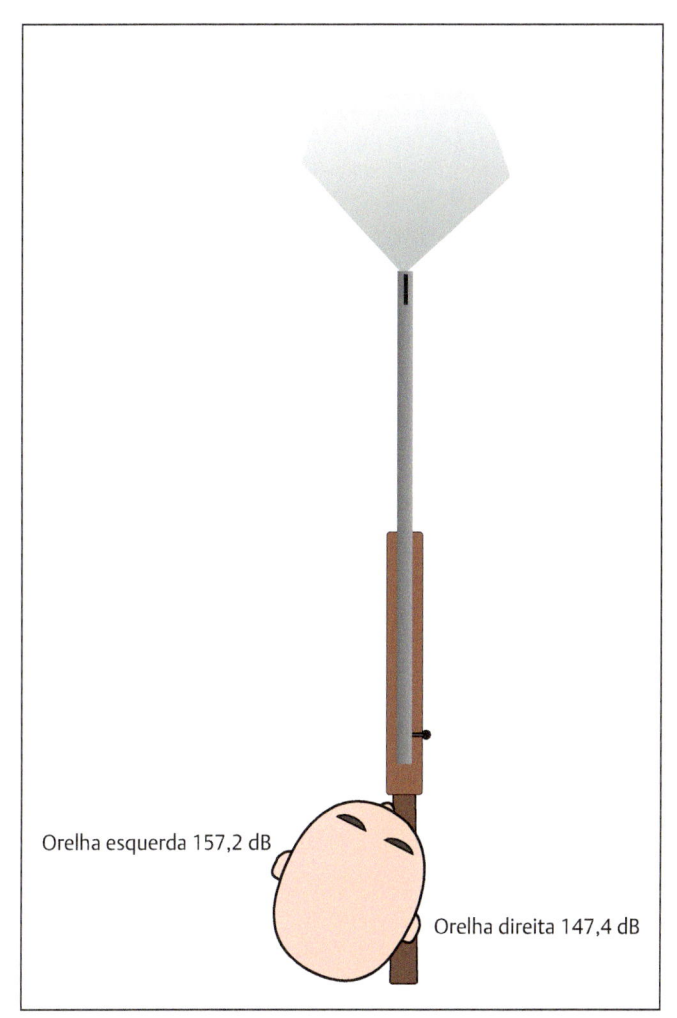

Fig. 12-1. Visão aérea de um disparo com rifle. Note que a rotação da cabeça ao mesmo tempo que protege a orelha ipsilateral (do mesmo lado do ombro de apoio), por meio do efeito sombra da cabeça, expõe a orelha contralateral ao ruído resultante do disparo.

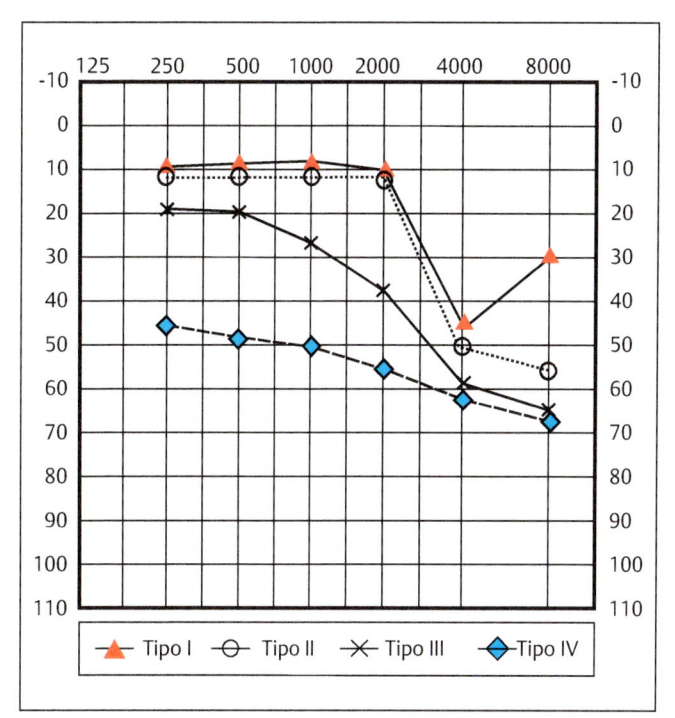

Fig. 12-2. Padrões de curvas audiométricas relacionadas com o ruído.

chamado coloquialmente de "queda", nas frequências de 3, 4 e 6 kHz, sendo a frequência de 4 kHz a mais acometida, formado assim o padrão em gota acústica, com uma recuperação (diminuição dos limiares tonais) na frequência de 8 kHz.[18]

Em contrapartida, na PAIR-Militar, Moore, em 2020, demonstrou um acometimento crescente nas frequências de 4, 6 e 8 kHz, sendo a última a mais acometida das três e a primeira com o menor acometimento, configurando uma perda auditiva no padrão rampa descendente. Este estudo é corroborado pela observação feita por In Seok Moon *et al.* em que 78,2% dos militares avaliados apresentavam um padrão de perda "em rampa". Este padrão assemelha-se ao padrão de presbiacusia.[21]

Sung Hoon Kang demonstra uma classificação com quatro padrões de curva audiométrica nos pacientes expostos a ruído (Fig. 12-2).[24] Desta classificação, a do tipo I é a que representa a PAIR convencional, com aumento dos limiares tonais mais acentuado em 4 kHz e com recuperação em 8 Khz. A curva do tipo II mostra um aumento dos limiares descendente e progressivo, porém apenas a partir de 3 kHz, sem recuperação em 8 kHz. A curva do tipo III assemelha-se a curva do tipo II, porém os aumentos dos limiares tonais iniciam-se a partir de 1 kHz. A curva do tipo IV apresenta um padrão descendente e progressivo com menor diferença de intensidade entre as frequências, não poupando as frequências graves.

PREVENÇÃO

A prevenção é baseada na proteção individual, com o uso dos EPIs, na ação de limitar a exposição diária do trabalhador ou militar ao ruído, relacionada tanto com o tempo diário quanto com os níveis de exposição. Com base em estudos animais e utilizando a caracterização dos impulsos sonoros, o Departamento de Defesa dos Estados Unidos determinou os limites de exposição ao ruído (*number of round*) por dia e, também, definiu os critérios de uso de EPI, proteção única (*ear plug* ou *ear muff*) ou proteção dupla (*ear plug* e *ear muff*), para cada atividade militar exercida.[7] No Brasil, ainda não existe nenhuma norma ou critério de exposição específica para os militares, mas de forma geral existem os critérios limites de exposição diária determinados pela NR-15.[9]

A PAIR-Militar, como vimos, difere em suas características clínicas da PAIR convencional. Além da parte clínica e de manifestação audiométrica, aquela profissão também apresenta níveis de exposição a ruídos muito elevados. A curto prazo, o militar pode adquirir, por meio de um trauma acústico, a TTS ou a alteração permanente da audição. A longo prazo, os danos tanto às CCE quanto às CCI, ao órgão de Corti, às estruturas sinápticas e ao gânglio espiral levam a lesões irreversíveis que culminam na PAIR-Militar. Até o momento, não existe um tratamento efetivo para esta condição, sendo a prevenção da exposição imperativa neste ambiente.

REFERÊNCIAS BIBLIOGRÁFICAS

1. Lavinsky J, Crow AL, Pan C, Wang J, Aaron KA, Ho MK, et al. Genome-wide association study identifies Nox3 as a critical gene for susceptibility to noise-induced hearing loss. PLOS Genetics. 2015;11.
2. Guida HL, Diniz TH, Kinoshita SK. Acoustic and psychoacoustic analysis of the noise produced by the police force firearms. Brazilian Journal of Otorhinolaryngology. 2011;77:163-70.
3. Amrein BE. Military standard 1474E: Design criteria for noise limits vs. operational effectiveness. 170th Meeting of the Acoustical Society of America. 2015 Nov 2.
4. Yuan BC, Su FM, Wu WT, et al. A predictive model of the association between gene polymorphism and the risk of noise-induced hearing loss caused by gunfire noise. 2012;75:36-9.
5. Ministério do Trabalho. Norma Regulamentadora de número 15. Published online June 8, 1978.
6. De Palma RG, Burris DG, Champion WR, Hodgson MJ. Blast injuries. N Engl J Med. Published online 2005.
7. Mathews ZR, Koyfman A. Blast injuries. J Emerg Med. Published online 2015.
8. Anderson W. How guns work: Physics. Schoolworkhelper. Accessed June 23, 2022. https://schoolworkhelper.net/how-guns-work-physics/
9. Lobarinas E, Scott R, Spankovich C, Le Prell CG. Differential effects of suppressors on hazardous sound pressure levels generated by AR-15 rifles: Considerations for recreational shooters, law enforcement, and the military. International Journal of Audiology. 55:59-71.
10. Brain M. How does a gun silencer work? HowStuffWorks. Accessed June 23, 2022. https://science.howstuffworks.com/question112.htm.
11. Jokel C, Yankaskas K, Robinette MB. Noise of military weapons, ground vehicles, planes and ships. The Journal of the Acoustical Society of America. 2019;146:3832-8.
12. Coles RRA, Garinther GR, Hodge DC, Rice CG. Hazardous exposure to impulse noise. 1968;43.
13. Themann CL, Masterson EA. Occupational noise exposure: A review of its effects, epidemiology, and impact with recommendations for reducing its burden. The Journal of the Acoustical Society of America. 2019;146:3879-905.
14. Themann CL, Suter AH, Stephenson MR. National research agenda for the prevention of occupational hearing loss—Part 1. Seminars in Hearing. 34:145-207.
15. Kurabi, A, Keithley EM, Housley GD, Ryan AF, Wong AC. Cellular mechanisms of noise-induced hearing loss. Hearing Research. 2017;349:129-37.
16. Konings A, Van Laer L, Van Camp G. Genetic studies on noise-induced hearing loss: a review. Ear and Hearing. 2009;30:151-9.
17. Le TN, Straatman LV, Lea J, Westerberg B. Current insights in noise-induced hearing loss: a literature review of the underlying mechanism, pathophysiology, asymmetry, and management options. Journal of Otolaryngology – Head and Neck Surgery. 2017;46:41.
18. Ministério da Saúde. Perda auditiva induzida por ruído (Pair). Normas e Manuais técnicos. 2006.
19. Liberman MC, Epstein MJ, Cleveland SS, Wang H, Maison SF. Toward a differential diagnosis of hidden hearing loss in humans. PLoS One. 2016;12(11):9.
20. Moore BCJ. Diagnosis and quantification of military noise-induced hearing loss. The Journal of the Acoustical Society of America. 148:884-94.
21. Moon IS, Park SY, Park HJ, Yang HS, Hong SJ, Lee WS. Clinical characteristics of acoustic trauma caused by gunshot noise in mass rifle drills without ear protection. Journal of Occupational and Environmental Hygiene. 8:618-23.
22. Lutman ME, Coles RR, Buffin JT. Guidelines for quantification of noise-induced hearing loss in a medicolegal context. Clin Otolaryngol. 41:347-57.
23. Coles RR, Lutman ME, Buffin JT. Guidelines on the diagnosis of noise-induced hearing loss for medicolegal purpose. Clin Otolaryngol. 25:264-73.
24. Meinke DK, Finan DS, Flamme GA. Prevention of noise-induced hearing loss from recreational firearms. Semin Hear. 2017;38(4):267-81.

PERDA AUDITIVA INDUZIDA POR RUÍDO EM MÚSICOS PROFISSIONAIS

Laura M. Giraldi ▪ Lucas D. Sparaga ▪ Henrique Furlan Pauna

INTRODUÇÃO

Músicos profissionais estão frequentemente expostos a sons de variadas frequências, timbres e intensidades. A presença de sintomas auditivos neste grupo pode causar um grande impacto negativo no contexto social e laboral.[1] Uma revisão sistemática sobre o tema mostrou que a perda auditiva entre os músicos profissionais é algo comum, envolvendo 38,6% dentre os 4.507 músicos profissionais avaliados.[2]

Um estudo de coorte acompanhou por 4 anos mais de 3 milhões de indivíduos e 0,07% trabalhavam profissionalmente como músicos. Durante o período deste estudo foram identificados 283.697 novos casos de perda auditiva, dentre eles 0,08% eram músicos profissionais, o que mostrou uma razão de incidência ajustada de perda auditiva de 1,27 neste grupo. Ainda neste estudo, quando avaliado o tipo de perda auditiva, verificou-se que, comparados à população geral, músicos profissionais possuem taxa de incidência de perda auditiva induzida pelo ruído (PAIR) de 3,51 e de 1,45 em desenvolver a queixa de zumbido. Outro dado interessante observado foi que a incidência de perda auditiva em homens foi ligeiramente maior que em mulheres (2.990 vs. 2.678 a cada 100.000 pessoas por ano). Como esperado, as taxas de incidência aumentaram com a idade, sendo aos 36 anos a incidência de perda auditiva maior em mulheres, e acima desta idade maior em homens.[3]

Estima-se que a PAIR em músicos profissionais possa ser temporária ou permanente, e pode ou não estar acompanhada de sintomas como zumbido e hiperacusia.[4] O grau da perda auditiva pode variar conforme a susceptibilidade individual (idade, gênero, desordens metabólicas, susceptibilidade genética, grau de preservação dos reflexos acústicos da orelha média), exposição a medicamentos e drogas, tipo de instrumento tocado, posição na orquestra/banda, frequência, duração e intensidade sonora.[5-8]

Embora os profissionais em questão estejam mais expostos a desenvolver PAIR, a prática regular de instrumentos musicais traz benefícios cognitivos. Um estudo comparou praticantes de música não profissionais e profissionais e observou que estes últimos possuem melhor reconhecimento de fala no ruído, memória de trabalho, atenção auditiva com mascaramento de fundo, teste de inteligência fluida de Raven, memória de trabalho e atenção.[3]

FISIOPATOLOGIA

A exposição aos ruídos pode causar dano permanente ao órgão de Corti de duas maneiras diferentes conforme o tempo de exposição ao ruído:

1. *Exposição momentânea:* caracterizada pela exposição a níveis superiores a 140 dB por poucos instantes, como durante uma explosão ou disparo de arma de fogo próximo à orelha. Esse tipo de exposição provoca trauma acústico secundário à extensa vibração, levando ao risco de desprendimento do órgão de Corti da membrana basilar.

2. *Exposição prolongada:* é definida pela exposição a níveis acústicos de intensidade elevados (maiores que 85 dB) podendo causar aumento na força de cisalhamento entre as células ciliadas, culminando em alteração metabólica, além de comprometimento das células ciliadas externas (desorganização, fusão e perda dos estereocílios), acarretando diminuição do mecanismo de amplificação da onda sonora na orelha interna. Estudos apontam, ainda, para a correlação dos níveis intracelulares elevados de glutamato e neurotransmissor com atividade ototóxica – após exposição a elevados níveis de ruídos.[7]

APRESENTAÇÃO CLÍNICA

Os sintomas apresentados por pacientes em diversos estágios de PAIR variam entre zumbido, hiperacusia, diplacusia e distorção sonora.[2,9]

A presença do zumbido, qualquer que seja sua intensidade ou gravidade, está intimamente relacionada com a exposição sonora cumulativa ao longo da vida. A razão de chance para apresentar zumbido ou zumbido grave aumenta a cada 1 dB nas altas frequências.[10] Observa-se ainda que o zumbido se torna mais grave quanto maior a exposição sonora, mesmo em músicos sem rebaixamento de limiares auditivos em exames de audiometria convencionais.[11] Dentre músicos profissionais, a prevalência do zumbido pode chegar a 26,7%.[2]

O segundo sintoma mais prevalente é a hiperacusia, que é caracterizada pela percepção auditiva alterada, causando um aumento de sensibilidade a sons comuns, de moderada a baixa intensidade. Um estudo mostrou prevalência de 21,7% nos músicos profissionais.[2]

A diplacusia é caracterizada pela diferença de percepção do tom entre as orelhas. Este sintoma costuma ser mais prevalente em perdas auditivas principalmente assimétricas.[12,13]

Este sintoma foi investigado em poucos estudos envolvendo músicos profissionais. Uma revisão sistemática mostrou prevalência de 6,3% dentre os indivíduos deste grupo profissional.[2]

CARACTERÍSTICAS DA EXPOSIÇÃO SONORA E SEU IMPACTO CONFORME O GÊNERO MUSICAL

Existem diferenças de severidade do grau de perda auditiva entre os músicos profissionais de diferentes estilos musicais – música clássica e *pop/rock*. Estima-se, por exemplo, que músicos profissionais em orquestras e corais possam estar expostos a níveis sonoros superiores a 110 dB.[14]

Uma revisão sistemática verificou que a prevalência de perda auditiva em músicos de *pop-rock* é significativamente maior do que em praticantes de música clássica (p < 0,0001). As frequências mais acometidas, em ordem decrescente, em ambos os grupos foram: 6 kHz, 4 kHz, 3 kHz e 8 kHz. Não foi identificado rebaixamento em frequências abaixo de 2 kHz. A característica de simetria da perda auditiva também foi estudada entre os grupos. Indivíduos praticantes de música clássica apresentaram *odds ratio* de 4,02 (intervalo de confiança de 95%; 3,2574-4,9823) para ter perda auditiva assimétrica, com diferença significativa entre os grupos de estilos musicais. A revisão ainda revelou presença semelhante do sintoma de zumbido entre os dois grupos, com prevalência de 26,3%. A hiperacusia também foi um sintoma estudado, com prevalência de 26,7% em músicos de *pop-rock* e 18,9% em músicos clássicos (p = 0,01).[2]

Quanto ao impacto auditivo conforme o tipo de instrumento tocado, os estudos apresentam algumas divergências. Di Stadio *et al.* observaram músicos de diferentes estilos musicais e identificaram os instrumentos que apresentaram maior prevalência de perda auditiva (em ordem decrescente): instrumentos de corda (n = 1.628), percussão (n = 1.050), baixo (n = 775), contrabaixo (n = 543), guitarra elétrica (n = 424), flauta (n = 341), piano (n = 314) e trompete (n = 284).[2] Já em outro estudo, que investigou apenas músicos que participavam de orquestra, verificou-se que os profissionais que tocam instrumentos classificados como os da família dos metais (trompas, trombones, trompetes), percussão (tambor, gongos, tímpano) e de sopro (flauta, clarinete) apresentam maior risco à exposição aos ruídos.[15] Quanto à disposição dos músicos na orquestra, o músico principal da trombeta e trombone, e o primeiro e terceiro da trompa estão mais expostos a níveis sustentados de exposição a ruídos. Entretanto, músicos que tocam instrumento de percussão estão expostos a picos excessivos de ruídos.[15] Ainda, um estudo que envolveu 245 músicos de cinco orquestras diferentes verificou por meio do teste *post-hoc* que o limiar auditivo relativo médio de praticantes de instrumentos de corda de baixa frequência (violoncelo e contrabaixo) é estatisticamente melhor que dos praticantes de altas frequências (violino e viola) (p = 0,019), instrumentos de sopro em madeira (oboé, xuxe, clarinete, fagote) (p = 0,019) e instrumentos de sopro metálicos (trompete, trombone e trompa) (p = 0,012).[9]

PREVENÇÃO

Um estudo investigou a habilidade de músicos profissionais em estimar o risco de desenvolver perda auditiva conforme o ambiente aos quais eram expostos. Foram incluídos 22 músicos profissionais do estilo clássico, os quais foram acompanhados por 2 semanas. Neste período, foram incumbidos de registrar os momentos de prática e a porcentagem do tempo em que se sentiam expostos e com maior risco de prejuízo auditivo sem usar protetor auditivo. Metade dos participantes foi capaz de estimar o risco com intensidades superiores a 80 dB e a outra metade não classificou quaisquer momentos de risco auditivo. Considerando que apenas metade dos indivíduos foi capaz de estimar o risco, os autores deste estudo concluem que as avaliações de risco de exposição a sons de alta intensidade devem ser sempre baseadas em medições de nível de som objetivas.[16]

Como forma de reduzir o trauma acústico repetitivo, é indicado o uso de protetor auricular. A utilização de tampões personalizados é capaz de atenuar entre 15 e 25 dB.[4] No entanto, a baixa adesão aos protetores auriculares torna-se evidente, chegando ao tempo médio de utilização de apenas 18% do tempo total de exposição.[16] Um estudo realizado com 145 músicos profissionais de três diferentes orquestras dinamarquesas investigou o uso de protetores auriculares e seus fatores envolvidos. Os resultados obtidos mostraram que mais da metade dos músicos não era habituada a utilizar protetor auricular de forma regular. Ainda, cerca de um terço utiliza apenas em um lado, aquele perceptivelmente mais exposto ao som. Quando questionados sobre o motivo de não adesão ao protetor auricular, foram relatadas queixas de prurido auricular, otalgia, dificuldade de encaixe e efeito oclusivo com alteração da percepção sonora e dificuldade de *performance* consequentes ao uso do protetor. Os autores sugerem maior orientação à importância do uso de aparelhos de proteção e instruções de uso, bem como o desenvolvimento de dispositivos com menor efeito oclusivo que prejudique o desempenho artístico.[17]

Alternativas para mitigar o dano auditivo causado pela exposição sonora aliado à menor capacidade de distorção do estímulo são objeto de estudo constante. Em 2014, foi realizado um ensaio clínico com o dispositivo MP-915 Musicians Eletronic Earplug (Etymotic Research, Elk Grove Village, Ill). Este dispositivo eletrônico ativo, diferente dos protetores passivos convencionais, permite uma audição natural quando os níveis de som são baixos e fornece proteção somente quando os níveis de som se tornam altos o suficiente para representar um risco para a audição do músico. Conforme os fabricantes, seu funcionamento baseia-se em reduzir de 9 a 15 dB caso as intensidades ultrapassem 85 dB, além de amplificar sons inferiores a 70 dB sem que haja alteração ou distorção na característica do som. O estudo realizado com 26 músicos profissionais de orquestra evidenciou que pode haver alterações sonoras do aparelho de indivíduo para indivíduo e que novas melhorias para o dispositivo são necessárias, além de novos testes com maior número de participantes.[14] Não foram encontrados na literatura novos estudos envolvendo o uso de dispositivos ativos como protetores auriculares.

Visando a melhorar a adesão de músicos profissionais ao uso de protetores auditivos, prevenindo assim o desenvolvimento e até mesmo a piora de PAIR, torna-se imperativo o investimento educacional acerca dos riscos relacionados com a exposição sonora durante treinamentos e/ou apresentações musicais. As orientações devem ser passadas de forma continuada desde o início da formação profissional do músico, de modo a apresentar e instruir corretamente os métodos já disponíveis de cuidados auditivos, além de reforçar o hábito de realizar intervalos durante os treinamentos e/ou apresentações.[18]

TRATAMENTO

O manejo atual da PAIR está mais focado em prevenção e orientação, visando a prevenir o aumento de incidência desta doença. Em virtude da incapacidade coclear de regenerar as células danificadas pelo trauma acústico, o tratamento, após a instalação da doença, é com base em uso de próteses auditivas e até mesmo implantes cocleares.[19]

Muitos estudos buscando alternativas medicamentosas para prevenção de PAIR já foram realizados. Uma revisão sistemática recente do tema mostrou vários artigos demonstrando resultados promissores para aspartato de magnésio, carbogênio, vitamina B12 e ácido alfa-lipoico. O significado clínico desses fármacos, no entanto, permanece incerto. Outras terapias, como oxigenioterapia, betacaroteno, carbogênio, ebselen, aspartato de magnésio, vitaminas C e E, também foram estudadas, mas sem benefício evidente encontrado.[20]

Músicos profissionais estão constantemente expostos ao risco de desenvolver PAIR. O trauma acústico cumulativo provoca perda de células ciliadas, e perda auditiva progressiva e irreversível. Conforme o tempo de exposição, intensidade e frequência a que são expostos, os sintomas podem variar, sendo menos ou mais intensos. O zumbido é o principal sintoma apresentado, mesmo antes do desenvolvimento de perda auditiva, podendo servir como sinal de alerta para exposição sonora de risco.

De acordo com o exposto, torna-se essencial o aconselhamento e a educação continuada a respeito dos cuidados a serem tomados quanto ao uso de protetores auriculares, intervalos entre ensaios e avaliações audiológicas de rotina.

REFERÊNCIAS BIBLIOGRÁFICAS

1. Burns-O'Connell G, Stockdale D, Cassidy O, Knowles V, Hoare DJ. Surrounded by sound: The impact of tinnitus on musicians. Int J Environ Res Public Health. 2021;18(17):9036.
2. Di Stadio A, Dipietro L, Ricci G, Della Volpe A, Minni A, Greco A, et al. Hearing loss, tinnitus, hyperacusis, and diplacusis in professional musicians: a systematic review. Int J Environ Res Public Health. 2018;15(10):2120.
3. Yoo J, Bidelman GM. Linguistic, perceptual, and cognitive factors underlying musicians' benefits in noise-degraded speech perception. Hear Res. 2019;377:189-95.
4. O'Brien I, Driscoll T, Williams W, Ackermann B. A clinical trial of active hearing protection for orchestral musicians. J Occup Environ Hyg. 2014;11(7):450-9.
5. Otsuka S, Tsuzaki M, Sonoda J, Tanaka S, Furukawa S. A role of medial olivocochlear reflex as a protection mechanism from noise-induced hearing loss revealed in short-practicing violinists. PLoS One. 2016;11(1):e0146751.
6. Schmidt JM, Verschuure J, Brocaar MP. Hearing loss in students at a conservatory. Audiology. 1994;33(4):185-94.
7. Zhao F, Manchaiah VK, French D, Price SM. Music exposure and hearing disorders: an overview. Int J Audiol. 2010;49(1):54-64.
8. Bhatt IS, Dias R, Washnik N, Wang J, Guthrie O, Skelton M, et al. Association analysis of candidate gene polymorphisms and audiometric measures of noise-induced hearing loss in young musicians. Otol Neurotol. 2020;41(5):e538-e547.
9. Jansen EJ, Helleman HW, Dreschler WA, de Laat JA. Noise induced hearing loss and other hearing complaints among musicians of symphony orchestras. Int Arch Occup Environ Health. 2009;82(2):153-64.
10. Schmidt JH, Paarup HM, Bælum J. Tinnitus severity is related to the sound exposure of symphony orchestra musicians independently of hearing impairment. Ear Hear. 2019;40(1):88-97.
11. Schmidt JH, Pedersen ER, Paarup HM, Christensen-Dalsgaard J, Andersen T, Poulsen T, et al. Hearing loss in relation to sound exposure of professional symphony orchestra musicians. Ear Hear. 2014;35(4):448-60.
12. Colin D, Micheyl C, Girod A, Truy E, Gallego S. Binaural diplacusis and its relationship with hearing-threshold asymmetry. PLoS ONE 2016;11:e0159975.
13. Reiss LA, Shayman CS, Walker EP, Bennett KO, Fowler JR, Hartling CL, et al. Binaural pitch fusion: Comparison of normal-hearing and hearing-impaired listeners. J Acoust Soc Am. 2017;141:1909-20.
14. Steurer M, Simak S, Denk DM, Kautzky M. Does choir singing cause noise-induced hearing loss? Audiology. 1998;37(1):38-51.
15. O'Brien I, Wilson W, Bradley A. Nature of orchestral noise. J Acoust Soc Am. 2008;124(2):926-39..
16. Hagerman B. Musicians' ability to judge the risk of acquiring noise induced hearing loss. Noise Health. 2013;15(64):199-203.
17. Laitinen H, Poulsen T. Questionnaire investigation of musicians' use of hearing protectors, self-reported hearing disorders, and their experience of their working environment. Int J Audiol. 2008;47(4):160-8.
18. Emmerich E, Rudel L, Richter F. Is the audiologic status of professional musicians a reflection of the noise exposure in classical orchestral music? Eur Arch Otorhinolaryngol. 2008;265(7):753-8.
19. Imam L, Hannan SA. Noise-induced hearing loss: a modern epidemic? Br J Hosp Med (Lond). 2017;78(5):286-90.
20. Gupta A, Koochakzadeh S, Nguyen SA, Brennan EA, Meyer TA, Lambert PR. Pharmacological prevention of noise-induced hearing loss: a systematic review. Otol Neurotol. 2021;42(1):2-9.

EFEITOS DA EXPOSIÇÃO AO RUÍDO NA CRIANÇA E NO ADOLESCENTE

André Luiz Lopes Sampaio ▪ Maria Luiza Queiroz Sampaio ▪ Lucieny S. M. Serra

Nas últimas décadas foi possível observarmos o aumento das discussões acerca da surdez em indivíduos jovens. De acordo com a Organização Mundial da Saúde, cerca de 466 milhões de pessoas no mundo sofrem de perda auditiva incapacitante. Esse quadro tende a piorar até 2050, em que há previsão de 900 milhões de indivíduos com alterações auditivas. Dentre os fatores responsáveis por essa condição está a exposição diária a elevados níveis de ruído.[1]

A poluição sonora presente na vida moderna é considerada um dos grandes males deste último século, sendo uma das ameaças ao *habitat* humano. Ao longo dos anos, a tecnologia trouxe inúmeras vantagens, permitindo que as atividades se tornassem mais rápidas e práticas. Em contrapartida, algumas desvantagens surgiram oriundas desse avanço tecnológico, como, por exemplo, o ruído.

O ruído é um agente físico muito comum e está presente em várias atividades no ambiente doméstico e de trabalho. Desde idade muito tenra, as crianças são expostas a brinquedos ruidosos e essa exposição aumenta com o passar dos anos. O ruído é um sinal acústico aperiódico, originado da superposição de vários movimentos de vibração com diferentes frequências que não apresentam relação entre si. Ele pode ainda ser definido como um som indesejado, e a exposição a intensos níveis de ruído pode trazer consequências temporárias ou permanentes para a audição do ser humano. Considerando o conceito de que o ruído é um som indesejado, muitos jovens não têm prestado devida atenção aos elevados níveis de sons aos quais estão expostos em suas atividades cotidianas, principalmente naquelas de lazer, nas quais, muitas vezes, as músicas são tocadas em volume demasiadamente elevado. A ocorrência de surdez relacionada com a exposição ao ruído está associada ao tempo de exposição, tipo de ruído e à suscetibilidade individual.[2-4]

Quando o ruído é incômodo fica mais fácil seu controle por meio do uso de equipamentos de proteção individual. No entanto, quando o som em volume elevado é prazeroso, fica bastante difícil a conscientização de que possa haver prejuízos para aqueles indivíduos expostos. Isso porque o jovem não julga que o volume de som ao qual está exposto seja muito intenso ou que ele esteja abusando do tempo de exposição, o que pode fazer com que ele desenvolva surdez induzida por ruído.

A PAIR é um dos tipos mais comuns de perda auditiva neurossensorial e configura-se como um problema de saúde auditiva recorrente. A taxa de prevalência de perda auditiva entre a população trabalhadora dos Estados Unidos é de 13%. É uma doença de alta prevalência nos países industrializados, incluindo o Brasil, e caracteriza-se por ser neurossensorial, predominantemente coclear, irreversível, progressiva, iniciada em altas frequências, e frequentemente bilateral e simétrica que estabiliza na ausência da exposição.[5]

Uma vez instalada a perda auditiva, ela afeta os indivíduos no que se refere aos aspectos da comunicação, com destaque para as dificuldades de compreensão dos sons da fala, e causa queixas frequentes de zumbido e intolerância a sons intensos. Além desses sintomas, as pessoas acometidas por PAIR, frequentemente, relatam a ocorrência de cefaleia, tontura, irritabilidade e problemas digestivos.[2] É possível afirmar que a perda auditiva induzida por ruído é uma doença que não fica restrita à audição, uma vez que seu aparecimento é capaz de afetar a qualidade de vida do indivíduo de modo geral.

Os estudos voltados à PAIR, de modo geral, têm como maior foco aqueles quadros estabelecidos a partir de anos de atividade ocupacional em ambientes ruidosos, porém, ultimamente, têm-se observado um avanço dessa condição em um público de jovens, o que pode vir a ser um grave problema de saúde pública num futuro próximo.

Os mecanismos subjacentes à PAIR ainda não são totalmente compreendidos, porém acredita-se que tenham uma etiopatogenia multifatorial. Evidências apontam que a produção excessiva de radicais livres que causam apoptose celular pode ser um elemento-chave envolvido na patogênese da PAIR.[6,7] A apoptose é um processo de morte celular programada, durante o qual o genoma é quebrado, e a célula é fragmentada em pequenos pedaços, que são fagocitados por macrófagos e removidos sem que haja processo inflamatório. Nesse processo, observam-se vários acontecimentos bioquímicos, e a célula sofre alterações morfológicas, bioquímicas e fisiológicas que levam a uma morte individualizada sem afetar as células adjacentes, evitando uma resposta inflamatória. As células em apoptose são caracterizadas por uma agregação e marginalização da cromatina, diminuição do volume citoplasmático, condensação do núcleo, culminando com a fragmentação da célula em corpos apoptóticos que serão fagocitados por outras células.[8-12]

A apoptose parece ser um mecanismo comum de morte das células ciliadas nos processos de PAIR e, atualmente, na indústria farmacêutica, não existe uma droga capaz de impedir a ocorrência desse fato ou mesmo que retarde os efeitos auditivos decorrentes dela. Assim, a prevenção ainda parece ser a melhor solução para evitar ou retardar o aparecimento da PAIR. Então, como evitar que os jovens se exponham a elevados níveis de ruído e impedir que tenhamos uma população surda cada vez mais jovem? Por que os jovens gostam tanto de se expor a elevados níveis de ruído? Quais são os ruídos mais suscetíveis de causar a surdez nessa população jovem? O que pode ser feito para evitar a ocorrência de PAIR nessa população?

Os danos causados pelo ruído são mais sentidos na região basal da cóclea, onde as células transduzem os sons de frequências mais altas. Pesquisas relatam que a exposição ao ruído está cada vez mais recreativa principalmente em crianças e jovens em virtude do uso de fones de ouvidos, *tablets* e celulares. Associada a isso também tem aumentado a prevalência de zumbido na população mais jovem.[13-15]

O fato de a música ser um som agradável, em geral, faz com que seja associada a fatos importantes da vida de cada indivíduo, proporcionando prazer a quem a ouve e trazendo memórias específicas de determinados momentos. Desse modo, muitas pessoas a julgam como sendo incapaz de causar qualquer dano físico ao ser humano.[16] Porém, quando usada de forma intensa e por um período longo de exposição, pode acarretar transtorno auditivo, alterando a qualidade de vida por uma indução à perda auditiva. A exposição contínua à música intensa parecer ser um fator importante para o aumento da prevalência de perda auditiva em jovens, embora ainda haja dificuldades em afirmar essa associação.[17,18]

Uma pesquisa feita com 238 estudantes de escolas de ensino médio revelou que 44% dos jovens usam frequentemente equipamentos de som e que a maioria relatou não acreditar que poderia desenvolver uma perda auditiva ainda na juventude em virtude desse hábito.[19]

Nos últimos anos, uma parcela de jovens está ingressando no mercado de trabalho com alterações audiológicas características de perda auditiva induzida por ruído. Apesar disso, não relatam exposição prévia a ruídos ocupacionais. Um levantamento feito em Sorocaba – SP constatou que jovens, independentemente da classe social ou econômica, estão, com frequência, expostos a níveis elevados de pressão sonora nas mais diferentes atividades. Do grupo de jovens avaliados no referido estudo, 45,3% apresentaram algum tipo de alteração auditiva na faixa de frequência de 3 a 6 kHz. No que se refere às perguntas sobre hábitos auditivos, 73,3% afirmaram expor-se principalmente à música coletiva excessivamente amplificada em discotecas. Houve ainda um relato de 57,3% que afirmaram fazer uso frequente de fones de ouvido.[20]

Outro estudo acerca do tema foi realizado por Fissore *et al.*, na cidade de Rosário – Santa Fé, com 65 adolescentes, utilizando emissões otoacústicas e audiometria tonal. Foi revelado que 6% dos adolescentes apresentaram algum tipo de hipoacusia. Os resultados dos exames de emissões otoacústicas por produto de distorção (EOAPD) mostraram que 63% dos adolescentes tinham EOAPD com amplitudes diminuídas e 86% relataram apresentar sintomas posteriores à exposição de música elevada. Ainda nesse estudo, foi observada a incidência de jovens que se expõem à música amplificada, e, destes, 76% admitiram usar fones de ouvidos e 91% tinham hábitos de frequentar lugares com música amplificada. O alto índice de adolescentes com audição normal e EOAPD com amplitudes diminuídas poderia indicar, de forma precoce, uma disfunção coclear que ainda não é evidente na audiometria tonal e que estaria relacionada com os hábitos auditivos anteriormente mencionados.[21]

As alterações auditivas de adolescentes do ensino médio expostos a ruído recreativo e fatores de risco associados foram analisadas em um estudo que envolveu 214 adolescentes de uma escola da cidade do México, na faixa etária de 16 anos. Foi aplicado um questionário com o objetivo de identificar os fatores de risco para alterações auditivas e feita avaliação audiológica com audiometria tonal e timpanometria. Na avaliação dos resultados, foram encontradas alterações auditivas em 21% dos adolescentes. Os principais fatores de risco associados a alterações auditivas foram: exposição a ruído recreacional; idas a discotecas/boates; *shows* de *rock*; uso de fones de ouvido e exposição a ruído nas "oficinas escolares". Os autores concluíram que houve uma alta frequência (quase uma quinta parte) de alterações auditivas nos adolescentes do ensino médio associadas à presença de ruído recreativo excessivo.[22]

No que se refere a atitudes e hábitos auditivos de adolescentes diante do ruído (ambiental e lazer), um estudo realizado envolveu 125 adolescentes, dos ensinos fundamental e médio, de escolas de diversos municípios paranaenses. Foi aplicada a versão brasileira do questionário *"Youth Attitude to Noise Scale"* (YANS) para explorar atitudes dos adolescentes diante do ruído e questões relacionadas com os hábitos auditivos. Os resultados referentes às atitudes dos adolescentes mostraram que 40,2% concordam que barulhos e sons altos são aspectos naturais da nossa sociedade; 32% sentem-se preparados para tornar o ambiente escolar mais silencioso; 41,6% consideram importante tornar o som ambiental mais confortável; e 38,4% apresentam zumbido e consideram-se sensíveis ao ruído. A maioria (85,6%) dos entrevistados relatou não se preocupar antes de ir a shows e discotecas, mesmo com experiências precedentes de zumbido, e 75,2% não fazem uso de protetor auditivo. Os autores concluíram que o comportamento de jovens dos ensinos fundamental e médio relacionado com as atitudes e os hábitos auditivos pode ser nocivo à saúde e que escutar música utilizando fone de ouvido, com equipamento de som em casa ou no carro, foi o hábito mais frequente relatado pelos jovens. Observou-se que grande parte deles apresenta zumbido, contudo isso não os preocupa nem os faz evitar exposições a elevadas intensidades sonoras.[23]

O grau de conhecimento de jovens adolescentes em relação às perdas auditivas induzidas por ruído foi verificado em um estudo, que envolveu 700 adolescentes com faixa etária entre 14 e 20 anos. Os resultados demonstraram que, embora 88% da população estudada afirmasse ter conhecimento de que ruído de alta intensidade pode causar perdas auditivas, 90% não sabiam como proteger sua audição ou usam métodos ineficientes. Esse estudo utilizou a audiometria associada às EOAPD para avaliar as alterações auditivas após exposição de 60 minutos ao *walkman*® em alta intensidade e a prevalência de sintomas como hipoacusia, plenitude auricular e zumbido. Foram analisadas 40 orelhas de voluntários com idades entre 22 e 30 anos, de ambos os gêneros. Entre os indivíduos estudados, não havia história de surdez familiar, exposição a drogas ototóxicas ou de perda auditiva, estando o exame otorrinolaringológico dentro da normalidade. Todos os indivíduos estudados foram submetidos à audiometria tonal e a EOAPD. Em seguida, foram expostos ao uso de *walkman*®

da marca AIWA TA 154, por 60 minutos, com música tipo *rock* pesado, na máxima intensidade tolerada por cada um dos voluntários. Essa intensidade foi estimada no ponto de maior energia sonora da primeira música e variou de 87 a 113 dBNA. Imediatamente após a exposição ao *walkman*®, repetiram-se a EOAPD e a audiometria tonal. Os voluntários foram interrogados quanto ao aparecimento de hipoacusia e/ou plenitude auricular, além de zumbido. Considerando a alteração dos produtos de distorção após uso de *walkman*®, foi observada diferença significativa nas frequências de 3 kHz, 4 kHz e 6 kHz, e, na análise de produto de distorção subtraído do ruído de fundo (PD – RF) para cada frequência, houve diferença significativa nas frequências de 2 a 8 kHz. Quanto aos limiares nas diversas frequências da audiometria tonal, observou-se importante incidência de diferença dos limiares audiométricos nas frequências de 4, 6 e 8 kHz. A hipoacusia e/ou a plenitude auricular após a exposição ao *walkman*® ocorreram em 25% das orelhas, e o aparecimento de zumbidos foi observado em 72,5%. Esse estudo, por meio das emissões otoacústicas, da audiometria e do quadro clínico, confirma a presença de TTS (mudança temporária de limiar) pós-exposição ao *walkman*® em alta intensidade, sendo mais atingidas as frequências de 4 e 6 kHz.[24]

A perda auditiva induzida por ruído é um risco para os usuários de fones de ouvido. Autores fizeram essa afirmação após terem realizado um estudo com 80 sujeitos com média de idade de 11,2 anos, sendo 63% usuários de fones de ouvido e 36,2% não usuários. O resultado da audiometria tonal observou "trauma acústico" em 49% das orelhas dos usuários de fones de ouvido, e em 15,5%, dos não usuários. O questionário aplicado foi capaz de identificar características entre usuários e não usuários de fones de ouvido, assim como os sujeitos com e sem alteração auditiva. Nessa pesquisa, registrou-se "dano" auditivo em mais do dobro das orelhas dos usuários de fones de ouvido em comparação com os não usuários.[25]

Segundo estudo da ASHA, realizado em 2006, os testes feitos em *walkmans* e tocadores de MP3 mostraram que todos são capazes de reproduzir música acima dos 100 dB, e pessoas que frequentam boates e *shows* também são expostas a sons acima de 100 dB.[26,27]

A evolução da eletrônica e o gradativo aumento da potência dos amplificadores acoplados aos instrumentos musicais modernos levam ao aumento da intensidade da música e têm provocado efeitos nocivos à audição, especialmente dos músicos. Na década de 1960, eram empregados amplificadores de 100 watts nos concertos de *rock*, porém sua potência aumentou para 20.000 e 30.000 watts, e os alto-falantes podem atingir valores situados entre 100.000 e 500.000 watts.[28-30]

Níveis de pressões sonoras mínimas e máximas detectados em bandas de trios elétricos variam de 104 a 114 dB e, nas bandas de *rock*, são de 102 a 116 dB.[29] Com uma intensidade na magnitude de 100 dB, o indivíduo poderia ficar exposto, no máximo, uma hora por dia; já 115 dB são permitidos apenas por sete minutos diários. Os mecanismos de proteção da orelha são eficazes na exposição até 85 a 90 dBNA, causando prejuízo às estruturas auditivas os níveis de intensidade acima desses valores. O ouvido humano é capaz de suportar sons entre 0 e 90 dBNPS, porém os que excedem esse limite se tornam desconfortáveis e dolorosos.[2] No entanto, essa afirmação não se aplica aos sons recreativos, como, por exemplo, música eletrônica. Esse tipo de som acaba por ser ouvido em intensidades maiores que 90 dBNPS sem que os jovens relatem desconforto, o que pode ser um perigo para a saúde auditiva dessa população. Os sons que se aproximam de 130 dBNPS podem causar lesões destrutivas ao aparelho auditivo.

A legislação brasileira afirma que os níveis sonoros que excedem 85 dB, sejam eles gerados por fones de ouvido, ambiente de trabalho ruidoso, brinquedos sonoros, atividades domésticas e recreacionais, podem acarretar danos à saúde e, principalmente, à audição do indivíduo.[31,32]

No Brasil, não consta nas normas da ABNT (Associação Brasileira de Normas Técnicas) nenhuma diretriz de controle do ruído em atividades de lazer. Existe, para o ambiente industrial, a Norma Regulamentadora (NR 15), que estipula o máximo de 85 dB para uma exposição de oito horas diárias ao ruído contínuo ou intermitente. Com base nessa NR 15, basta aumentar de 3 a 5 dB, a partir do limite de 85 dB, para que o tempo máximo de exposição ocupacional recomendado caia pela metade, ou seja, quatro horas. Conforme a norma, se o ruído for de 115 dB, o tempo de exposição permitido é de sete minutos e, acima desse nível, desaconselhável sem o uso de protetores auditivos.[33]

A Suécia é um dos poucos países que tem recomendações específicas e limites de segurança ocupacional no que diz respeito ao ruído no trabalho e em atividades musicais, tanto para músicos quanto para ouvintes. Para os ouvintes, a recomendação da Diretoria Nacional de Saúde e Bem-Estar Social da Suécia é estabelecida em 100 dB, sendo que o valor máximo durante uma apresentação musical é de 115 dB. Já para os músicos, a Administração Sueca de Saúde e Segurança Ocupacional tem regulamentado, no cálculo de risco de perda auditiva, 85 dB/8 horas, com 115 dB e 140 dB de pico como nível máximo. Em alguns lugares onde os jovens costumam se encontrar, como bares, boates, *shows* e outros, geralmente a intensidade do som é superior a 100 dB, e, nos equipamentos portáteis, como os fones de ouvido, pode até ultrapassar esse nível.[18,26,28]

A preocupação com a perda auditiva induzida pelo ruído a que os jovens ficam suscetíveis durante as atividades de lazer (prática de esportes em ginásios e/ou academias, frequência a boates e o uso de equipamentos portáteis, como os fones de ouvido) vem aumentando cada vez mais. Isso pode ser notado por alguns estudos científicos já realizados, principalmente os internacionais.[26,34-39]

Uma revisão sistemática com metanálise acerca do tema foi realizada no ano de 2016 e concluiu que ainda não era possível afirmar categoricamente a existência da associação entre exposição a música alta e PAIR. Porém, os limiares auditivos de estudos analisados eram significativamente maiores em indivíduos usuários de fones de ouvido, bem como a amplitude de EOAPD estava diminuída e havia um número grande de indivíduos jovens com queixa de zumbido.[17]

Um estudo recente realizado com jovens de nível de graduação verificou que os estudantes relataram utilizar fones de ouvido com música em intensidade alta para estudar nas bibliotecas e para fazer atividade física ao ar livre, pois o som ambiental muitas vezes era incômodo. O mesmo estudo associou o uso de *headphone* com música de intensidade alta a maior uso de substâncias como álcool e maconha.[40]

Dois importantes estudos brasileiros chamam atenção em relação à questão da PAIR em jovens. Um primeiro estudo, realizado no ano de 2010, teve como objetivo investigar o grau de alteração das células ciliadas externas em jovens em idade escolar. O estudo concluiu que 79,9% da população examinada apresentou algum grau de alteração no exame de EOAPD e 94% deles relatavam o uso frequente de fones de ouvido.[3]

Após esse elevado índice de jovens com alterações verificadas, o mesmo grupo de estudo realizou um segundo estudo que buscou a associação entre alterações nas células ciliadas externas e exposição à música amplificada em estudantes do ensino médio. Foram avaliados 86 indivíduos divididos em dois grupos: expostos e não expostos. O grupo de estudantes não expostos à música amplificada apresentou melhores amplitudes de resposta comparado ao grupo exposto à música amplificada. Os jovens do grupo de expostos foram 9,33 vezes mais propensos a ter alterações de células ciliadas comparados ao grupo de não expostos.[41]

Os jovens parecem não saber que ruídos de lazer relacionados com a música (boates, *shows*, som de carro, fones de ouvido) podem acarretar prejuízos à audição. Ações de prevenção e saúde precisam ser realizadas com objetivo de conscientizar essa população e evitar o aparecimento precoce da surdez de causas evitáveis.

REFERÊNCIAS BIBLIOGRÁFICAS

1. World Health Organization. Deafness and hearing loss. 2018.
2. Brasil M da S. Perda auditiva induzida por ruído. Brasília; 2006. 40 p.
3. Silva VG da, Sampaio ALL, Oliveira CACP de, Tauil PL, Jansen GMB. Hair cell alteration prevalence rates in students of a school in Distrito Federal. Braz J Otorhinolaryngol [Internet]. 78(4):91-7. Available from: http://www.ncbi.nlm.nih.gov/pubmed/22936143.
4. Yonezaki C, Hidaka M. Fonoaudiologia na saúde do trabalhador. In: Novo Tratado de Fonoaudiologia. 3rd ed. Manole; 2013. p. 237-49.
5. Cunningham LL, Tucci DL. Hearing loss in adults. In: Ropper AH, editor. N Engl J Med [Internet]. 2017 Dec 21;377(25):2465-73. Available from: http://www.nejm.org/
6. Silva VAR da, Mitre EI, Crespo AN. Is noise-induced hearing loss still a public health problem after decades of legislation? Braz J Otorhinolaryngol [Internet]. 2020 Nov;86(6):665-6. Available from: https://linkinghub.elsevier.com/retrieve/pii/S1808869420300367.
7. Xiong H, Ou Y, Xu Y, Huang Q, Pang J, Lai L, et al. Resveratrol promotes recovery of hearing following intense noise exposure by enhancing cochlear SIRT1 activity. Audiol Neurotol [Internet]. 2017;22(4-5):303-10. Available from: https://www.karger.com/Article/FullText/485312.
8. Grivicich I, Regner A, Rocha A. Apoptosis: Programmed cell death. Rev Bras Cancerol. 2007;53(3):335-43.
9. Morrill S, He DZZ. Apoptosis in inner ear sensory hair cells. J Otol [Internet]. 2017 Dec;12(4):151-64. Available from: https://linkinghub.elsevier.com/retrieve/pii/S1672293017300752.
10. Wong ACY, Ryan AF. Mechanisms of sensorineural cell damage, death and survival in the cochlea. Front Aging Neurosci [Internet]. 2015 Apr 21;7. Available from: http://journal.frontiersin.org/article/10.3389/fnagi.2015.00058/abstract.
11. Wong ACY, Ryan AF. Mechanisms of sensorineural cell damage, death and survival in the cochlea. Front Aging Neurosci. 2015;7(APR):1-15.
12. Somogyi A, Rosta K, Pusztai P, Tulassay Z, Nagy G. Antioxidant measurements. Physiol Meas [Internet]. 2007 Apr 1;28(4):R41-55. Available from: https://iopscience.iop.org/article/10.1088/0967-3334/28/4/R01.
13. Hong O, Chin DL, Phelps S, Joo Y. Double jeopardy. Workplace Health Saf [Internet]. 2016 Jun 11;64(6):235-42. Available from: http://journals.sagepub.com/
14. Piotrowska A, Raj-Koziak D, Lorens A, Skarżyński H. Tinnitus reported by children aged 7 and 12 years. Int J Pediatr Otorhinolaryngol [Internet]. 2015 Aug;79(8):1346-50. Available from: https://linkinghub.elsevier.com/retrieve/pii/S0165587615002840.
15. Vogel I, Verschuure H, van der Ploeg CPB, Brug J, Raat H. Estimating adolescent risk for hearing loss based on data from a large school-based survey. Am J Public Health [Internet]. 2010 Jun;100(6):1095-100. Available from: https://ajph.aphapublications.org/doi/full/10.2105/AJPH.2009.168690.
16. Andrade AIA, Russo ICP, Lima MLLT, Oliveira LCS. Avaliação auditiva em músicos de frevo e maracatu. Rev Bras Otorrinolaringol [Internet]. 2002 Oct;68(5):714-20. Available from: http://www.scielo.br/scielo.php?script=sci_arttext&pid=S0034-72992002000500018&lng=pt&tlng=pt.
17. le Clercq CMP, van Ingen G, Ruytjens L, van der Schroeff MP. Music-induced hearing loss in children, adolescents, and young adults. Otol Neurotol [Internet]. 2016 Oct;37(9):1208-16. Available from: https://journals.lww.com/00129492-201610000-00004.
18. Weichbold V, Zorowka P. Can a hearing education campaign for adolescents change their music listening behavior? Int J Audiol [Internet]. 2007 Jan 7;46(3):128-33. Available from: http://www.tandfonline.com/doi/full/10.1080/14992020601126849.
19. Rawool V, Colligon-Wayne L. Auditory lifestyles and beliefs related to hearing loss among college students in the USA. Noise Heal [Internet]. 2008;10(38):1. Available from: http://www.noiseandhealth.org/text.asp?2008/10/38/1/39002.
20. Wazen SRG Russo ICP. Estudo da audição e dos hábitos auditivos de jovens do Município de Sorocaba. Pró-Fono. 2004;15(1):83-94.
21. Fissore L, Jannelli ACV. Exploración auditiva en adolescentes mediante el uso de otoemisiones acústicas. Arch Argent Pediatr. 2003;101(6):448-53.
22. Martínez-Wbaldo M del C, Soto-Vázquez C, Ferre-Calacich I, Zambrano-Sánchez E, Noguez-Trejo L, Poblano A. Sensorineural hearing loss in high school teenagers in Mexico City and its relationship with recreational noise. Cad Saúde Pública [Internet]. 2009 Dec;25(12):2553-61. Available from: http://www.scielo.br/scielo.php?script=sci_arttext&pid=S0102-311X2009001200003&lng=en&tlng=en.
23. Lacerda ABM de, Gonçalves CG de O, Zocoli AMF, Diaz C, Paula K de. Hábitos auditivos e comportamento de adolescentes diante das atividades de lazer ruidosas. Rev CEFAC [Internet]. 2010 Dec 3;13(2):322-9. Available from: http://www.scielo.br/scielo.php?script=sci_arttext&pid=S1516-18462011000200015&lng=pt&tlng=pt.
24. Silveira JAM da, Brandão ALA, Rossi J de, Ferreira LLA, Name MAM, Estefan P, et al. Avaliação da alteração auditiva provocada pelo uso do walkman, por meio da audiometria tonal e das emissões otoacústicas (produtos de distorção): estudo de 40 orelhas. Rev Bras Otorrinolaringol [Internet]. 2001 Sep;67(5):650-4. Available from: http://www.scielo.br/scielo.php?script=sci_arttext&pid=S0034-72992001000500008&lng=pt&tlng=pt.
25. Farfán IG, Luján LA, Hernández SL. Correlación de test sobre exposición a ruido yhallazgos audiológicos evaluados en niños y adolescentes mexicanos. An Med. 2008;53(3):1430148.
26. Serra MR, Biassoni EC, Hinalaf M, Pavlik M, Pérez Villalobo J, Curet C, et al. Program for the conservation and promotion of hearing among adolescents. Am J Audiol [Internet].

26. 2007 Dec;16(2). Available from: http://pubs.asha.org/doi/10.1044/1059-0889%282007/020%29.
27. Gonçalves MS, Tochetto TM, Gambini C. Hiperacusia em músicos de banda militar. Rev Soc Bras Fonoaudiol. 2007;12(4):298-303.
28. Mendes MH, Morata TC. Exposição profissional à música: uma revisão. Rev Soc Bras Fonoaudiol. 2007;12(1):63-9.
29. Russo ICP, Santos TMM, Busgaib BB, Osterne FJV. Um estudo comparativo sobre os efeitos da exposição à música em músicos de trios elétricos. Bras Otorrinolaringol. 1995;61(6):477-84.
30. Martins JPF, Magalhães MC, Sakae TM, Magajewski FRL. Avaliação da perda auditiva induzida por ruído em músicos de Tubarão-SC. Arq Catarin Med. 2009;38(1):69-74.
31. Santos JD, Ferreira MIDC. Variação dos limiares audiométricos em trabalhadores submetidos a ruído ocupacional. Arq Int Otorrinolaringol. 2008;12(2):201-9.
32. Côrtes-Andrade IF, Souza AS, Frota SMMC. Estudo das emissões otoacústicas – produto de distorção durante a prática esportiva associada à exposição à música. Rev CEFAC [Internet]. 2009 Dec;11(4):654-61. Available from: http://www.scielo.br/scielo.php?script=sci_arttext&pid=S1516-18462009000800014&lng=pt&tlng=pt.
33. Ministério do Trabalho. Normas regulamentadoras de segurança e saúde no trabalho (NR-15): atividade e operações insalubres. Portaria 3. 214 de julho de 1978.
34. Widén SE, Holmes AE, Erlandsson SI. Reported hearing protection use in young adults from Sweden and the USA: Effects of attitude and gender. Int J Audiol [Internet]. 2006 Jan 7;45(5):273-80. Available from: http://www.tandfonline.com/doi/full/10.1080/14992020500485676.
35. Bohlin M, Erlandsson S. Risk behaviour and noise exposure among adolescents. Noise Heal [Internet]. 2007;9(36):55. Available from: http://www.noiseandhealth.org/text.asp?2007/9/36/55/36981.
36. Hidecker M. Noise-induced hearing loss in school-age children: What do we know? Semin Hear [Internet]. 2008 Feb;29(1):019-28. Available from: http://www.thieme-connect.de/DOI/DOI?10.1055/s-2007-1021769.
37. Zocoli AMF, Morata TC, Marques JM, Corteletti LJ. Brazilian young adults and noise: Attitudes, habits, and audiological characteristics. Int J Audiol [Internet]. 2009 Jan 8;48(10):692-9. Available from: http://www.tandfonline.com/doi/full/10.1080/14992020902971331.
38. Muhr P, Rosenhall U. Self-assessed auditory symptoms, noise exposure, and measured auditory function among healthy young Swedish men. Int J Audiol [Internet]. 2010 Jan 2;49(4):317-25. Available from: http://www.tandfonline.com/doi/full/10.3109/14992020903431280.
39. Zhao F, Manchaiah VKC, French D, Price SM. Music exposure and hearing disorders: An overview. Int J Audiol [Internet]. 2010 Jan 10;49(1):54-64. Available from: http://www.tandfonline.com/doi/full/10.3109/14992020903202520.
40. Parsons J, Reed MB. Headphones and other risk factors for hearing in young adults. Noise Heal. 2019;21(100):116-24.
41. da Silva VG, de Oliveira CACP, Tauil PL, de Castro Silva IM, Sampaio ALL. Amplified music exposure carries risks to hearing. Int J Pediatr Otorhinolaryngol [Internet]. 2017 Feb;93:117-22. Available from: https://linkinghub.elsevier.com/retrieve/pii/S0165587616304591.

CAPÍTULO 15

PRESBIACUSIA

Felippe Felix ▪ Denis Rangel

INTRODUÇÃO

Presbiacusia ou perda auditiva relacionada com a idade (PARI) pode ser definida como uma perda auditiva neurossensorial simétrica e bilateral associada à idade, excluindo outras causas.[1] Caracteriza-se pela alta prevalência na população idosa (definida pela OMS como indivíduos com mais de 60 anos em países em desenvolvimento e com mais de 65 anos em países desenvolvidos), merecendo destaque pelas suas consequências nesta faixa etária: isolamento social e distúrbios de comunicação, demência e depressão, além do impacto econômico em uma população que se mantém cada vez mais ativa no mercado de trabalho.[1-3]

Estudos de prevalência buscam compreender a dimensão da presbiacusia na população. Valiente *et al.*, avaliando 4.290 indivíduos entre 5-90 anos otologicamente normais e sem fatores de risco para perda auditiva, detectou PARI em indivíduos com mais de 60 anos. Perda auditiva moderada (≥ 41 dB) foi detectada na população com mais de 72 anos e nenhum indivíduo evoluiu para perda severa ou profunda. A prevalência de presbiacusia aumenta com a idade, alcançando 100% em indivíduos com mais de 80 anos. Estima-se uma prevalência de 40% na população com mais de 65 anos de idade.[3]

No contexto demográfico do início do século XXI, com grande destaque para o Brasil, visualizamos um aumento contínuo da população com mais de 60 anos, o que justifica de maneira ainda mais intensa a importância da PARI em nosso meio. Entre 2012 e 2017, houve um aumento de 4,8 milhões de idosos, superando a marca de 30,2 milhões, segundo a Pesquisa Nacional por Amostra de Domicílios Contínua, divulgada pelo IBGE. A quantidade de idosos cresceu em todas as unidades da federação, sendo Rio de Janeiro e Rio Grande do Sul os estados com maior proporção de idosos, ambos com 18,6%.[4]

Atualmente, mais do que apenas associar a perda auditiva neurossensorial que se manifesta com o decorrer da idade, devemos compreender a presbiacusia como uma entidade associada aos múltiplos fatores de risco para perda auditiva que se acumulam com o tempo e predisposição genética. Neste contexto, comorbidades, distúrbios metabólicos, uso de medicações ototóxicas e exposições ocupacionais, como ao ruído, merecem destaque.[2] A associação entre perda auditiva induzida por ruído (PAIR) e PARI tem sido estudada e discutida nas últimas décadas. Mais do que um efeito meramente aditivo de dano coclear, discute-se seu efeito sinérgico supra-auditivo, o que torna a PAIR um fator fundamental a ser pesquisado e questionado durante a avaliação de pacientes em investigação e avaliação de presbiacusia.[5,6]

ETIOPATOGENIA

O modelo universal para explicar a etiopatogenia da presbiacusia ainda baseia-se nos estudos e publicações de Schuknecht. De acordo com este esquema, três estruturas fundamentalmente acometidas explicam a doença: neurônios aferentes, órgão de Corti e a estria vascular. Estas estruturas podem sofrer degeneração da maneira independente e, consequentemente, acometer as habilidades auditivas. Neste contexto, com base em alterações histológicas e audiométricas, podemos classificar a presbiacusia em quatro tipos: estrial ou metabólica, sensorial, mecânica ou presbiacusia condutiva coclear e neural.[6]

1. *Presbiacusia estrial ou metabólica:* ocorre por degeneração da estria vascular, o que leva ao acometimento de todas as frequências e, consequentemente, a um traçado audiométrico plano. Apesar dos limiares auditivos poderem chegar a 70 dB, a discriminação auditiva, ou seja, a capacidade de reconhecimento de fala é satisfatória.
2. *Presbiacusia sensorial:* caracteriza-se por degeneração das células ciliadas e das células de sustentação do órgão de Corti, determinando um traçado audiométrico com abrupta queda em altas frequências, porém com baixas e médias frequências preservadas. A discriminação auditiva também é satisfatória, ou seja, com bom índice de reconhecimento de fala.
3. *Presbiacusia mecânica ou condutiva coclear:* associa-se ao enrijecimento da membrana basilar e atrofia do ligamento espiral. Baseado em modelos hipotéticos, não há demonstração histopatológica que confirme tais achados. O traçado audiométrico é uma curva descendente de maior progressão em altas frequências. O índice de reconhecimento de fala também é satisfatório.
4. *Presbiacusia neural:* ocorre por atrofia dos neurônios cocleares. Do ponto de vista audiométrico também se encontra uma curva descendente, como na presbiacusia mecânica, porém com importante comprometimento do índice de reconhecimento de fala, apresentando-se proporcionalmente mais baixo do que o esperado para os limiares auditivos verificados.

Embora o modelo de Schuknecht ainda seja o mais utilizado universalmente e realmente existam casos descritos de formas "puras" de PARI e correspondências entre as alterações histopatológicas e audiométricas, a maioria dos humanos apresentam, além da idade, uma mistura de fatores levando a comprometimento coclear e, consequentemente, afetando diferentes tipos celulares e estruturas. Logo, do ponto de vista prático é frequentemente difícil correlacionar lesões específicas a alterações genéticas ou ambientais.[6,7]

Deve-se atentar também que este modelo foca nas alterações periféricas, desconsiderando alterações centrais que possam explicar o acometimento das habilidades auditivas. Atualmente, apresentam-se bem estabelecidas as alterações do reconhecimento de fala no ruído e da detecção do gap temporal como alterações centrais. Mais do que alterações meramente anatômicas, sinaptopatias e alterações químicas de neurotransmissores também fazem parte da etiopatogenia, como a liberação excessiva pré-sináptica de glutamato.[8]

Diminuição da atividade do complexo olivococlear medial também é descrita como via auxiliar na etiopatogenia. Experimentos demonstram que estímulos auditivos promovem redução da amplitude das emissões otoacústicas por produtos de distorção da orelha contralateral. O complexo olivococlear medial é uma via eferente e sua ativação permite proteção à cóclea contra ruídos. A perda/diminuição desta via reduz a capacidade de compreensão em ruído e a proteção à perda auditiva induzida por ruído, tornando a cóclea mais vulnerável.[9,10]

Esta combinação de fatores e vias etiopatogênicas podem ser exemplificadas com os audiogramas descritos no modelo de Schuknecht. Em um estudo avaliando pacientes com curva audiométrica correspondente a presbiacusia estrial, apenas 1 em cada 6 ossos temporais examinados apresentavam degeneração da estria vascular. Tal falta de correspondência em muitos casos não é surpreendente se imaginarmos que diferentes fatores se combinam para levar a diferentes resultados. Por outro lado, a alteração audiométrica mais frequente na PARI é a abrupta perda auditiva em altas frequências. Quando a cóclea é avaliada, verifica-se perda dos neurônios correspondentes ao giro basal ou outras anormalidades do órgão de Corti. Embora tais alterações venham a equivaler a presbiacusia sensorial, Schuknecht só associa essa a cerca de 5% dos casos, subestimando sua participação nas PARI.[7]

Dessa forma, compreender que a etiopatogenia da presbiacusia é multifatorial e com participação de mecanismos centrais e periféricos é fundamental para se compreender a dinâmica da doença e, consequentemente, se propor métodos diagnósticos e de tratamento adequados.[6,7]

FATORES DE RISCO

Evidências sugerem que a presbiacusia ocorre num contexto de predisposição genética e fatores de risco adquiridos. Dado o fato de haver grande complexidade nos fatores ambientais que influenciam na presbiacusia, torna-se difícil dosar a importância do fator genético e de cada um dos diferentes fatores ambientais, o que nos permite definir a PARI como uma doença multifatorial.

Desde 2005, análises genômicas mais robustas vêm sendo realizadas para se confirmar genes associados à PARI. Entretanto, a dificuldade no desenvolvimento de modelos de estudo adequados e a dificuldade de reprodutibilidade e obtenção de grupos de controle limitam a avaliação genética. Genes associados à proteção contra agentes antioxidantes, função dos estereocílios e participação do glutamato nas vias auditivas têm sido descritos. Diferentes estudos vêm descrevendo a correlação entre o gene *GRM7* (*metabotropic glutamate receptor* 7) e PARI, que parece ter um papel central na homeostase da cóclea em mamíferos, sendo expresso nas células ciliadas e nos neurônios do gânglio espiral.[11]

As caderinas, cuja participação merece destaque na adesão celular, como o CDH13, também têm sido citadas na associação com a PARI. Mais recentemente, o gene *SIK3* (*salt-inducible kinase* 3), expresso em células ciliadas, estria vascular e neurônios do gânglio espiral, e *ESRRG* (*estrogen-related receptor* γ), expresso nas células ciliadas e de suporte e cuja mutação leva a perda auditiva leve em ratos, também são citados. Tais fatos demostram a grande variabilidade de genes e de seus mecanismos no surgimento da presbiacusia, tendo o gene *GRM7* como um dos mais citados na literatura na correlação com a perda auditiva relacionada com a idade.[1,2,12]

De maneira associada, existe grande discussão na literatura sobre sexo masculino ser um fator de risco, uma vez que há descrição de estudos de prevalência com maior porcentagem de homens em comparação às mulheres com presbiacusia. Tal fato pode ser explicado pela maior exposição ao ruído laboral nos homens, o que pode ser justificado pela visualização de entalhes em torno de 4 kHz nos audiogramas destes indivíduos, o que reforça a participação da PAIR como importante fator de risco na PARI. Por outro lado, existem evidências da participação dos estrógenos como fator protetor auditivo, o que pode ser demonstrado pelo avanço da presbiacusia nas mulheres na pós-menopausa, principalmente naquelas que evoluem com menopausa precoce. Tal fato torna-se ainda mais evidente com a descrição de genes associados a estrógenos e receptores hormonais na orelha interna, como o ESRRG, citado anteriormente.[13,14]

Doenças cardiovasculares, doença renal crônica, diabetes e hábitos de vida aparecem como fatores de risco importantes em deficiências sensoriais, incluindo perda auditiva. Tais fatores de risco estão associados à progressão da PARI e agem de forma independente e sinérgica. O dano coclear promovido pela produção de metabólitos ativos e radicais livres parece ser o grande mecanismo nesta fisiopatologia. Os altos níveis de homocisteína, que se correlacionam com doença cardiovascular, também se associam ao maior risco de perda auditiva e progressão de presbiacusia.[15]

A dislipidemia e a disfunção endotelial promovida pelos altos índices glicêmicos e placas de ateroma também devem ser destacadas, o que reforça um mecanismo vascular no desenvolvimento da doença neste grupo de pacientes. Tal fato torna-se evidente com o pior limiar auditivo nos pacientes com maior glicemia de jejum, hemoglobina glicada e tempo de evolução de diabetes melito.[13]

Obesidade e maior circunferência abdominal também são descritos como fatores de risco para PARI, reforçando a importância da síndrome metabólica no contexto da perda auditiva. De forma associada, deficiências dietéticas, como de niacina e zinco, também têm sido descritas, provavelmente, pelo importante papel desempenhado no combate aos radicais livres na cóclea. Por outro lado, grandes ingestões de carboidratos apresentam o efeito inverso, aumentando o estresse oxidativo e o dano coclear.

Hábitos de vida, como o sedentarismo e o tabagismo, também são descritos. O primeiro tem grande correlação com a síndrome metabólica e associa-se ao aumento dos níveis de homocisteína. Por outro lado, o tabagismo parece desempenhar dois mecanismos no desenvolvimento do dano coclear: a maior produção de radicais livres na disfunção endotelial e o mecanismo de acometimento da microcirculação da orelha interna.[2]

PRESBIACUSIA E DEMÊNCIA

A perda auditiva em idosos se revela como um dos principais fatores de risco independentes para demência, o que justifica o *screening* da PARI, diagnóstico e reabilitação auditiva adequada. A fração de população com demência atribuível à perda auditiva (redução em porcentagem da incidência de demência, se eliminada a perda auditiva) alcança 23%. Tal valor é maior do que depressão (10%), isolamento social (5,9%), tabagismo (13,9%), hipertensão (5,1%) e diabetes (3,2%). De maneira associada, o risco de demência também é maior de acordo com a severidade da surdez. Lin *et al.* demonstraram que, comparando-se com indivíduos com audição preservada (< 25 dB), a incidência de demência é 1,89 maior em perdas auditivas leves, 3,0 em perdas auditivas moderadas e 4,94 em perdas severas. Tais fatos demonstram de maneira nítida o papel de destaque da perda auditiva na evolução cognitiva.[16-18]

O impacto da perda auditiva entre os idosos, além do acometimento cognitivo, também se correlaciona com distúrbios psicológicos, como isolamento social, depressão e fragilidade física. Tais fatos tornam-se ainda mais evidentes quando avaliamos que a PARI, na população com mais de 70 anos, chega a ser descrita como a terceira causa de total de anos vividos com incapacidade (AVI), que corresponde a descrição de anos vividos com menos saúde do que o ideal, impactando na qualidade de vida. Tais dados permitiram um aumento no número de estudos e de busca por intervenções na população idosa com perda auditiva nos últimos anos.[18]

Os mecanismos que permitem a associação entre PARI e demência ainda não são totalmente compreendidos, mas podem ser divididos em de causa e efeito (PARI levando à demência) e em mecanismos comuns (PARI e demência sendo causados pelo mesmo agente). Um dos mecanismos de causa e efeito é a redução da reserva cognitiva nos pacientes com perda auditiva. O conceito de reserva cognitiva nos permite explicar a dissociação entre alterações neuropatológicas e sintomas clínicos de demência. Indivíduos com maior reserva cognitiva apresentam maior resiliência na expressão clínica de demência apesar de apresentarem as mesmas alterações anatomopatológicas de um outro indivíduo com demência avançada. Estudos demonstram que a perda auditiva leva a uma substituição de função dos circuitos neuronais, havendo aumento das áreas em busca do processamento auditivo em detrimento de memória de trabalho e atenção. Neste contexto, a PARI associa-se à redução de fluência, velocidade de processamento de informações, atenção, memória de trabalho e semântica.[18,19]

O isolamento social promovido pela perda auditiva também é importante fator de risco para demência. O risco de demência aumenta de forma progressiva com limiares auditivos piores que 25 dB, uma vez que perdas auditivas leves também provocam impacto na comunicação verbal. A hipótese é que as interações sociais permitem estimulação emocional, intelectual e suporte aos idosos, justificando ainda mais a importância da reabilitação auditiva na promoção de saúde e prevenção de declínio cognitivo.[19]

Mudanças estruturais do cérebro induzidas pela PARI também se associam à demência. Um estudo longitudinal, em Baltimore, com 126 indivíduos e *follow-up* de 6,4 anos revelou que a velocidade de atrofia cerebral (verificada pela dimensão do cérebro) é maior nos que apresentam perda auditiva. São descritas reduções no volume total do cérebro e, mais notadamente, no lobo temporal, que abrange importantes áreas do processamento central da audição. O lobo temporal tem funções não apenas no processamento dos sons e da linguagem, mas também na memória semântica e integração sensorial. É possível também que a redução de volume e, consequentemente, da função em áreas responsáveis pelo processamento auditivo central promovam efeitos deletérios sobre o processo cognitivo em outras áreas cerebrais, aumentando o risco de declínio na cognição.[20,21]

Dentre os mecanismos comuns, o acometimento da microcirculação é a que merece maior destaque. A doença microvascular induz injúria da orelha interna por baixo fluxo sanguíneo à cóclea e consequente baixo aporte de micronutrientes e aumento do estresse oxidativo. Dessa forma, o mesmo impacto que a doença ao nível de microcirculação tem na demência vascular, também teria na cóclea. Tais fatos justificam os fatores de risco em comum de ambas as doenças, como hipertensão, doenças cardiovasculares, dislipidemia, diabetes, obesidade e tabagismo.[19,21]

Outra teoria que busca abranger a demência e a PARI seriam processos neuropatológicos, como os depósitos neurofibrilares e de amiloides que são descritos em demências, como o Alzheimer. A hipótese seria que haveria tais depósitos não apenas no cérebro, mas também em estruturas periféricas, como a cóclea, gerando demência e PARI. Entretanto, até o momento, não há evidências patológicas e histológicas que permitam tal embasamento.[13]

Tais fatos reforçam a PARI como uma doença multifatorial e a sua íntima relação com a demência, que tem sido descrita com um dos grandes desafios globais no campo da saúde com o crescente número de idosos em todo o mundo. Dado que a PARI tem grande prevalência, sendo subtratada, facilmente diagnosticada, com alternativas de reabilitação e que precede a demência em cerca de 5-10 anos, podemos defini-la como um fator de risco modificável para demência. Estratégias que visem à abordagem precoce e eficiente da PARI revelam-se de grande importância na prevenção da demência e suas consequências negativas na qualidade de vida da população idosa.[16,19]

CLÍNICA E DIAGNÓSTICO

De maneira não incomum, a busca dos pacientes idosos pela avaliação otorrinolaringológica na PARI inicia-se com a queixa de familiares da hipoacusia. Os relatos de dificuldades de compreensão e discriminação em ambientes ruidosos e a limitação para atividades do cotidiano e de lazer também devem ser pesquisados. Ao mesmo tempo, os questionamentos sobre fatores de risco, comorbidades e histórico de exposição ao ruído

Quadro 15-1. *Hearing Handicap Inventory for the Elderly – Screening Version*

		Sim	Às vezes	Não
E-1	A dificuldade em ouvir faz você se sentir constrangido ou sem jeito quando é apresentado a pessoas desconhecidas?			
E-2	A dificuldade em ouvir faz você se sentir frustrado ou insatisfeito quando conversa com pessoas de sua família?			
S-3	Você sente dificuldade em ouvir quando alguém fala cochichando?			
E-4	Você se sente prejudicado em função de seu problema auditivo?			
S-5	A diminuição da audição lhe causa dificuldades quando visita amigos, parentes ou vizinhos?			
S-6	A dificuldade em ouvir faz com que você vá a serviços religiosos menos vezes do que gostaria?			
E-7	A dificuldade em ouvir faz você ter discussões ou brigas com sua família?			
S-8	A diminuição da audição lhe causa dificuldades para assistir TV ou ouvir rádio?			
E-9	Você acha que a dificuldade em ouvir limita, de alguma forma, sua vida pessoal ou social?			
S-10	A diminuição da audição lhe causa dificuldades quando você está num restaurante com familiares ou amigos?			

Adaptado de: Matas CG, Iório MCM. Verificação e validação do processo de seleção e adaptação de próteses auditivas. In: Almeida K, Iório MCM. Próteses auditivas: fundamentos teóricos e aplicações clínicas. São Paulo: Lovise; 2003. p. 328.

são fundamentais. A grande prevalência da presbiacusia nos pacientes com mais de 60 anos de idade e suas grandes consequências justificam a necessidade de avaliação audiológica nesta população, mesmo que a queixa principal na avaliação com o especialista seja por outro motivo. Neste contexto, o *Hearing Handicap Inventory for the Elderly* (HHIE) tem um papel interessante na triagem deste grupo de pacientes (Quadro 15-1).

A grande correlação entre PARI e isolamento social, depressão e demência na população geriátrica também justifica a investigação, mesmo que sumária e inicial, destas condições. O miniexame do estado mental e a escala de depressão geriátrica permitem a realização de avaliações de triagem para demência e depressão em idosos, respectivamente (Quadros 15-2 e 15-3).[22-24]

Quadro 15-2. Escala de Depressão Geriátrica – GDS[22,23]

1. Está satisfeito(a) com sua vida? (não = 1) (sim = 0)
2. Diminuiu a maior parte de suas atividades e interesses? (sim = 1) (não = 0)
3. Sente que a vida está vazia? (sim = 1) (não = 0)
4. Aborrece-se com frequência? (sim = 1) (não = 0)
5. Sente-se de bem com a vida na maior parte do tempo? (não = 1) (sim = 0)
6. Teme que algo ruim possa lhe acontecer? (sim = 1) (não = 0)
7. Sente-se feliz a maior parte do tempo? (não = 1) (sim = 0)
8. Sente-se frequentemente desamparado(a)? (sim = 1) (não = 0)
9. Prefere ficar em casa a sair e fazer coisas novas? (sim = 1) (não = 0)
10. Acha que tem mais problemas de memória que a maioria? (sim = 1) (não = 0)
11. Acha que é maravilhoso estar vivo agora? (não = 1) (sim = 0)
12. Vale a pena viver como vive agora? (não = 1) (sim = 0)
13. Sente-se cheio(a) de energia? (não = 1) (sim = 0)
14. Acha que sua situação tem solução? (não = 1) (sim = 0)
15. Acha que tem muita gente em situação melhor? (sim = 1) (não = 0)

Avaliação:

0 = Quando a resposta for diferente do exemplo entre parênteses.
1= Quando a resposta for igual ao exemplo entre parênteses.
Total = 5 pontos – suspeita de depressão

Quadro 15-3. Miniexame do Estado Mental[24]

Orientação temporal (5 pontos)	Qual a hora aproximada?
	Em que dia da semana estamos?
	Que dia do mês é hoje?
	Em que mês estamos?
	Em que ano estamos?
Orientação espacial (5 pontos)	Em que local estamos?
	Que local é este aqui?
	Em que bairro nós estamos ou qual é o endereço daqui?
	Em que cidade nós estamos?
	Em que estado nós estamos?
Registro (3 pontos)	Repetir: CARRO, VASO, TIJOLO
Atenção e cálculo (5 pontos)	Subtrair: 100-7 = 93-7 = 86-7 = 79-7 = 72-7 = 65
Memória de evocação (3 pontos)	Quais os três objetos perguntados anteriormente?
Nomear 2 objetos (2 pontos)	Relógio e caneta
REPETIR (1 ponto)	"Nem aqui, nem ali, nem lá"
Comando de estágios (3 pontos)	Apanhe esta folha de papel com a mão direita, dobre-a ao meio e coloque-a no chão
Escrever uma frase completa (1 ponto)	Escrever uma frase que tenha sentido
Ler e executar (1 ponto)	Feche seus olhos
Copiar o diagrama (1 ponto)	Copiar dois pentágonos com interseção

Total de 30 pontos. Notas de corte: 18 para analfabetos; 21 para 1 a 3 anos de escolaridade; 24 para 4 a 7 anos de escolaridade; 26 para mais de 7 anos de escolaridade.

O diagnóstico com a audiometria é indispensável e revelará uma perda auditiva neurossensorial, além dos 25 dBNA, mais comumente em altas frequências e com evolução lenta e progressiva para médias e baixas frequências, não alcançando comumente perdas severas ou profundas na ausência de outros fatores de risco ou causas para perda auditiva. A PARI é uma perda auditiva bilateral e simétrica, sendo a assimetria definida como uma diferença entre as orelhas maior que 10 dBNA em pelo menos duas frequências. Perdas assimétricas devem ser investigadas com a propedêutica adequada e pesquisa de doenças retrococleares.

Discriminação pobre pode ocorrer nas presbiacusias neurais, além de poder correlacionar-se com as alterações centrais descritas na PARI. Sinais de recrutamento, sugestivo da presença de diferença entre limiar do reflexo acústico e limiar tonal menor do que 65 dB, que inferem doença coclear também é um achado não infrequente.[1]

Os exames eletrofisiológicos também podem ser utilizados na propedêutica, ainda que os limiares eletrofisiológicos sejam distintos dos limiares audiométricos. Em idosos, verifica-se aumento das latências das ondas no potencial evocado de tronco encefálico (PEATE), além de morfologia mais pobre das ondas e menor amplitude dessas. O aumento da latência da onda I, que representa o nervo coclear, em comparação à latência das ondas III e V, é uma característica das perdas auditivas neurossensoriais.

Apreciações eletrofisiológicas de longa latência, como o P300, também podem ser usadas na avaliação. O P300 é um potencial endógeno que reflete o processamento auditivo central, sendo fundamental a atenção auditiva para este ocorrer entre 270 ms e 400 ms. A latência do P300 correlaciona-se com o declínio cognitivo em pacientes idosos. Quanto maior a latência, menor a atenção auditiva. Seu uso permite avaliação e acompanhamento da progressão do acometimento do processamento auditivo central. Entretanto, vale ressaltar que este é um exame que depende de compreensão, colaboração, vigília e atenção consciente para um resultado satisfatório e confiável.[1,12]

PAIR E PRESBIACUSIA

Atualmente, é discutido se a perda auditiva induzida por ruído apresentaria mais do que um efeito meramente aditivo sobre a PARI. A ação sinérgica do ruído e o envelhecimento coclear e das vias auditivas centrais promovem um impacto ainda maior sobre a saúde auditiva dos idosos. Portanto, é uma visão mais moderna e realista compreendermos que a trajetória da saúde auditiva se inicia na concepção e nascimento. Dessa forma, diferentes fatores ao longo da vida favorecem a perda auditiva que vamos encontrar nos indivíduos idosos, incluindo os hábitos e o estilo de vida (tabagismo, sedentarismo, síndrome metabólica, álcool) e a exposição ao ruído.

A perda auditiva induzida por ruído apresenta impacto sobre diferentes estruturas da via auditiva. Mais do que o acometimento às células ciliadas externas, injúrias às células ciliadas internas, à estria vascular, ao nervo auditivo e às vias centrais são evidentes nos estudos eletrofisiológicos e anatomopatológicos. Esta dinâmica e a diversificada rede de estruturas e vias acometidas são compartilhadas com a PARI. O *overlapping* de mecanismos entre PAIR e PARI, as duas principais causas de perda auditiva em adultos, nos induz a acreditar e compreender que os mecanismos compartilhados não são apenas uma coincidência, mas talvez o espectro de uma grande etiologia de perda auditiva adquirida. O acúmulo de espécies reativas de oxigênio, disfunções mitocondriais, o aumento da atividade metabólica associada à estimulação coclear repetida, distúrbios metabólicos e homeostáticos são alguns dos mecanismos compartilhados na etiopatogênese das duas doenças.[5,25,26]

O dano oxidativo à cóclea é um dos pontos fundamentais e em comum na PAIR e PARI. A exposição ao ruído em indivíduos com presbiacusia associa-se a maior estresse oxidativo, o que, em modelos animais, é demarcado por aumento da peroxidação lipídica, dos níveis de superóxido e da expressão de enzimas endógenas antioxidantes, como a SOD1. Distúrbios no processamento temporal são achados associados à sinaptopatia, que, de maneira adjacente, é descrita tanto na PARI quanto na PAIR. Modelos animais sugerem que tanto na exposição repetida ao ruído quanto no envelhecimento há degeneração das células internas, do nervo coclear e de suas sinapses, antes mesmo da perda das células ciliadas externas. Seguindo o amplo acometimento das sinapses cocleares, a deterioração das fibras aferentes e das células do gânglio espiral também é descrita.[26,27]

Estudos funcionais, anatômicos e moleculares, com destaque para os que utilizam modelos animais, demonstram os acometimentos sinérgicos do ruído ao longo do envelhecimento nas vias auditivas centrais. A exposição ao ruído ao longo do tempo promove, além da redução da amplitude das ondas I e II no potencial evocado de tronco encefálico, o aumento dos intervalos I-III e III-V, denotando também a deterioração das vias centrais nos indivíduos expostos.[14,28]

Os danos associados à disfunção vascular também parecem apresentar sinergismo. É bem estabelecido que tanto a perda auditiva induzida por ruído quanto a presbiacusia têm em seus mecanismos etiopatogênicos distúrbios da microcirculação. Tal fato torna-se evidente pelos maiores níveis de expressão de VEGF e de HIF-1α, que denotam isquemia e hipóxia e apresentam *up-regulation* transcricional com o ruído.[5]

A susceptibilidade a PAIR e PARI varia amplamente entre indivíduos e de acordo com fatores ambientais. Atualmente se compreende que este fator individual se correlaciona com predisposição genética. A maioria dos estudos que descrevem susceptibilidade genética na perda auditiva induzida por ruído e na perda relacionada com a idade foi realizada em modelos animais e os resultados nos induzem a compreender que o fator genético tem tanta importância quanto o fator oxidativo. De maneira extremamente interessante, são compartilhados os genes associados a PAIR e a PARI, muitos deles associados em algum ponto ao estresse oxidativo. Em ratos, os genes das caderinas (com destaque à caderina 23 – Cdh23), que são responsáveis pela síntese das junções entre as células ciliadas internas, adesão e interação intercelular, são citados na literatura com participação tanto na presbiacusia quanto na PAIR.[13,29]

Genes, como da conexina 26, que forma tanto as junções do tipo *gap* quanto tem participação na formação do potencial endococlear, também estariam associados a etiologia genética de ambas as doenças. Genes mitocondriais e diversos genes associados a estresse oxidativo, incluindo *SOD1*, também são citados na literatura. O mapeamento genético e o estudo de diferentes populações expostas a ruído e sua associação com o envelhecimento, bem como pesquisas em modelos animais, têm nos permitido alcançar tais conclusões.[5,25]

A verdade é que a literatura demonstra que não existem dúvidas sobre a associação entre PAIR e PARI e que a exposição a longo prazo ao ruído tem um significativo efeito sinérgico sobre a perda auditiva que encontramos nos indivíduos idosos. Se levarmos em conta a grande relação descrita na literatura entre perda auditiva e distúrbios cognitivos, isolamento social e prejuízos socioeconômicos, não nos restará dúvidas do impacto que a perda auditiva induzida por ruído tem sobre a população nesta faixa etária.[5,26,27]

REABILITAÇÃO AUDITIVA E PRESBIACUSIA

A primeira forma de reabilitação auditiva para os pacientes com PARI é por meio do uso de aparelhos de amplificação sonora individual (AASI), mas alguns pacientes podem se beneficiar de outras formas de tratamento associados ou não, como: aconselhamento, treinamento auditivo ou uso de recursos tecnológicos auxiliares.[5,20] Algo ainda assombroso é que, apesar da PARI se iniciar próxima aos 60 anos, a idade média de uso do primeiro AASI é em torno de 74 anos, com a maioria já tendo indicação há pelo menos 10 anos.[30]

Apesar da melhoria dos aparelhos auditivos, sua utilização ainda está abaixo do que deveria ser e causa preocupação. O uso de AASI já demonstrou que tem impacto na qualidade de vida, especificamente melhorando a comunicação nas relações interpessoais; estabilidade emocional; autonomia e melhora da percepção de saúde mental e física. Se um paciente não usar seu aparelho auditivo, o risco de depressão e ansiedade aumentam muito.[31]

Especificamente, com relação à PARI, existe grande evidência dos benefícios do uso de aparelho auditivo no sentido de aliviar ou mesmo interromper os efeitos negativos. Apesar disso, muitos indivíduos com presbiacusia não usam ou não possuem um aparelho de amplificação sonora individual (AASI). Um estudo nos Estados Unidos mostrou que a prevalência de usuários de aparelho auditivo varia de 12% na faixa etária de 50-59 anos até 48% nos indivíduos ao redor de 70 anos. A diferença de proporções está relacionada com a piora progressiva da PARI com o envelhecimento.[32]

Apesar da maioria dos pacientes com PARI se beneficiar e ter sua reabilitação auditiva satisfatória com aparelhos auditivos convencionais, cerca de 10% dos casos podem ter perda auditiva tão importante ao ponto de o AASI não ser suficiente para trazer benefício. Nesses casos, o implante coclear pode ser utilizado com grande sucesso. Apesar disso, a taxa de usuários de implante coclear em idosos que preenchem os critérios não chega a 5%. As evidências do benefício do implante coclear para o idoso são inúmeras e o risco da cirurgia é baixo perante os benefícios em qualidade de vida.[30,32]

A presbiacusia é o déficit sensorial mais comum em pessoas idosas e os homens são os mais afetados. Embora haja um declínio constante na acuidade auditiva com o envelhecimento, a idade de início, a progressão e a gravidade da deficiência auditiva relacionada com a idade têm grande variação.[33]

Os idosos são mais suscetíveis à PAIR do que os jovens,[34] além de serem também mais suscetíveis a outros fatores de risco para a perda auditiva, como hipertensão e diabetes melito.[35] Parte da maior suscetibilidade à PAIR em indivíduos mais velhos pode estar relacionada com a menor efetividade do reflexo estapediano em comparação com indivíduos mais jovens.[36,37]

Os idosos devem ser triados e reabilitados rapidamente para evitar as complicações no sistema nervoso central e reduzir riscos de acidentes. Infelizmente, a exposição ao ruído ainda é um fator muito importante na piora auditiva na terceira idade.

REFERÊNCIAS BIBLIOGRÁFICAS

1. Walling AD, Dickson GM. Hearing loss in older adults. Am Fam Physician. 2012 Jun 15;85(12):1150-6.
2. Ooi TC, Ishak WS, Sharif R, Shahar S, Rajab NF, Singh DKA, et al. Multidimensional risk factors of age-related hearing loss among Malaysian community-dwelling older adults. Clin Interv Aging. 2021;16:2033-46.
3. Rodríguez-Valiente A, Álvarez-Montero Ó, Górriz-Gil C, García-Berrocal JR. Prevalence of presbycusis in an otologically normal population. Acta Otorrinolaringol Esp (Engl Ed). 2020 May-Jun;71(3):175-80.
4. IBGE. PNAD Contínua – Pesquisa Nacional por Amostra de Domicílios Contínua. https://www.ibge.gov.br/estatisticas/sociais/populacao/9171-pesquisa-nacional-por-amostra-de-domicilios-continua-mensal.html?=&t=destaques
5. Fetoni AR, Pisani A, Rolesi R, Paciello F, Viziano A, Moleti A, et al. Early noise-induced hearing loss accelerates presbycusis altering aging processes in the cochlea. Front Aging Neurosci. 2022;14:803973.
6. Ohlemiller KK. Age-related hearing loss: the status of Schuknecht's typology. Curr Opin Otolaryngol Head Neck Surg. Oct 2004;12(5):439-43.
7. Nadol JB. Schuknecht: "Presbycusis." (Laryngoscope. 1955;65:402-419). Laryngoscope. 1996 Nov;106(11):1327-9.
8. Liberman MC, Kujawa SG. Cochlear synaptopathy in acquired sensorineural hearing loss: Manifestations and mechanisms. Hear Res. 2017 6;349:138-47.
9. da Silva VAR, Kruchewsc MM, Lavinsky J, Pauna HF, Guimaraes AC, Castilho AM, et al. Progressive asymmetry in occupational noise-induced hearing loss: A large population-based cohort study with a 15-year follow-up. J Int Adv Otol. 2021 Nov;17(6):520-5.
10. Chen KH, Su SB, Chen KT. An overview of occupational noise-induced hearing loss among workers: epidemiology, pathogenesis, and preventive measures. Environ Health Prev Med. 2020 Oct;25(1):65.
11. Newman DL, Fisher LM, Ohmen J, Parody R, Fong CT, Frisina ST, et al. GRM7 variants associated with age-related hearing loss based on auditory perception. Hear Res. 2012 Dec;294(1-2):125-32.
12. Bowl MR, Dawson SJ. Age-related hearing loss. Cold Spring Harb Perspect Med. 2019 Aug 1;9(8).
13. Wang J, Puel JL. Presbycusis: An update on cochlear mechanisms and therapies. J Clin Med. 2020 Jan;9(1).
14. Lie A, Skogstad M, Johannessen HA, Tynes T, Mehlum IS, Nordby KC, et al. Occupational noise exposure and hearing: a systematic review. Int Arch Occup Environ Health. Apr 2016 Apr;89(3):351-72.
15. Eckert MA, Harris KC, Lang H, Lewis MA, Schmiedt RA, Schulte BA, et al. Translational and interdisciplinary insights into presbyacusis: A multidimensional disease. Hear Res. 2021 Mar 15;402:108109.
16. Chern A, Golub JS. Age-related hearing loss and dementia. Alzheimer Dis Assoc Disord. 2019 Jul-Sep;33(3):285-90.
17. Loughrey DG, Kelly ME, Kelley GA, Brennan S, Lawlor BA. Association of age-related hearing loss with cognitive function, cognitive impairment, and dementia: A systematic review and meta-analysis. JAMA Otolaryngol Head Neck Surg. 2018 Feb 1;144(2):115-26.
18. Uchida Y, Sugiura S, Nishita Y, Saji N, Sone M, Ueda H. Age-related hearing loss and cognitive decline – The potential mechanisms linking the two. Auris Nasus Larynx. 2019 Feb;46(1):1-9.
19. Liu CM, Lee CT. Association of hearing loss with dementia. JAMA Netw Open. 2019 Jul 3;2(7):e198112.
20. Lin FR. Hearing loss and cognition among older adults in the United States. J Gerontol A Biol Sci Med Sci. Oct 2011;66(10):1131-6.
21. Lin FR, Metter EJ, O'Brien RJ, Resnick SM, Zonderman AB, Ferrucci L. Hearing loss and incident dementia. Arch Neurol. 2011 Feb;68(2):214-20.
22. Almeida OP, Almeida SA. [Reliability of the Brazilian version of the ++abbreviated form of Geriatric Depression Scale (GDS) short form]. Arq Neuropsiquiatr. Ju1999 Jun;57(2B):421-6.

23. Paradela EM, Lourenço RA, Veras RP. [Validation of geriatric depression scale in a general outpatient clinic]. Rev Saude Publica. 2005 Dec;39(6):918-23.
24. Brucki SM, Nitrini R, Caramelli P, Bertolucci PH, Okamoto IH. [Suggestions for utilization of the mini-mental state examination in Brazil]. Arq Neuropsiquiatr. 2003 Sep;61(3B):777-81.
25. Sliwińska-Kowalska M, Pawelczyk M, Kowalski TJ. [Genetic factors in susceptibility to age and noise-related hearing loss]. Pol Merkur Lekarski. Oct 2006 Oct;21(124):384-8.
26. Kang HJ, Kang DW, Kim SS, Oh TI, Kim SH, Yeo SG. Analysis of chronic tinnitus in noise-induced hearing loss and presbycusis. J Clin Med. Apr 19 2021 Apr 19;10(8).
27. Shehabi AM, Prendergast G, Plack CJ. The relative and combined effects of noise exposure and aging on auditory peripheral neural deafferentation: A narrative review. Front Aging Neurosci. 2022;14:877588.
28. Kujawa SG, Liberman MC. Adding insult to injury: cochlear nerve degeneration after "temporary" noise-induced hearing loss. J Neurosci. 2009 Nov 11;29(45):14077-85.
29. Myint A, White CH, Ohmen JD, Li X, Wang J, Lavinsky J, et al. Large-scale phenotyping of noise-induced hearing loss in 100 strains of mice. Hear Res. 2016 Feb;332:113-20.
30. Davis A, Smith P, Ferguson M, Stephens D, Gianopoulos I. Acceptability, benefit and costs of early screening for hearing disability: a study of potential screening tests and models. Health Technol Assess. 2007 Oct;11(42):1-294.
31. Gopinath B, Wang JJ, Schneider J, Burlutsky G, Snowdon J, McMahon CM, et al. Depressive symptoms in older adults with hearing impairments: the Blue Mountains Study. J Am Geriatr Soc. 2009 Jul;57(7):1306-8.
32. Chien W, Lin FR. Prevalence of hearing aid use among older adults in the United States. Arch Intern Med. 2012 Feb 13;172(3):292-3.
33. Fransen E, Lemkens N, Van Laer L, Van Camp G. Age-related hearing impairment (ARHI): environmental risk factors and genetic prospects. Exp Gerontol. 2003 Apr;38(4):353-9.
34. Toppila E, Pyykkö I, Starck J. Age and noise-induced hearing loss. Scand Audiol. 2001;30(4):236-44.
35. El Zir E, Mansour S, Salameh P, Chahine R. Environmental noise in Beirut, smoking and age are combined risk factors for hearing impairment. East Mediterr Health J. 2008 Jul-Aug;14(4):888-96.
36. Rawool VW. Effect of aging on the click-rate induced facilitation of acoustic reflex thresholds. J Gerontol A Biol Sci Med Sci. 1996 Mar;51(2):B124-31.
37. Rawool VW. Click-rate induced facilitation of the acoustic reflex using constant number of pulses. Audiology. 1996 Jul-Aug;35(4):171-9.

CONSERVAÇÃO E MANEJO DA PERDA AUDITIVA NO LOCAL DE TRABALHO

Alberto Alencar Nudelmann

INTRODUÇÃO

Considerar a doença auditiva ocupacional, no nosso meio atualmente denominada de perda auditiva Induzida por níveis de pressão elevadas (PAINPSE), uma perda auditiva neurossensorial levou os estudiosos a desenvolver métodos que visassem sua prevenção, uma vez que se tratava de doença até então irreversível.[1-3]

Assim, a divisão de doenças ocupacionais do Centro de Controle de Doenças dos Estados Unidos da América (CDC), em 1990, desenvolveu um programa que se chamou Programa de Conservação Auditiva.

Em agosto de 1999, o Comitê Nacional de Ruído e Conservação Auditiva sob nossa coordenação introduziu no Brasil este programa transcrito a seguir, o qual analisaremos cada uma de suas etapas posteriormente.[4,5]

DIRETRIZES BÁSICAS DE UM PCA (PROGRAMA DE CONSERVAÇÃO AUDITIVA)

Recomendações Mínimas para a Elaboração de um PCA[6]

1. Considerando as seguintes publicações oficiais que determinam a elaboração de um PCA:
   - PCMSO e PPRA (Portaria nº 24, 1994).
   - Portaria nº 19 de 09/04/1998 do MTb (Ministério do Trabalho).
   - Ordem de Serviço nº 608 de 05/08/1998 do MPS (Ministério da Previdência Social).
2. Considerando a necessidade de estabelecer uma padronização de um PCA como subsídio para os profissionais da área de saúde e segurança do trabalho.
3. Considerando a possibilidade de prevenção, a alta prevalência, a irreversibilidade e a severidade dos efeitos da PAIR.

O Comitê Nacional de Ruído e Conservação Auditiva, órgão interdisciplinar constituído pela ANAMT (Associação Nacional de Medicina do Trabalho), SOBRAC (Sociedade Brasileira de Acústica), SBFa (Sociedade Brasileira de Fonoaudiologia), SBO (Sociedade Brasileira de Otologia) e SBORL (Sociedade Brasileira de Otorrinolaringologia) vem sugerir as seguintes diretrizes básicas para elaboração de um PCA.

Para a realização do PCA é necessário o envolvimento de profissionais da área de saúde, segurança, da gerência industrial e de RH das empresas e, principalmente, dos trabalhadores.

Etapas

I. Reconhecimento e avaliação de riscos para audição
   1. Identificar e avaliar todos os riscos que possam afetar a audição, a saber: níveis elevados de pressão sonora, produtos químicos, vibrações e outros, levando em conta as possibilidades de interações entre estes agentes.
   2. Caracterização da exposição só é possível por meio de avaliação individual ou coletiva e por função.
II. Gerenciamento audiométrico e padronização dos procedimentos para a realização e análise de exames com o objetivo de identificar alterações audiométricas ocupacionais ou não ocupacionais.
III. Medidas de proteção coletiva (engenharia, administrativas). Uma vez identificados e avaliados os agentes de risco, sugerimos a seguinte hierarquia de ações, sempre que possível:
   - 1º) Controle da emissão na fonte principal de exposição ou risco.
   - 2º) Controle da propagação do agente no ambiente de trabalho.
   - 3º) Controles administrativos.
IV. Medidas de proteção individual, seleção, indicação, adaptação e acompanhamento da utilização do equipamento de proteção individual adequados aos riscos.
V. Educação, desenvolvimento de atividades que propiciem informação, treinamento e motivação tanto dos trabalhadores como dos profissionais das áreas de saúde, segurança e administração da instituição.
VI. Gerenciamento e sistematização dos dados obtidos nas etapas anteriores, de modo a subsidiar ações de planejamento e controle do PCA.
VII. Avaliação do programa, sendo o objetivo primordial de qualquer PCA evitar ou reduzir a ocorrência de perdas auditivas ocupacionais; esta etapa deve priorizar os seguintes aspectos:
   - 1º) Avaliar a abrangência e a qualidade dos componentes do programa.
   - 2º) Avaliar os resultados dos exames audiométricos individual e setorialmente.

O Comitê Nacional de Ruído e Conservação Auditiva enfatiza que deverão ser observadas as peculiaridades de cada instituição na elaboração de um PCA.

Estas recomendações podem ser revistas de acordo com os avanços técnico-científicos.

- ANAMT – Associação Nacional de Medicina do Trabalho:
  Dr. João Alberto Maeso Montes – RS
  Dr. Osny de Melo Martins – PR
- SOBRAC – Sociedade Brasileira de Acústica
  Fga. Mestre Ana Claúdia Fiorini – SP
- SBFa – Sociedade Brasileira de Fonoaudiologia
  Fga. Dra. Iêda Chaves Pacheco Russo – SP
  Fga. Mestre Márcia Tiveron de Souza – SP
- SBO – Sociedade Brasileira de Otologia
  Dr. José Seligman – RS
  Dr. Raul Nielsen Ibañez – RS
- SBORL – Sociedade Brasileira de Otorrinolaringologia
  Dr. Alberto Alencar Nudelmann – RS
  Dr. Everardo Andrade da Costa – SP

Etapa I. Reconhecimento e Avaliação de Riscos para Audição

Desde 1978 já era obrigatório para as empresas a realização do chamado Programa de Prevenção do Riscos Ambientais (PPRA).

Consideram-se riscos ambientais os agentes físicos, químicos e biológicos existentes nos ambientes de trabalho que, em função de sua natureza, concentração ou intensidade e tempo de exposição, são capazes de causar danos à saúde do trabalhador. Hoje agregamos um novo risco no ambiente de trabalho, denominado agente psicológico ou estressor crônico.

- **Agentes físicos:** as diversas formas de energia a que possam estar expostos os trabalhadores, como: ruído, vibrações, pressões anormais, temperaturas extremas, radiações ionizantes, radiações não ionizantes, bem como o infrassom e o ultrassom.
- **Agentes químicos:** as substâncias, compostos ou produtos que possam penetrar no organismo pela via respiratória, nas formas de poeiras, fumos, névoas, neblinas, gases ou vapores, ou que, pela natureza da atividade de exposição, possam ter contato ou serem absorvidos pelo organismo através da pele ou por ingestão.
- **Agentes biológicos:** as bactérias, fungos, bacilos, parasitas, protozoários, vírus, entre outros.
- **Agentes psicológicos:** que provocam estresse crônico e tensão emocional devido a condições de trabalho com excesso desgaste físico, cobranças desproporcionais de metas, salários vinculados a produtividade, ameaça de demissão, humilhações, reclamações excessivas etc.

Assim, a etapa I do PCA utiliza-se destas medições do agente físico ruído e das medições de vibração e produtos químicos, depois do conhecimento da interação da vibração e dos produtos químicos ototóxicos (tolueno, xileno, estireno etc.) com o ruído na perda auditiva ocupacional.

Esta etapa, em geral, fica a cargo do engenheiro do trabalho, que dispõe de equipamentos e conhecimento deste tipo de mensurações.

Etapa II. Gerenciamento Audiométrico, Padronização dos Procedimentos para a Realização e Análise de Exames com o Objetivo de Identificar Alterações Audiométricas Ocupacionais ou Não Ocupacionais

Nesta etapa, são realizados os exames audiométricos: o admissional, após o 6º mês, com objetivo de detecção de orelhas sensíveis (ouvido de cristal), e anualmente; o demissional; o de retorno de acidente ou de afastamento e o de troca de função. Foram introduzidas nesta normativa a possibilidade da realização de audiometria somente por via aérea, que foi chamada de audiometria ocupacional. Hoje sabemos que a falta de audiometria por via óssea faz com que não possamos detectar perdas condutivas ou mistas e até mesmo perdas auditivas unilaterais pequenas. Seu objetivo era redução de custos, mas acabou por trazer problemas jurídicos importantes, razão pela qual hoje aconselho realização sempre de audiometria completa tonal com via aérea e via óssea, devido ao aumento de segurança na análise dos dados.

Após a realização dos exames, atualmente a fiscalização solicita que estes dados sejam colocados numa planilha tipo Excel® para facilitar sua análise. E, encontrando-se agravo da perda auditiva segundo critérios da Portaria 19/Nova NR07, o médico do trabalho deverá encaminhar o trabalhador a um médico otorrinolaringologista para estudo desta perda, visando a seu tratamento e/ou proteção para que não ocorra piora ou complicações do quadro.

Etapa III. Medidas de Proteção Coletiva (Engenharia, Administrativas)

Uma vez identificados e avaliados os agentes de risco, sugerimos a seguinte hierarquia de ações, sempre que possível

- 1º) Controle da emissão na fonte principal de exposição ou risco.
- 2º) Controle da propagação do agente no ambiente de trabalho.
- 3º) Controles administrativos.

Certamente a proteção coletiva sempre será mais eficaz, pois, se não existir o agente causal ruído (nível de pressão sonora [NPS]), não ocorrerá a consequência, ou seja, a doença auditiva ocupacional. Cada vez mais as máquinas, motores e veículos se tornam mais silenciosos e consequentemente mais seguros. Estas tarefas estão a cargo dos engenheiros especializados em acústica juntamente com as áreas administrativas das empresas. Naturalmente este controle esbarra no problema custo, razão pela qual ainda se adota a proteção individual de menor custo e menos eficaz.

Etapa IV. Medidas de Proteção Individual, Seleção, Indicação, Adaptação e Acompanhamento da Utilização do Equipamento de Proteção Individual Adequado aos Riscos[7]

Nesta etapa, abordamos os equipamentos de proteção individual (EPIs). Os seus tipos principais são: a) plugue ou de inserção e b) concha. É importante lembrar de existem vários tipos de plugue, como o de concha ativo que emite onda antagônica ao ruído destinado a ruído intensos, o plugue destinado a músicos com abafamento que evita distorção dos sons, a concha acoplada ao capacete e ainda a possibilidade da combinação do uso de plugue e concha simultaneamente.

Temos que ter em mente que o objetivo deste tipo de proteção não é acabar inteiramente com todo o ruído ambiental, o que chamamos de *over protection* ou "proteção excessiva", pois esta situação coloca em risco o trabalhador que poderá não ouvir um sinal de alerta (buzina, sirene) e assim em virtude disto ocorrerem graves consequências. Assim, sabendo-se que o nível de lesão é 85 dB em 8 horas de trabalho e que o nível de ação (segurança) é 80 dB, vamos sempre ter que dimensionar o EPI auditivo para que o ruído ambiental que chegue ao sistema auditivo do trabalhador seja um pouco inferior a 80 dB.

Todo EPI auditivo possui um certificado de aprovação com um determinado tempo de validade e que estipula o nível de médio de atenuação já considerando os aspectos subjetivos de seu uso (fator ser humano) denominados NRR (*Noise Reduction Rating* ou Taxa de Nível de Redução do Ruído) e NRRsf (*Noise Reduction Rate Subject Fit* ou Taxa de Nível de Redução do Ruído/Colocação Subjetiva). Este certificado é feito em laboratórios especializados credenciados pelo Ministério do Trabalho (Fig. 16-1).

Quanto a eficácia do EPI auditivo, muito se tem discutido. Em um capítulo do livro PAIR, volume II, escrevi inúmeras contraindicações médicas para o uso de EPI auditivo. Ainda temos de considerar a sua não aderência em dias muito quentes por

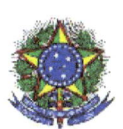

MINISTÉRIO DO TRABALHO E EMPREGO - MTE
SECRETARIA DE INSPEÇÃO DO TRABALHO - SIT
DEPARTAMENTO DE SEGURANÇA E SAÚDE NO TRABALHO - DSST

EQUIPAMENTO DE PROTEÇÃO INDIVIDUAL

CERTIFICADO DE APROVAÇÃO - CA Nº 5.745
VÁLIDO

Validade: 21/03/2024   **Nº. do Processo:** 14021.112469/2019-75
Produto: Nacional
Equipamento: PROTETOR AUDITIVO
Descrição: Protetor auditivo do tipo inserção pré-moldado, de silicone na cor laranja, com cordão e tamanho único. Cordão nas cores laranja, amarela, azul, verde, vermelha, branca.

Aprovado para: PROTEÇÃO DO SISTEMA AUDITIVO DO USUÁRIO CONTRA NÍVEIS DE PRESSÃO SONORA SUPERIORES AO ESTABELECIDO NA NR 15, ANEXOS I E II, CONFORME TABELA DE ATENUAÇÃO ABAIXO.

Marcação do CA: Na haste do plugue e/ou na embalagem
Referências: 3M Pomp Plus
Tamanhos: Único   **Cores:** Laranja.
Normas técnicas: NBR 16076 - 2016 - Método B
Laudos:
Nº. Laudo: REAT-003-2019
Laboratório: LAEPI - LABORATÓRIO DE EQUIPAMENTO DE PROTEÇÃO NDIVIDUAL

Empresa: 3M DO BRASIL LTDA
CNPJ: 45.985.371/0062-20   **CNAE:** 2099 - Fabricação de produtos químicos não especificados anteriormente
Endereço: RAPOSO TAVARES S N KM 171
Bairro: INDUSTRIAL   **CEP:** 18203340
Cidade: ITAPETININGA   **UF:** SP

Tabela de Atenuação

Frequência (Hz):	125	250	500	1000	2000	3150	4000	6300	8000	NRRsf
Atenuação db:	23	24	27	23	27	0	33	0	38	19 dB
Desvio Padrão:	5	5	5	5	4	0	6	0	5	0

Fig. 16-1. Exemplo de Certificado do Ministério do Trabalho.

causa do suor. Muitas também são as reclamações dos trabalhadores relativas à substituição do EPI para parte da empresa e a impossibilidade em algumas situações (utilização de rádio transmissor portátil – *hand-talk*) e locais (espaços confinados) do uso do EPI. O Superior Tribunal Federal (STF), questionado sobre se a eficácia do EPI auditivo poderia levar a supressão de aposentadoria especial, mandou elaborar um trabalho a Universidade de Brasília que gerou o Parecer ARE nº 664335 que transcrevo de modo resumido abaixo.[6]

PARECER TÉCNICO – ARE Nº 664335 – STF[8]
Brasília, 29 de setembro de 2014.

Ref.: ARE nº 664335 – STF.

Ass.: Posicionamento quanto à descaracterização da aposentadoria especial por uso de Equipamento de Proteção Individual – EPI para todos os fatores de risco à saúde, com destaque ao ruído.

1. O presente Parecer Técnico apresenta os argumentos sobre o uso de EPIs no tocante à concessão do benefício e financiamento da aposentadoria especial.
113. Finalmente, não obstante as posições reiteradas dos magistrados (judiciais e administrativos) que uniformizaram no sentido da ineficácia do EPI dado que a lista de requisitos de eficácia é exaustiva (*numerus clausus*) e como nenhuma empresa os demonstra de modo rastreável e idôneo, não será o subordinado dessa empresa que o fará. Logo, jamais tais requisitos são atendidos, por isso a ineficácia do EPI resta cabal e assertiva, qualquer que seja.
114. Após demonstração de diversas referências bibliográficas, de conteúdo técnico-científico, de interpretação sistematizada, histórica e teleológica, ratificamos o posicionamento de que o uso de EPI auricular não descaracteriza a concessão de benefício, nem elide a exação referente ao financiamento da aposentadoria especial.

PAULO ROGÉRIO ALBUQUERQUE DE OLIVEIRA
Pesquisador Colaborador Sênior
Universidade de Brasília – Faculdade de Tecnologia
Campus Universitário Darcy Ribeiro Asa Norte.
70910900 – Brasília, DF – Brasil

Para finalizar esta etapa, temos que abordar outro tema polêmico que é o prazo de substituição do EPI auditivo, que, neste caso, implica em gastos ou quem sabe investimento para a empresa, mas, de qualquer maneira, afeta o seu custo de produção. Todos sabemos que o EPI de silicone acaba endurecendo, o EPI de espuma suja facilmente e o de concha endurece e rasga as suas almofadas. Obviamente, uma vez danificado, deverá imediatamente ser substituído pelo empregador sem burocracias e sem questionamentos do seu mal uso. Mas o tempo sempre gera dúvidas causando problemas para empregados e empregadores. E, muitas vezes, os questionamentos têm demandas judiciais. Assim, cito, a seguir, três pontos de vista sobre este polêmico tema.

1ª Visão da Revista Proteção – Especializada em Medicina do Trabalho[9]

Quanto à validade do EPI, há dois aspectos a serem observados.

O primeiro é o tempo que o EPI resiste antes do uso. Existem equipamentos que se deterioram mesmo no estoque quando armazenados por períodos muito longos. Um exemplo são os cremes protetivos, que têm sua data de validade estampada no rótulo. Outros tipos de EPI, como luvas de raspa e capacetes, podem ter prazo de validade indeterminado antes do uso.

O segundo aspecto é o tempo de validade em uso pelo trabalhador exposto ao risco. Nesta situação, o EPI está sendo consumido e vai-se deteriorando ao longo do tempo. O prazo de deterioração ou esgotamento da capacidade de proteção varia conforme a severidade do ambiente e os cuidados dispensados à manutenção e guarda do EPI. De modo geral, o Quadro 16-1, publicado pela Revista Proteção, pode ser utilizado como um bom parâmetro inicial.

É importante notar que os prazos estabelecidos devem ser reduzidos ou aumentados conforme o ambiente de trabalho. Após algumas observações práticas, é possível estimar com bastante precisão o prazo de durabilidade para cada tipo de atividade na sua empresa.

Quadro 16-1. Validade do EPI

Equipamento	Duração mínima estimada
Abafador de ruído concha	6 meses
Protetor auricular plugue	1 a 2 meses

2ª Visão do Serviço de Segurança e Medicina do Trabalho do Município de Piracicaba – SP (Quadro 16-2)[10]

Quadro 16-2. Estimativa de Durabilidade de Equipamento de Proteção Individual

Finalidade do EPI	Tipo de EPI	Referência	Permanente	Intermitente	Eventual
Proteção auditiva	Protetor auricular tipo concha	01	2 a	2 a – IP/TDA	2 a – IP/TDA
Proteção auditiva	Protetor auricular tipo concha com haste acoplável no capacete	02	2 a	2 a – IP/TDA	2 a – IP/TDA
Proteção auditiva	Protetor auricular tipo plugue (silicone ou copolímero)	03	3 m	3 m – IP/TDA	3 m – IP/TDA

a, ano; m, mês; d, dia; IP, inspeção periódica (as inspeções deverão ser realizadas periodicamente ou antes de cada utilização com o intuito de determinar se o EPI está apropriado para o uso); TDA, troca determinada por avaliação.
Nota: A troca, mesmo em períodos programados, dependerá de avaliação das condições de uso do EPI pelo setor de almoxarifado com suporte do SESMT, caso necessário. Prefeitura do Município de Piracicaba, Estado de São Paulo. Secretaria Municipal de Administração. Serviço Especializado em Engenharia de Segurança e Medicina do Trabalho, **SESMT**

3ª Visão do Judiciário

Publicado por Tribunal Regional do Trabalho da 3ª Região.[11]

"No Brasil a surdez está entre as mais frequentes doenças profissionais. Mas os efeitos da exposição ao ruído poderiam ser atenuados ou até neutralizados se todas as empresas fornecessem aos seus empregados os equipamentos de proteção individual adequados, como, por exemplo, os protetores auditivos. Nos termos do item 6.1 da NR-6, EPI é todo dispositivo ou produto de uso individual, utilizado pelo trabalhador para proteção contra riscos que ameaçam a segurança e a saúde no trabalho. Toda empresa é obrigada a fornecer aos empregados, gratuitamente, o EPI adequado ao risco e em perfeito estado de conservação e funcionamento. O empregador é o responsável pela higienização e manutenção periódica dos EPIs. Mas, é claro que a vida útil desses aparelhos é limitada, pois eles se desgastam com o uso e o passar do tempo. Então, qual seria o prazo de validade de um protetor auditivo? Essa questão foi abordada pelo juiz substituto Márcio Roberto Tostes Franco, no julgamento de uma ação que tramitou perante a 4ª Vara do Trabalho de Juiz de Fora.

O empregado alegou que ficou comprovada a exposição a ruído em nível acima dos limites de tolerância, não neutralizado pelo uso de equipamentos de proteção individual, em razão da irregularidade na substituição dos protetores auriculares do tipo concha. O trabalhador pediu a condenação da empregadora ao pagamento do adicional de insalubridade durante todo o período contratual não atingido pela prescrição. Por sua vez, a empresa fabricante de material hospitalar argumentou que está provado no processo o fornecimento dos protetores auditivos, devidamente certificados pelo Ministério do Trabalho e Emprego, bem como o uso efetivo pelo reclamante. De acordo com a tese patronal, não há norma que fixe o prazo de validade dos protetores auditivos, sendo relevante, somente, o seu estado de conservação.

O magistrado considerou o laudo pericial bastante esclarecedor quanto ao tema, descrevendo o ambiente insalubre pela exposição ao ruído em 89,00 dB para o setor de trabalho do reclamante, quatro a mais que o limite de tolerância para a jornada de oito horas praticada. O perito verificou o fornecimento de EPI certificado, bem como o uso do aparelho pelo trabalhador. No entanto, a perícia constatou que a empresa não se preocupou em repor o EPI de forma suficiente a garantir sua eficácia, pois o protetor auditivo tipo concha/abafador era substituído a cada três anos, aproximadamente.

Analisando as informações do laudo pericial, o julgador explicou que o Ministério do Trabalho e Emprego, ao emitir o Certificado de Aprovação (CA), não especifica a vida útil ou a durabilidade dos protetores auditivos. A legislação pertinente estabelece, apenas, que os protetores auriculares sejam adequados e estejam em perfeitas condições de conservação e utilização. **De acordo com o Manual de Prevenção de Acidentes de Trabalho, a vida útil dos protetores auditivos tipo concha/abafador pode ser estimada em quatro a 12 meses.**

Sendo assim, o magistrado considerou razoável o laudo pericial que contabilizou a neutralização do agente insalubre pelo prazo de um ano após o fornecimento do EPI. Em função da substituição irregular dos protetores auditivos, o juiz sentenciante condenou a empresa ao pagamento do adicional de insalubridade, em grau médio, correspondente ao período que ultrapassou o tempo de validade do EPI, ou seja, período em que o empregado trabalhou exposto ao ruído. O TRT de Minas confirmou a sentença nesse aspecto.

(0164500-48.2009.5.03.0038 RO)"

Etapa V – Educação e Motivação

Nunca poderemos negar que a educação/motivação seja um dos importantes fatores para adesão ao uso de EPI auditivo. Poucas são as empresas que realizam palestras anuais motivadoras sobre o tema.[12]

No entanto, conheci empresas que levavam esta motivação até o lar do trabalhador, elaborando folhetos sobre o assunto destinado aos filhos de trabalhadores, que depois deveriam realizar uma pintura sobre o tema. Esta participava de um concurso, os três melhores trabalhos escolhidos ganhavam um prêmio e, dos 12 melhores, eram feitos calendários destinados ao trabalhador. Tive a oportunidade de ver trabalhos incríveis destes jovens.

Etapa VI – Gerenciamento dos Dados

É muito importante que todos estes dados estejam arquivados, organizados e acessíveis à fiscalização de qualquer ordem principalmente para defesa em demandas judiciais.

Hoje os órgãos fiscalizadores solicitam que todos os exames audiométricos estejam tabulados em uma planilha de Excel® com seus dados numéricos e as médias solicitadas pela Norma Regulamentadora já realizadas.

Etapa VII – Avaliação do Programa

Além da qualidade de todas as etapas anteriormente citadas, o mais importante também será o resultado dos exames audiométricos, observando se ocorreram agravos e se estes estão vinculados a algum setor específico.[1-2]

Todos os agravos deverão serem motivos de avaliação especializada por parte de um otorrinolaringologista que buscará a causa deste agravo e a possibilidade ou não de reversão, ou pelo menos deter sua progressão.[3-5]

Por fim, termino lembrando que o responsável por este programa sempre será o médico do trabalho da empresa coordenador do Programa de Controle Médico de Saúde Ocupacional (PCMSO), de acordo a Norma Regulamentadora 07. Este poderá delegar a outros profissionais auxílio na sua realização.

REFERÊNCIAS BIBLIOGRÁFICAS

1. Nudelmann AA, Costa EA, Seligman J, Ibanez RN. PAIR: perda auditiva induzida pelo ruído. Porto Alegre: Bagaggem; 1997.
2. Nudelmann AA, Costa EAC, Seligman J, Ibanez RN. PAIR – Perda auditiva induzida pelo ruído. vol. II. Rio de Janeiro: Revinter; 2001.

3. Nudelmann AA, Seligman J. Aspectos legais e éticos em otorrinolaringologia. Porto Alegre: AGR; 2008.
4. Nudelmann AA. Perda auditiva induzida pelo ruído relacionada ao trabalho. In: Lavinsky L. Tratamento em otologia. Rio de Janeiro: Revinter; 2006.
5. Joel L, Nudelmann AA. Perda auditiva induzida pelo ruído. In: Rotinas em Otorrinolaringologia. Porto Alegre: Artmed Editora; 2015.
6. Comitê Nacional de Ruído e Conservação Auditiva. Diretrizes básicas de um PCA. Boletim 6 [Internet]. 1999 [capturado em 18 agosto 2022]: [2 páginas]. Disponível em: www.cofip.com.br/legislacao/download/10/
7. CAEPI – Certificado de Aprovação de Equipamentos de Proteção Individual. Secretaria de Inspeção do Trabalho – SIT. Ministério do Trabalho. Consulta CA [capturado em 10 agosto 2022]. Disponível em: http://caepi.mte.gov.br/internet/consultaCAInternet.aspx.
8. Parecer Técnico do STF – ARE nº 664335 [capturado em 09 de agosto 2022]. Disponível em: https://www.ufrgs.br/cedop/wp-content/uploads/2018/11/STF_PARECER-TECNICO_INEFICACIA-ABSOLUTA-DO-EPI_PESQUISADOR-PAULO-ROGERIO_20140929.pdf.
9. Brasileiro L. Prazo de validade de EPIs. [capturado em: 14 agosto 2022]. Disponível em: https://www.leonidasseg.com.br/prazo-de-validade-de-epis/
10. Prefeitura Municipal de Piracicaba – SP. Serviço Especializado de Segurança e Medicina do Trabalho – SESMT. Lista de estimativa de durabilidade de equipamento de proteção individual. [capturado em 12 agosto 2022]. Disponível em: http://www.piracicaba.sp.gov.br/upload/kceditor/files/LISTA%20DURABILIDADE%20DE%20EPI.pdf.
11. Jusbrasil.com.br. Vida útil estimada do EPI tipo concha. Tribunal Regional do Trabalho da 3ª Região TRT-3 [capturado em: 12 agosto 2022]. Disponível: INSALUBRIDADE – RUÍDO – NEUTRALIZAÇÃO – PROTETOR AUDITIVO DO TIPO CONCHA – VIDA ÚTIL ESTIMADA. Tribunal Regional do Trabalho da 3ª Região TRT-3 – RECURSO ORDINARIO TRABALHISTA: RO XXXXX-48.2009.5.03.0038 XXXXX-48.2009.5.03.0038 (jusbrasil.com.br).
12. Suter AH, Franks JR. A practical guide to effective hearing conservation programs in the workplace. DHHS (NIOSH). 1990 Sep; 90(120):8-37.

PROTETORES AUDITIVOS

Vagner Antonio Rodrigues da Silva ▪ Nicolau Moreira Abrahão ▪ Arthur Menino Castilho

INTRODUÇÃO

O controle do ruído no local de trabalho é a melhor forma de prevenção da perda auditiva induzida pelo ruído (PAIR), mas, em algumas atividades produtivas, é difícil de fazê-lo, sendo importante o uso de equipamentos de proteção individual (EPIs) eficientes.[1] Os empregadores devem monitorar os níveis de ruído continuadamente. Trabalhadores com surdez neurossensorial devem evitar contato com o ruído excessivo. Programas de prevenção devem ser incentivados nos locais de trabalho.[2,3]

O desenvolvimento de programas de prevenção de perdas auditivas, focados na exposição contínua a altos níveis de ruído, desenvolveu-se entre os anos de 1945 e 1966. Neste período, não foram feitos esforços de prevenção da perda auditiva no local de trabalho. A força aérea dos EUA publicou a primeira normativa sobre a conservação auditiva em 1948, chamada de "AFR 160-3", "*Precautionary Measures Against Noise Hazards*". As medidas preventivas descritas na AFR 160-3 incluíam educação, limite de tempo de exposição sonora e proteção auricular utilizando bolas de algodão umedecidas com parafina. Os audiômetros tornaram-se disponíveis na década de 1940, mas a audiometria tonal liminar não substituiu o chamado "teste de sussurro" na triagem de candidatos a militares até a década de 1960.[4] Os protetores auriculares tornaram-se comercialmente disponíveis em grande variedade de formas e tamanhos após 1966.

No final dos anos de 1960 e em toda década de 1970, houve melhorias radicais na proteção de saúde e segurança oferecidas aos trabalhadores nos EUA. Em 1970, o governo americano promulgou a lei de segurança e saúde ocupacional, que permitiu a criação de um órgão fiscalizador – OSHA (*Occupational Safety and Health Administration*). No mesmo ano, foi criado o NIOSH (*National Institute for Occupational Safety and Health*) para desenvolver critérios para exposição ocupacional segura no local de trabalho. Em 1971, a OSHA promulgou os limites de exposição aceitável para o ruído na indústria em geral e na construção que permanecem em vigor até hoje.[4,5]

Em 1972, o NIOSH recomendou limite de exposição de 85 dB 8 horas por dia, mas foi rejeitado pela OSHA por ser economicamente inviável. Durante a década de 1970, ocorreram várias discussões sobre nível de pressão sonora aceito por período de trabalho e qualidade do protetor auricular viáveis economicamente. Em 1979, foram promulgadas regras para padronizar e testar os protetores auriculares comercializados nos EUA.[5] Em 1983, a OSHA promulgou a lei "*Hearing Conservation Amendment*" com várias normas de preservação auditiva que permanecem inalteradas, em sua maior parte, até a atualidade.[5]

No Brasil, em 1978, o Ministério do Trabalho publicou a "Norma Regulamentadora nº 15" (NR 15) que estabelece, até a atualidade, os limites de exposição ao ruído (Quadro 17-1). A NR 15 não permite exposição a níveis de ruído acima de

Quadro 17-1. Norma Regulamentadora nº 15 – Atividades e Operações Insalubres – Limites de Tolerância para Ruído Contínuo ou Intermitente

Nível de ruído dB (A)	Máxima exposição diária permissível
85	8 horas
86	7 horas
87	6 horas
88	5 horas
89	4 horas e 30 minutos
90	4 horas
91	3 horas e 30 minutos
92	3 horas
93	2 horas e 40 minutos
94	2 horas e 15 minutos
95	2 horas
96	1 hora e 45 minutos
98	1 hora e 15 minutos
100	1 hora
102	45 minutos
104	35 minutos
105	30 minutos
106	25 minutos
108	20 minutos
110	15 minutos
112	10 minutos
114	8 minutos
115	7 minutos

115 dB(A) para indivíduos que não estejam adequadamente protegidos. A Norma Regulamentadora nº 6 (NR 6) regulamenta a execução do trabalho com uso de EPI. Desde a sua publicação, passou por diversas alterações pontuais e uma profunda revisão em 2001. Obriga os empregadores a oferecer, higienizar e substituir imediatamente o EPI quando danificado ou extraviado.

Há quatro variáveis principais para determinar se o ruído pode causar risco à saúde auditiva. A primeira, é o nível de pressão sonora de ruído, representado na unidade logarítmica de decibéis. Em segundo lugar está a faixa de frequências a qual o trabalhador é exposto. Entre 1 e 8 kHz estão os níveis de ruído mais comumente medidos, representados pela letra "A" – dBA. Os ruídos abaixo de 60 Hz e acima de 8 kHz são representados pela letra "C" – dBC.[3,17] O terceiro fator, importante para o cálculo de quantidade de ruído, é a duração da exposição. Quanto maior a duração da exposição ao ruído, maior o risco de aumento de limiar audiométrico. Ao determinar se uma exposição ao ruído é perigosa, tanto o nível de ruído quanto a duração precisam ser avaliados simultaneamente. Um método comum de integração, tanto da intensidade quanto da duração do ruído, é o nível de som contínuo equivalente (*Leq*). Representa a média de energia do nível de ruído durante um período definido. Quando as medidas acústicas de *Leq* são feitas por 8 horas na faixa de frequências entre 1 e 8 kHz (A), é utilizado o termo L_{Aeq}.[3,17]

O quarto fator, que é considerado principalmente em portarias de ruído ambiental, é a hora do dia. Alguns estudos sugerem que a exposição ao ruído noturno aumenta o risco de perda auditiva, irritabilidade, risco de doenças cardiovasculares, perturbação do sono e comprometimento cognitivo.[4] Para ruído ambiental, a hora do dia em que ocorre a exposição ao ruído é expressa como L_{DEN} (*day/evening/night level*), o que indica o nível médio de pressão sonora ponderada – "A" durante um período de 24 horas. No período noturno, o cálculo é realizado acrescentando entre 5 e 10 dB.[3,17]

Os protetores auriculares têm impactado decisivamente na prevenção da perda auditiva. Um grande estudo canadense avaliou 22.376 trabalhadores e 316.476 audiometrias entre os anos de 1979 e 1996. Mostrou que, a partir de 1988, após a introdução de protetores auriculares, houve redução em 30% da tendência de perda auditiva dentre os trabalhadores.[6]

A proteção auditiva individual é eficaz, mas condicionada ao treinamento e uso correto do trabalhador.[7] A adequação, variedade e durabilidade do material oferecido pela empresa irão interferir na proteção do indivíduo. Excesso de calor e umidade levam os trabalhadores a não utilizarem a proteção auditiva de maneira correta.[6,8,9] A capacidade de comunicação no trabalho pode ficar limitada e dificultar a audição de sinais de alerta. O efeito oclusão pode causar desconforto. O uso diário e prolongado pode desencadear ou agravar prurido e processos inflamatórios, intensamente desconfortáveis, que desestimulam o uso do protetor auricular.[10,11]

A NR 6 estabelece que todo EPI comercializado no Brasil deve ter a indicação do "Certificado de Aprovação" (CA). Antes de ser colocado à venda, o EPI é submetido a vários testes específicos para garantir a durabilidade, conforto e proteção para exercer as atividades. Sendo aprovado, o EPI recebe o número do CA e a autorização para a comercialização do produto.

TIPOS DE PROTETORES AURICULARES

Os protetores auriculares estão disponíveis em vários formatos e materiais, até mesmo eletrônicos. Em geral, há dois principais: plugue (*plug*) e concha. Ambos os tipos têm a eficácia necessária para reduzir a pressão sonora que poderia chegar à orelha interna dos trabalhadores proveniente de máquinas e equipamentos e evitar danos à saúde. Os protetores auriculares tipo plugue ou protetores de inserção têm uma gama de variedades, podendo ser descartáveis ou não, e moldáveis ou pré-moldados. O moldável faz com que seja adaptável à maioria das vias auditivas, sendo geralmente descartável. O protetor pré-moldado pode ser higienizado e reutilizado. O trabalhador deve obter treinamento de como colocar e como armazenar para conservar sua durabilidade.

Os valores de atenuação dos protetores de inserção são similares, sendo em torno de 25 dB para as frequências até 1,000 Hz, chegando a 40 dB para as altas frequências. Os pré-moldados podem apresentar-se em 125, 250 Hz e acima de 2.000 Hz com atenuação similar ao tipo concha, sendo abaixo nas frequências intermediárias. Os protetores de inserção pré-moldados requerem mais cuidados de limpeza, por serem introduzidos na orelha, e de armazenamento, porque são menores e fáceis de ser perdidos. Em geral, eles são produzidos com 100% de silicone e podem ser lavados (Fig. 17-1). São utilizados em diversos segmentos, como na indústria química e siderúrgica, na construção civil, no setor de mineração, na área de petróleo e gás, entre outros.

Os protetores estilo concha ou abafadores recebem essa nomenclatura por serem parecidos com a camada de calcário que envolve moluscos e mariscos, eles normalmente são à base de plástico e contam com bordas almofadadas (Fig. 17-2). A atenuação da maioria destes protetores a 2.000 Hz aproxima-se do limite da condução óssea (40 dB), diminuindo 9 dB por oitava de 1.000 a 125 Hz e de aproximadamente 35 dB para as frequências acima de 2.000 Hz. Eles são mais

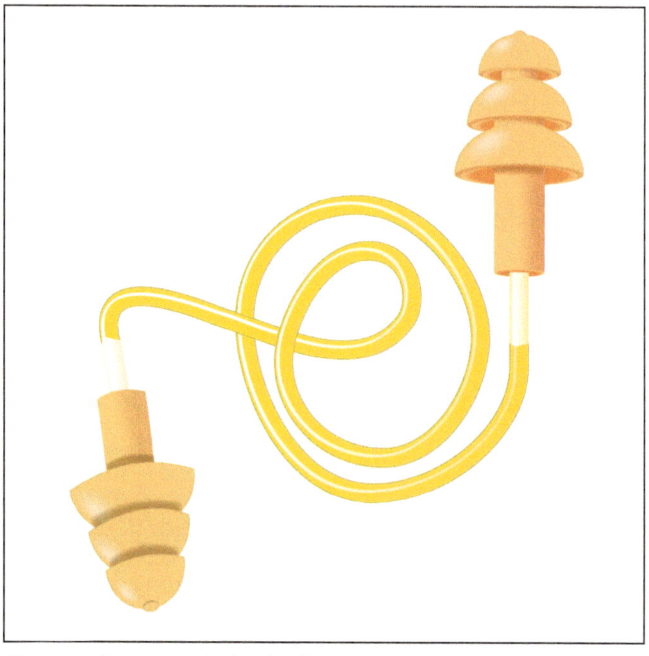

Fig. 17-1. Protetor auricular de silicone.

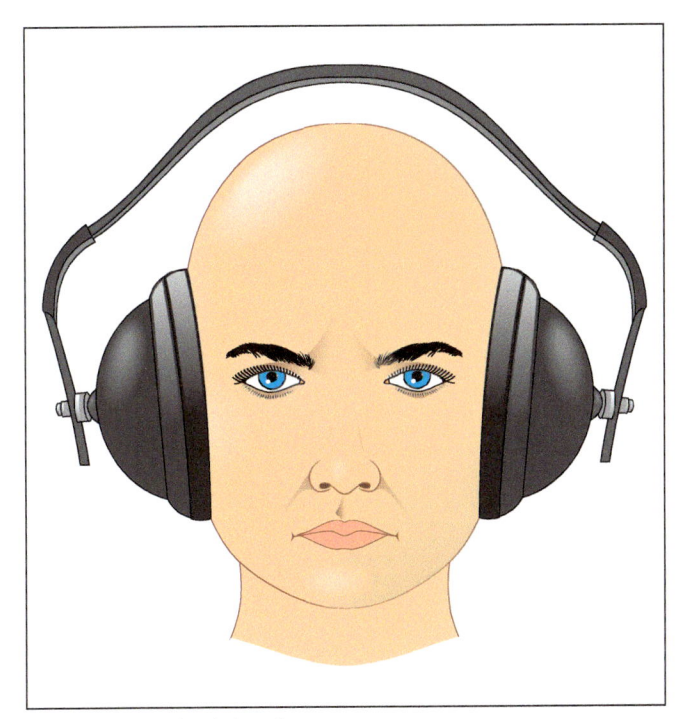

Fig. 17-2. Abafador de barulho.

resistentes do que os plugues e mais aceitos pelos operários pelo conforto e por não precisarem ser inseridos dentro do conduto auditivo. Entretanto, são mais caros, atrapalham o uso de óculos de proteção e de capacetes, além de serem desconfortáveis em ambientes com altas temperaturas.

A escolha do tipo de protetor auricular deve ser individualizada para cada trabalhador. Vários fatores devem ser considerados na seleção do EPI para garantir proteção auditiva suficiente, prevenir a perda auditiva e melhorar a aceitação dos trabalhadores ao uso contínuo. Conforto e atenuação parecem estar inversamente relacionados.[12] Assim, é importante alcançar um equilíbrio entre características de atenuação e conforto para maximizar a eficácia do EPI.[13] A proteção auditiva pessoal depende do treinamento dos trabalhadores e do uso correto dos EPIs. Murphy et al. demonstraram melhora de 10 a 20 dB na atenuação do ruído, quando os trabalhadores foram treinados para uso correto do protetor de orelha.[14] Joseph et al. demonstraram melhora de 11 dB nas atenuações após o treinamento.[15]

Condições ambientais, como calor excessivo e umidade, podem fazer com que os trabalhadores não usem os dispositivos corretamente.[7,16] Além disso, a comunicação no local de trabalho pode ser limitada com o uso de EPIs, o que pode dificultar que os trabalhadores ouçam um alarme sonoro. Efeitos de oclusão também podem causar desconforto. O uso diário prolongado de protetores de inserção, por exemplo, pode desencadear ou agravar processos inflamatórios locais que dificultam sua inserção correta.[17]

TÉCNICAS PARA MEDIR O DESEMPENHO DA ATENUAÇÃO DOS PROTETORES AURICULARES
Real-Ear-at-Threshold (REAT)

A técnica REAT faz medições psicoacústicas de atenuação avaliando os limiares audiométricos em um sujeito com e sem protetores auriculares. A diferença entre os limiares com a orelha ocluída e não ocluída é equivalente à atenuação (denominada *Insertion Loss* [IL], em dB) fornecida pelo fabricante do protetor auricular. É considerada o "padrão-ouro", por avaliar todos os caminhos sonoros significativos para a orelha interna. Esta aferição por meio de medida subjetiva audiométrica pode oferecer resultados inconsistentes.[18] Medições pelo método REAT tendem a superestimar a atenuação em até aproximadamente 6 dB nas baixas frequências devido ao mascaramento fisiológico.[19,20]

Microphone-in-Real-Ear (MIRE)

A técnica MIRE faz medições objetivas de atenuação por meio do uso de um microfone (colocado no conduto auditivo durante duas aferições separadas com e sem um protetor inserido) ou dois microfones (um colocado dentro do conduto auditivo sob um tampão e o outro colocado simultaneamente fora da orelha), sendo essa última denominada *field*-MIRE (F-MIRE). A diferença entre os níveis de som medidos simultaneamente pelos microfones interno e externo é denominada *Noise Reduction* (NR), em decibéis. A técnica MIRE apresenta boa correlação à técnica REAT após utilizadas equações de adequação, com a vantagem de poder obter resultados com apenas uma aferição e ser realizada no ambiente de trabalho.[21]

Os EPIs devem permitir atenuação suficiente sem levar à superproteção. A atenuação deve ser suficiente para reduzir os níveis de exposição a pelo menos 85 dBA,[22] mas preferencialmente para 75 a 80 dBA. Os níveis de ruído não devem ser atenuados para menos de 70 dBA, pois isso levará à superproteção. A superproteção pode interferir na comunicação e na capacidade de ouvir sinais de alerta. Em muitas atividades, os trabalhadores precisam ser capazes de ouvir e localizar alguns sons de leve e moderada intensidades claramente.[23] É importante alcançar um equilíbrio entre características de atenuação e conforto para maximizar a eficácia do EPI.[13]

O método REAT é limitado pela máscara de ruído fisiológico, que eleva os valores REAT em 125 e 250 Hz. A variabilidade é inerente ao método REAT, pois é a diferença entre os dois limiares subjetivos. O uso em campo do método REAT tem seus desafios, pois pode ampliar essas limitações que afetam o REAT mesmo em ambientes de laboratório controlados.[24] Com o aumento da popularidade dos "testes de ajuste" individuais e o advento da miniaturização de componentes eletrônicos, as técnicas MIRE e F-MIRE estão se tornando mais adequadas para estimar a atenuação dos EPIs tanto em laboratório quanto em condições ocupacionais do "mundo real".[21]

REDUÇÃO DO RUÍDO

No CA de protetor auricular, emitido pelo Ministério do Trabalho, é apresentada uma tabela de atenuação de ruído. Essa tabela representa a eficiência do EPI na atenuação do ruído que é um dos fatores mais importantes para seleção do modelo de protetor a ser utilizado pelo trabalhador. A tabela apresenta a atenuação média e o desvio-padrão por frequência de 1/1 oitava de 125 a 8.000 Hz e um número único global chamado de *Noise Reduction Rate Subject Fit* (NRRsf). Este número representa a atenuação de toda as bandas de frequência juntas (global) levando em consideração o desvio-padrão para um ruído-padrão (ruído rosa).

Nas frequências de 3.150 Hz e 6.300 Hz não são apresentados atenuação média e desvio-padrão. Desde o início dos anos 2000, o Brasil adota a Norma ANSI S12.6 – *Methods for Measuring the Real-Ear Attenuation of Hearing Protectors* como padrão de atenuação de ruído de protetores auriculares. Essa norma, desde a sua versão de 1997 em diante, avalia as atenuações de protetores auditivos nas bandas de frequência de 125, 250, 500, 1.000, 2.000, 4.000 e 8.000 Hz. No Brasil, essas frequências nunca foram avaliadas, por isso todos os CA de protetores auriculares terão esses campos em branco. A exclusão das frequências de 3.150 e 6.300 Hz dos testes não significa que o trabalhador não estará protegido dos ruídos nessas frequências.

O nível de exposição (NE) ao ruído do colaborador com a utilização do protetor auricular nada mais é do que o nível de ruído do ambiente (nível de pressão sonora – NPS) em que ele se encontra subtraindo o NRRsf obtido da tabela de atenuação no CA.

> NE com o protetor auricular = NPSAmbiente – NRRsf

O cálculo de proteção auditiva do colaborador por NRRsf é apenas uma aproximação, porque é determinado considerando um ambiente com níveis de pressão sonora iguais nas diferentes faixas de frequências, ou seja, um "ruído rosa". Os ruídos existentes em um ambiente de fábrica geralmente possuem diferentes níveis de pressão sonora para as diferentes faixas de frequência. Devido a esse fato, o NRRsf só é válido para ambientes que possuam uma característica de ruído em que em todas as bandas de frequência possuam o mesmo nível de pressão sonora do "ruído rosa". Ainda é importante ressaltar que o NRRsf não deve ser utilizado como único parâmetro de avaliação da eficiência de proteção auditiva em ambientes ruidosos.

É importante realizar uma análise de proteção dos colaboradores por meio do cálculo longo em que é utilizada a atenuação média e o desvio-padrão por banda de frequência (sem utilizar o número único aproximado, NRRsf) obtido no CA. Nesse caso é levada em consideração a distribuição de pressão sonora em função das bandas de frequência dos ruídos encontrados no ambiente ruidoso em que este colaborador se encontra. Por esse método é possível verificar adequadamente se o protetor auricular fornece a atenuação de ruído suficiente para que o nível de exposição ao ruído seja abaixo do limite permitido pela legislação vigente.

Para estimar o uso de EPIs, diferentes estratégias são importantes, como orientar e motivar os trabalhadores periodicamente a utilizarem os protetores auriculares de forma adequada. O oferecimento de EPIs eficientes e confortáveis é fundamental para o uso durante toda a jornada de trabalho. O empregador precisa ter uma boa variedade de EPIs para oferecer a seus funcionários.

REFERÊNCIAS BIBLIOGRÁFICAS

1. Silva VARD, Guimarães AC, Duarte ASM, et al. Is it necessary to perform occupational audiometric testing at 6-months of employment? Braz J Otorhinolaryngol. 2021 Jan.
2. Silva VAR, Mitre EI, Crespo AN. Is noise-induced hearing loss still a public health problem after decades of legislation? Braz J Otorhinolaryngol. 2020;
3. Coles RR, Lutman ME, Buffin JT. Guidelines on the diagnosis of noise-induced hearing loss for medicolegal purposes. Clin Otolaryngol Allied Sci. 2000 Aug;25(4):264-73.
4. Kerr MJ, Neitzel RL, Hong O, Sataloff RT. Historical review of efforts to reduce noise-induced hearing loss in the United States. Am J Ind Med. 2017 Jun;60(6):569-77.
5. Thurston FE. The worker's ear: a history of noise-induced hearing loss. Am J Ind Med. 2013 Mar;56(3):367-77.
6. Davies H, Marion S, Teschke K. The impact of hearing conservation programs on incidence of noise-induced hearing loss in Canadian workers. Am J Ind Med. 2008 Dec;51(12):923-31.
7. Verbeek JH, Kateman E, Morata TC, Dreschler WA, Mischke C. Interventions to prevent occupational noise-induced hearing loss: a Cochrane systematic review. Int J Audiol. 2014 Mar;53 Suppl 2:S84-96.
8. El Dib RP, Mathew JL, Martins RH. Interventions to promote the wearing of hearing protection. Cochrane Database Syst Rev. 2012 Apr;(4):CD005234.
9. John GW, Grynevych A, Welch D, McBride D, Thorne PR. Noise exposure of workers and the use of hearing protection equipment in New Zealand. Arch Environ Occup Health. 2014;69(2):69-80.
10. Daniell WE, Swan SS, McDaniel MM, Camp JE, Cohen MA, Stebbins JG. Noise exposure and hearing loss prevention programmes after 20 years of regulations in the United States. Occup Environ Med. May 2006 May;63(5):343-51.
11. Tantranont K, Codchanak N. Predictors of hearing protection use among industrial workers. Workplace Health Saf. 2017 Aug;65(8):365-71.
12. Byrne DC, Davis RR, Shaw PB, Specht BM, Holland AN. Relationship between comfort and attenuation measurements for two types of earplugs. Noise Health. 2011 Mar-Apr;13(51):86-92.
13. Arezes PM, Miguel AS. Hearing protectors acceptability in noisy environments. Ann Occup Hyg. 2002 Aug; 46(6):531-6.
14. Murphy WJ, Stephenson MR, Byrne DC, Witt B, Duran J. Effects of training on hearing protector attenuation. Noise Health. 2011 Mar-Apr;13(51):132-41.
15. Joseph A, Punch J, Stephenson M, Paneth N, Wolfe E, Murphy W. The effects of training format on earplug performance. Int J Audiol. 2007 Out;46(10):609-18.
16. Tikka C, Verbeek JH, Kateman E, Morata TC, Dreschler WA, Ferrite S. Interventions to prevent occupational noise-induced hearing loss. Cochrane Database Syst Rev. 2017 Jul 7;7:CD006396.
17. El Dib R, Mathew JL, Martins RH. Withdrawn: Interventions to promote the wearing of hearing protection. Cochrane Database Syst Rev. 2013 Nov;(11):CD005234.
18. Tsukada T, Sakakibara H. A trail of individual education for hearing protection with an instrument that measures the noise attenuation effect of wearing earplugs. Ind Health. 2008 Aug;46(4):393-6.
19. Gomes RF, Samelli AG, Bistafa SR. Earmuff efficacy in the workplace using F-MIRE – a case report. Int J Occup Saf Ergon. 2018 Dec;24(4):577-81.
20. Neitzel R, Somers S, Seixas N. Variability of real-world hearing protector attenuation measurements. Ann Occup Hyg. 2006 Oct;50(7):679-91.
21. Nélisse H, Le Cocq C, Boutin J, Laville F, Voix J. Systematic evaluation of the relationship between physical and psychoacoustical measurements of hearing protectors' attenuation. J Occup Environ Hyg. 2015;12(12):829-44.

22. Dobie RA. Industrial audiometry and the otologist. Laryngoscope. 1985 Apr;95(4):382-5.
23. Casali JG, Ahroon WA, Lancaster JA. A field investigation of hearing protection and hearing enhancement in one device: for soldiers whose ears and lives depend upon it. Noise Health. 2009 Jan-Mar;11(42):69-90.
24. Schulz TY. Individual fit-testing of earplugs: a review of uses. Noise Health. 2011 Mar-Apr;13(51):152-62.
25. Berger EH. Methods of measuring the attenuation of hearing protection devices. J Acoust Soc Am. 1986 Jun;79(6):1655-87.
26. Voix J, Laville F. The objective measurement of individual earplug field performance. J Acoust Soc Am. 2009 Jun;125(6):3722-32.
27. Murphy WJ, Flamme GA, Meinke DK, et al. Measurement of impulse peak insertion loss for four hearing protection devices in field conditions. Int J Audiol. 2012 Feb;51 Suppl 1:S31-42.
28. Rawool VW. Hearing conservation : in occupational, recreational, educational, and home settings. 1st ed. Thieme Medical Publishers; 2012.

REGULAMENTAÇÃO DA EXPOSIÇÃO SONORA OCUPACIONAL

Mariana Moreira de Castro Denaro ▪ Anna Paula Batista de Ávila Pires
Mirian Cabral Moreira de Castro

INTRODUÇÃO

A preocupação com a saúde auditiva vem crescendo ao longo dos anos em diversos países. Medidas normativas com o objetivo de prevenir perdas e reduzir danos têm sido adotadas e fiscalizadas. Vários países criaram leis e recomendações para evitar a exposição a ruídos prejudiciais à audição. As principais agências e países que são parâmetros para outros governos em todo o mundo são as agências de órgãos federais americanos OSHA (*Occupational Safety and Health Administration*) e NIOSH (*National Institute for Occupational Safety and Health*), bem como a EU-OSHA (*European Agency for Safety and Health at Work*) na União Europeia.[1] No Brasil, em 1978, foi sancionada a Lei nº 3.214, composta por 29 normas regulamentadoras (NR). Nos dias atuais, a lei é composta por 35 normas regulamentadoras aprovadas pelo Ministério do Trabalho e Emprego. Cada norma regulamentadora está relacionada com um tipo de regulação de saúde e segurança do trabalhador. Algumas dessas normas tratam especificamente da saúde auditiva do trabalhador. A FUNDACENTRO (Fundação José Duprat Figueiredo de Segurança e Medicina do Trabalho) é a agência brasileira de higienistas que elaboram normas de higiene ocupacional que auxiliam no cuidado da saúde do trabalhador.

Há quatro variáveis principais que determinam se o ruído pode causar risco à saúde auditiva. O primeiro fator é o nível de pressão sonora de ruído, representado na unidade logarítmica de decibéis (dB). O segundo é a faixa de frequências a qual o trabalhador é exposto. Entre 1 e 8 kHz estão os níveis de ruído mais comumente medidos, representados pela letra "A" – dBA. Ruídos abaixo de 60 Hz e acima de 8 kHz são representados pela letra "C" – dBC.[1,2] O terceiro fator é o tempo de duração da exposição, importante para o cálculo de quantidade de ruído. Quanto maior a duração da exposição ao ruído, maior o risco de aumento de limiar audiométrico. Ao se determinar se uma exposição ao ruído é perigosa, tanto o nível de ruído quanto a duração precisam ser avaliados simultaneamente. Um método comum de integração, tanto da intensidade quanto da duração do ruído, é o nível de som contínuo equivalente (*Leq*). Representa a média de energia do nível de ruído durante um período definido. Quando as medidas acústicas de *Leq* são feitas por 8 horas na faixa de frequências entre 1 e 8 kHz(A), é utilizado o termo L_{Aeq}.[1,2] O quarto fator, que é considerado principalmente em portarias de ruído ambiental, é a hora do dia. Alguns estudos sugerem que a exposição ao ruído noturno aumenta o risco de perda auditiva, irritabilidade, risco de doenças cardiovasculares, perturbação do sono e comprometimento cognitivo.[3] Para ruído ambiental, a hora do dia quando ocorre a exposição ao ruído é expressa como LDEN (*day/evening/night level*), o que indica o nível médio de pressão sonora ponderada – "A", durante um período de 24 horas. No período noturno, o cálculo é realizado acrescentando-se entre 5 e 10 dB.[1,2]

REGULAMENTAÇÃO DA EXPOSIÇÃO SONORA NOS ESTADOS UNIDOS DA AMÉRICA

Em 1971, a OSHA regulamentou as diretrizes para evitar ruídos ocupacionais potencialmente danosos à audição e definiu a máxima pressão sonora permitida (MPSP) como 90 dBNA por 8 horas. A MPSP é ajustada para durações de exposição mais curtas ou maiores que 8 horas, com correção a cada 5 dB. Assim, a MPSP seria de 95 dBA por uma duração de exposição de 4 horas, enquanto seria de 85 dBA para uma exposição de 16 horas. Além disso, a OSHA limita o nível máximo de pressão sonora de exposição ao ruído a 140 dBC, independente da duração da exposição.[4,5] Embora a OSHA indique 90 dBA como MPSP, os empregadores são obrigados a estabelecer um programa de conservação auditiva quando o nível de exposição atingir 85 dBA. A OSHA exige que os programas de conservação incluam avaliações audiométricas anuais, treinamento de funcionários sobre os riscos associados à exposição excessiva ao ruído e fiscalização do uso de equipamentos de proteção individuais (EPIs) usados pelos funcionários. As avaliações audiométricas anuais de via óssea e aérea devem ser realizadas entre 0,5 e 8 kHz. Os limiares audiométricos anuais devem ser comparados com o exame admissional para determinar se ocorreu uma mudança de limiar significativa. A mudança de limiar significativa é considerada presente apenas quando os limiares aumentam uma média de 10 dB ou mais em 2, 3 e 4 kHz em ambas as orelhas.[1,2]

Embora a OSHA seja responsável por estabelecer regulamentações, o NIOSH é responsável por recomendações para evitar a exposição perigosa ao ruído ocupacional. As recomendações deste instituto para máxima exposição sonora desejável são ligeiramente mais rigorosas do que as regulamentadas pela OSHA. O NIOSH define 85 dBA por 8 horas como o limite de exposição recomendado, com mudança a cada 3 dB.[5] Qualquer aumento ou diminuição de 3 dB na exposição dobra ou reduz pela metade a energia total do ruído.[1]

O NIOSH também recomenda um limite de pressão máxima de 140 dBA e recomenda que um programa de conservação auditiva seja estabelecido para trabalhadores expostos a uma média ponderada de tempo de 8 horas de 85 dBA.

O programa de prevenção recomendado pelo NIOSH é semelhante ao regulamentado pela OSHA. Há diferença em seus critérios para determinar o que constitui uma mudança de limiar induzida pelo ruído. O NIOSH recomenda uma mudança de limiar padrão durante o monitoramento anual de 15 dB(A) entre 500 e 6.000 Hz.[2]

A ACGIH (*American Conference Governmental of Industrial Hygienists*) estabelece que o limite de tolerância para o ruído não protege todos os trabalhadores dos efeitos adversos da exposição ao ruído. O limite de tolerância visa a proteger a maioria da população, de forma que a perda auditiva média produzida pelo ruído nas frequências de 500, 1.000 e 3.000 Hz, durante 40 anos de exposição, não exceda a 2 dB. Assim, os valores dos limites de tolerância são referenciais para um programa de conservação auditiva.

REGULAMENTAÇÃO DA EXPOSIÇÃO SONORA NA UNIÃO EUROPEIA

Desde 1994, a EU-OSHA normatiza a regulamentação da exposição ocupacional ao ruído.[1] A diretiva caracteriza a periculosidade sonora em três níveis distintos, que são chamados de nível de ação inferior, nível de ação superior e nível de limite de ruído. Os ambientes ocupacionais são categorizados em um nível de ação mais baixo se o $L_{Aeq,8h}$ (chamado de nível diário de exposição ao ruído e denotado na diretiva como L_{EX}) atingir 80 dBA ou um valor de pressão máxima de 135 dB(C). Se o ruído atingir um $L_{Aeq,8h}$ de 85 dBA ou tiver um valor máximo de pressão sonora de 137 dBC, ele é classificado como um nível de limite de ação superior. O limite do teto para exposição a ruídos aceitáveis é um L_{Aeq}, em 8 horas, de 87 dBA ou um limite máximo de pressão sonora de 140 dBC, e não há exposição permitida acima deste limite de ruído.[2]

Os níveis de ação inferiores e superiores são distintos entre si, pois exigem práticas de conservação crescentes. Quando o ruído atinge o nível de ação mais baixo, os empregadores devem disponibilizar dispositivos de proteção auditiva aos funcionários e disponibilizar monitoramento auditivo anual. Quando o ruído exceder o nível de ação superior, essas práticas permanecem e o empregador também deve tomar medidas para reduzir ativamente o nível de ruído, seja por meio de controles de engenharia (p. ex., atenuação de ruído) ou práticas organizacionais (p. ex., tempo de exposição reduzido).[1]

REGULAMENTAÇÃO DA EXPOSIÇÃO SONORA NO BRASIL

Em 1978 foi sancionada a Lei nº 3.214, composta por 29 normas regulamentadoras (NRs). Cada NR está relacionada com um tipo de regulação de saúde e segurança do trabalho. Por causa da evolução dos processos produtivos, as NRs sofrem alterações ano após ano com o intuito de melhorar o ambiente para funcionários, a fim de gerar melhorias e mais segurança para os colaboradores. Atualmente temos 35 NRs em vigor. São de observância obrigatória pelas empresas privadas e públicas e pelos órgãos públicos da administração direta e indireta, bem como pelos órgãos dos Poderes Legislativo e Judiciário, que possuam empregados regidos pela Consolidação das Leis do Trabalho (CLT).

A Norma Regulamentadora 6 (NR 6) diz respeito aos requisitos de proteção auditiva. Obriga a empresa a fornecer aos empregados, gratuitamente, EPI adequado ao risco, em perfeito estado de conservação e funcionamento. Compete ao Serviço Especializado em Engenharia de Segurança e em Medicina do Trabalho (SESMT), ouvida a Comissão Interna de Prevenção de Acidentes (CIPA) e trabalhadores, recomendar ao empregador o EPI adequado ao risco existente em determinada atividade.[6] Os protetores auditivos dos tipos circum-auricular (concha), de inserção e semiauricular devem ser utilizados de acordo com os níveis de pressão sonora estabelecidos na Norma Regulamentar 15 (NR 15).[7]

A Norma Regulamentadora 7 (NR 7) estabelece as diretrizes para o desenvolvimento do Programa de Controle Médico de Saúde Ocupacional (PCMSO) com o objetivo de preservar a saúde em relação aos riscos ocupacionais de acordo com o Programa de Gerenciamento de Risco da organização. O PCMSO é parte integrante do conjunto mais amplo de iniciativas da organização no campo da saúde, devendo estar em harmonia com as demais normas regulamentadoras. No PCMSO devem estar descritos os possíveis agravos à saúde relacionados com os riscos ocupacionais, incluindo a Perda Auditiva Induzida pelo Ruído (PAIR), o planejamento dos exames médicos necessários e condutas relacionadas com os achados desses exames.[8]

Na NR 7 são estabelecidas as diretrizes para avaliação e controle médico ocupacional da audição de empregados expostos a níveis de pressão sonora elevados. Quando os níveis de pressão sonora estão acima dos "níveis de ação", independentemente do uso de protetor auditivo, os empregados devem ser submetidos a exames audiométricos e, se necessário, a outros exames complementares. O exame audiométrico deve ser realizado, sempre, pela via aérea nas frequências de 500, 1.000, 2.000. 3.000, 4.000, 6.000 e 8.000 Hz. No caso de alteração detectada no teste pela via aérea, e a audiometria deve ser feita, também, por via óssea, nas frequências de 500, 1.000, 2.000, 3.000 e 4.000 Hz. Podem ser determinados os Limiares de Reconhecimento de Fala (LRF) pelo profissional responsável. O exame audiométrico deve ser realizado, no mínimo, na admissão, anualmente e na demissão. Esse intervalo pode ser reduzido a critério do médico do trabalho.[8]

O Brasil é o único país do mundo que exige que o primeiro exame audiométrico periódico seja realizado após seis meses da admissão. Em outros países, a regulamentação para os programas de conservação auditiva não inclui esta normativa e os exames periódicos são realizados anualmente.[9-11] A exigência legal do primeiro exame periódico com seis meses e anualmentepara trabalhadores expostos ao ruído intenso[12] faz com que os exames médicos deixem de coincidir com os exames audiométricos.[13] Silva *et al*. mostrou não haver diferença significativa entre as médias das frequências 3, 4 e 6 kHz entre o primeiro e segundo exames periódicos (realizados 6 meses e 1 ano após a admissão).[14] Assim, como não há diferença entre eles, poderiam ser substituídos por apenas um exame,12 meses após a admissão, sem prejuízo à saúde do trabalhador em conformidade ao que é realizado no restante do mundo.

São considerados dentro dos limites aceitáveis limiares auditivos menores ou iguais a 25 (vinte e cinco) dB(NA) em todas as frequências examinadas. São considerados sugestivos de Perda Auditiva Induzida pelo Ruído (PAIR) os casos cujos os audiogramas, nas frequências de 3.000 e/ou 4.000 e/ou 6.000 Hz, apresentem limiares auditivos acima de 25 (vinte e cinco) dB(NA) e mais elevados do que nas outras frequências testadas, estando estas comprometidas ou não, tanto no teste da via aérea quanto da via óssea, em um ou em ambos os lados. São considerados também sugestivos de PAIR os casos em que, na comparação com audiograma prévio (de referência), a diferença entre as médias aritméticas dos limiares auditivos no grupo de frequências de 3.000, 4.000 e 6.000 Hz for igual ou maior que 10 (dez) dB(NA) ou houver piora em pelo menos uma das frequências de 3.000, 4.000 ou 6.000 Hz maior ou igual a 15 (quinze) dB(NA), mesmo que limiares auditivos permaneçam menores ou iguais a 25 (vinte e cinco) dB(NA). Não são consideradas alterações sugestivas de PAIR aquelas que não se enquadrem nesses critérios.[8]

Em casos de diagnóstico prévio de PAIR, considera-se agravamento se a diferença entre as médias aritméticas dos limiares auditivos no grupo de frequências de 500, 1.000 e 2.000 Hz, ou no grupo de frequências de 3.000, 4.000 e 6.000 Hz, for igual ou maior a 10 (dez) dB(NA) ou houver piora maior ou igual a 15 (quinze) dB(NA) em uma frequência isolada.[8]

Pacientes expostos a substâncias ototóxicas e/ou vibração simultaneamente ao ruído potencialmente nocivo devem receber especial atenção. Exposições a certos agentes químicos podem resultar em perda auditiva. Em situações nas quais possa haver exposição a ruído, bem como a tolueno, chumbo, manganês ou n-butanol e monóxido de carbono, recomenda-se a realização de audiometrias periódicas que devem ser cuidadosamente revisadas. Outras substâncias sob estudo para efeitos ototóxicos são: tricloroetileno, dissulfeto de carbono, estireno, mercúrio e arsênio. Se houver alteração audiométrica não compatível com PAIR, o médico responsável pelo PCMSO deve verificar a possibilidade de mais de um tipo de agressão concomitante ao sistema auditivo, levando-se em consideração a exposição a vibração e agentes ototóxicos.[15]

O diagnóstico de PAIR e a definição da aptidão para a função ou atividade são atribuições do médico do trabalho responsável pelo PCMSO. A PAIR, por si só, não é indicativa de inaptidão para o trabalho, devendo-se levar em consideração diversos fatores, como: audiometria e sua evolução sequencial; história clínica e ocupacional do empregado; exposição ocupacional e não ocupacional atual e pregressa em níveis de pressão sonora elevados; exposição a outros fatores de risco; programas de conservação auditiva.

A Norma Regulamentadora 9 (NR 9), atualizada em 1994, descreve o Programas de Prevenção de Riscos Ambientais (PPRA). O PPRA faz parte de um grupo mais amplo de iniciativa de prevenção a saúde e integridade do trabalhador, devendo estar articulado com o PCMSO (previsto na NR 7). Medidas para minimização ou controle de riscos ambientais devem ser adotadas quando a exposição ao ruído exceder os valores dos limites previstos na Norma Regulamentadora 15 (níveis médios ponderados acima de 80 dBA por 8 horas).[13]

A Norma Regulamentadora 15 (NR15) estabelece, até a atualidade, os limites de exposição ao ruído ocupacional, com limite de exposição admissível de 85 dBA e taxa de correção de 1 dBA. Os anexos I e II da NR 15 tratam das avaliações para exposição a ruído contínuo e de impacto, respectivamente. O limite de exposição diária para ruído contínuo ou intermitente para exposição de 8 horas é de 85 dB(A). A exposição a 90 dBNA tem limite de 4 horas. O anexo 1 da NR 15 apresenta uma tabela com o tempo máximo de exposição permitido para o intervalo de 85 a 115 dB(A).[7]

Não é permitida exposição em níveis de ruído acima de 115 dB(A) para indivíduos que não estejam adequadamente protegidos. Exposições em níveis de ruído, contínuo ou intermitente, superiores a 115 dB(A), sem proteção adequada, são consideradas de risco grave e iminente. Considerando o incremento igual a 5, ou seja, a cada aumento de 5 dB(A), o tempo máximo diário de exposição ao ruído reduz-se à metade.[7]

A FUNDACENTRO publicou a Norma de Higiene Ocupacional (NHO 1) em 1980, elaborada pela Coordenação da Higiene do Trabalho desta instituição. A norma sugere, além do limite para exposição de 8 horas de 85 dB(A), o incremento de duplicação da dose (q) de 3 dB(A) (incremento que implica na duplicação da dose de exposição ou redução para a metade do tempo máximo permitido).[16] Atualmente, o NIOSH e outros órgãos internacionais também utilizam o incremento igual a 3 dB. Esse critério é mais rigoroso, pois, para o mesmo nível de ruído, o tempo de exposição permitido é bem menor. Assim, por exemplo, para o nível de 91 dB(A), o tempo máximo permitido é de 3 (três) horas e 30 minutos por dia de acordo com a NR 15, enquanto, pelo critério da ACGIH, essa duração máxima é de 2 (duas) horas. A NHO 1 também sugere o limite de exposição de 115 dBNA.

As recomendações da NHO também têm por objetivo estabelecer critérios e procedimentos para avaliação da exposição ocupacional ao ruído. No entanto, não tem equivalência legal, podendo diferir da NR 15. A NHO estabelece que valores a partir de 80 dBNA devem ser computados para avaliação do nível médio ou dose da exposição. Essa avaliação deve ser feita usando medidores de uso pessoal, fixados ao trabalhador. Na indisponibilidade destes equipamentos, podem ser utilizados procedimentos alternativos de medição não fixados ao trabalhador, como medidores de leitura instantânea portados pelo avaliador. A NR 15 estabelece que a medida deve ser feita próxima ao ouvido do trabalhador. Se a exposição está acima de 50% do limite de exposição diária, devem ser iniciadas ações preventivas de forma a minimizar a probabilidade de que as exposições ao ruído causem prejuízos à audição do trabalhador e evitar que o limite seja ultrapassado. O nível de ação corresponde a uma exposição de 82 dBNA por 8 horas.[7,16]

Segundo o Anexo II da NR 15, o ruído de impacto é aquele que apresenta picos de energia acústica de duração inferior a 1 (um) segundo, a intervalos superiores a 1 (um) segundo. O limite de tolerância para ruído de impacto será de 130 dB. Nos intervalos entre os picos, o ruído existente deverá ser avaliado como ruído contínuo.[7]

A NHO 1 elaborou uma tabela correlacionando os níveis de pico máximo admissíveis e o número de impactos ocorridos durante a jornada diária de trabalho. Se ocorre exposição ao ruído de impacto ou impulsivo, a determinação da exposição leva em consideração o nível de pico e o número de impactos ocorridos durante a jornada de trabalho (por exemplo: para níveis de pico de 120 dBNA, são admitidos 10.000 impactos durante a jornada de trabalho; para pico de 130 dBNA, 1.000

impactos). As atividades ou operações que exponham os trabalhadores, sem proteção adequada, a níveis de ruído de impacto superiores a 140 dB (linear), medidos no circuito de resposta para impacto, ou superiores a 130 dB(C), medidos no circuito de resposta rápida (*fast*), oferecerão risco grave e iminente.[16]

Se a dose diária de exposição a ruído for superior a 100% (por exemplo: 8 horas de exposição a 85 dBNa), devem ser adotadas medidas imediatas de controle. Se a dose diária estiver entre 50 e 100%, a exposição é considerada acima do nível de ação e medidas para reduzir a probabilidade de prejuízo à audição do trabalhador devem ser adotadas. Não é permitida em nenhum momento exposição a ruídos (contínuos ou intermitentes) acima de 115 dBNA sem proteção adequada, independente dos valores de exposição diária.

Quando ocorrer a presença simultânea de ruído contínuo ou intermitente e ruído de impacto, a avaliação da exposição ocupacional a ruído de impacto deve ser realizada de forma independente. A participação do ruído de impacto deve ser considerada na avaliação da exposição ao ruído contínuo ou intermitente.

Se a dose diária de exposição exceder o máximo recomendado, devem ser adotadas medidas imediatas de controle. Não é permitida exposição a ruídos de impacto ou impulsivos com níveis de pico superiores a 140 dBNA sem proteção adequada.

A Norma Regulamentadora 17 (NR17) estabelece limites de conforto acústico para trabalhos que requerem concentração mental. Nos locais de trabalho onde são executadas atividades que requerem atenção e uso intelectual, o nível aceitável é de até 65 dBA.[17]

A exposição ao ruído ocupacional está entre as principais causas evitáveis de perda auditiva, zumbido e dificuldade de compreensão da fala no ruído, que, além de causarem perdas em qualidade de vida dos expostos, trazem custos significativos aos sistemas de saúde para seus tratamentos. Efeitos não auditivos da exposição ocupacional ao ruído também resguardam perigos, destacando alterações de sono, ansiedade, depressão além da piora de doenças crônicas preexistentes como, por exemplo, hipertensão arterial. Importante salientar ainda a maior propensão de acidentes no trabalho conforme for maior o nível sonoro que trabalhadores são expostos durante suas jornadas.

Levando em consideração essas questões, normas regulamentadoras e órgãos fiscalizadores foram criados para estabelecer regras e critérios de exposição sonora segura e fiscalização do cumprimento das normas por parte dos empregadores. São de observância obrigatória pelas empresas privadas e públicas e pelos órgãos públicos da administração direta e indireta, bem como pelos órgãos dos Poderes Legislativo e Judiciário, que possuam empregados regidos pela CLT.

No Brasil, a FUNDACENTRO (Fundação José Duprat Figueiredo de Segurança e Medicina do Trabalho) é a agência de higienistas que elaboram normas de higiene ocupacional que auxiliam no cuidado da saúde do trabalhador. Atualmente temos 35 normas regulamentadoras em vigor. Todos os empregadores e as instituições que admitam trabalhadores como empregados devem elaborar e implementar um programa de prevenção de riscos ambientais (PPRA), normalmente confeccionado por um técnico em segurança do trabalho juntamente com um médico do trabalho. É obrigatório também a criação e a implementação por parte das empresas empregadoras do PCMSO com a finalidade de promover e preservar a saúde de seus colaboradores.

REFERÊNCIAS BIBLIOGRÁFICAS

1. Sheppard A, Ralli M, Gilardi A, Salvi R. Occupational noise: Auditory and non-auditory consequences. Int J Environ Res Public Health. 2020;17(23).
2. Rawool VW. Hearing conservation : in occupational, recreational, educational, and home settings. 1st ed. Thieme Medical Publishers; 2012.
3. Basinou V, Park JS, Cederroth CR, Canlon B. Circadian regulation of auditory function. Hear Res. 2017;347:47-55.
4. Kerr MJ, Neitzel RL, Hong O, Sataloff RT. Historical review of efforts to reduce noise-induced hearing loss in the United States. Am J Ind Med. 2017 Jun;60(6):569-77.
5. Thurston FE. The worker's ear: a history of noise-induced hearing loss. Am J Ind Med. 2013 Mar;56(3):367-77.
6. Brasil. Ministério do Trabalho e Emprego. NR 06 – Equipamento de Proteção Individual – EPI. Brasília: Ministério do Trabalho e Emprego; 2015.
7. Brasil. Ministério do Trabalho e Emprego. NR 15 – Atividades e Operações Insalubres. Brasília: Ministério do Trabalho e Emprego; 2014.
8. NR 7, Norma Regulamentadora-7 (1994). Programa de controle médico de saúde ocupacional. Diário Oficial da União, Poder Executivo, Brasília, DF, 30 dez. 1994.
9. Frederiksen TW, Ramlau-Hansen CH, Stokholm ZA, Grynderup MB, Hansen ÅM, Kristiansen J, et al. Noise-induced hearing loss – A preventable disease? Results of a 10-year longitudinal study of workers exposed to occupational noise. Noise Health. 2017 Mar-Apr;19(87):103-11.
10. Verbeek JH, Kateman E, Morata TC, Dreschler WA, Mischke C. Interventions to prevent occupational noise-induced hearing loss: a Cochrane systematic review. Int J Audiol. 2014 Mar;53 Suppl 2:S84-96.
11. Verbeek J, Ivanov I. Essential occupational safety and health interventions for low- and middle-income countries: An overview of the evidence. Saf Health Work. 2013 Jun;4(2):77-83.
12. Brasil. Norma Regulamentadora No. 18 (NR-18). Portaria MTb nº 3.214, de 8 de junho de 1978, "Obras de Construção, Demolição e Reparos.
13. Brasil. Ministério do Trabalho e Emprego. NR 09 – Programa de Prevenção de Riscos Ambientais. Brasília: Ministério do Trabalho e Emprego; 2014.
14. Silva VARD, Guimarães AC, Duarte ASM, et al. Is it necessary to perform occupational audiometric testing at 6-months of employment? Braz J Otorhinolaryngol. 2021 Jan.
15. American Conference of Governmental Industrial Hygienists. 2014
16. Norma de Higiene Ocupacional (NHO)-01. Avaliação da exposição ocupacional ao ruído. Fundacentro. Fundação Jorge Duprat Figueredo de Segurança e Medicina do Trabalho. 2001.
17. NR 17, Norma Regulamentadora-17 (1994). Programa de controle médico de saúde ocupacional. Diário Oficial da União, Poder Executivo, Brasília, DF, 30 dez. 1994.

OTOPROTEÇÃO

Alexandre Scalli Mathias Duarte ■ Laíza Mohana Pinheiro Duarte

INTRODUÇÃO

A prevenção das alterações desencadeadas pela exposição abusiva a níveis elevados de pressão sonora deve ser sempre buscada e é essencial para pessoas expostas a situações de risco para trauma acústico ou trabalhadores expostos a ruídos. A prevenção por meio do uso de equipamentos de proteção individual, protetores auriculares, é a mais amplamente utilizada e com excelentes resultados.[1]

O estresse oxidativo é considerado um dos principais mecanismos que leva a degeneração celular após a exposição a níveis elevados de pressão sonora. A reposta inflamatória coclear, pelo uso de drogas ototóxicas, ruído e trauma vascular, gera principalmente radicais livres de oxigênio (espécies reativas do metabolismo do oxigênio – ROS) que são responsáveis pela oxidação intracelular danosa, levando a morte celular programada de células ciliadas auditivas que resulta em perda auditiva.[2-6]

Capaccio *et al.* relataram que pacientes com perda auditiva neurossensorial súbita, independente da causa, apresentaram níveis séricos mais elevados de radicais livres.[7] Como a produção de radicais livres é associada a muitos estímulos nocivos, o uso de antioxidantes foi considerado para inativar e ou reduzir a geração dessas moléculas causadoras de danos às células.[8] Há evidências em estudos *in vitro* e modelos animais de surdez que o uso de antioxidantes sistêmicos pode atenuar a degeneração de células ciliadas auditivas.[9-11]

Sha *et al.* sugerem uma maior vulnerabilidade ao ruído na espira basal da cóclea, área responsável pela audição das altas frequências, em comparação com as células ciliadas da região apical. Isso pode ser explicado por diferenças no sistema coclear de defesa contra o estresse oxidativo.[12]

Até o momento, grande variedade de antioxidantes vem sendo utilizada em tratamento da perda auditiva neurossensorial, mas seus efeitos permanecem controversos. Alguns estudos mostraram que diferentes vitaminas, usadas como antioxidantes (vitamina A, C ou E), combinadas com um esteroide foram mais benéficas para os pacientes com perda auditiva.[13-18] Yang *et al.* em ensaio clínico mostraram que suplementação de zinco pode melhorar a recuperação de pacientes com perda auditiva reduzindo o estresse oxidativo da cóclea.[19]

CORTICOSTEROIDES

Os esteroides são medicamentos amplamente usados e muito estudados para o tratamento da perda auditiva aguda. Em humanos existem poucos estudos avaliando o benefício do uso dos corticosteroides para o tratamento do trauma acústico. Os dois mais estudados são a dexametasona e a metilprednisolona. Diversos estudos animais comprovaram o benefício da dexametasona transtimpânica na prevenção da perda auditiva causada pelo ruído, quando administrada previamente à exposição ou nos primeiros dias após a exposição.[20]

A intensidade elevada do trauma acústico pode causar um dano coclear intenso e muitas vezes irreversível.[21] O tempo de início para o tratamento com corticoides após a ocorrência do trauma acústico parece ser crucial para a sua eficiência.[22]

A dexametasona é um glicocorticoide muito utilizado no tratamento de surdez súbita. Alguns estudos sugerem o seu uso no tratamento do trauma acústico. Camundongos expostos a ruído de 110 dB durante 25 minutos foram divididos em dois grupos: os tratados com dexametasona intratimpânica e os outros, com solução salina. Foram realizadas emissões otoacústicas antes da exposição 7 e 10 dias após o trauma. Os camundongos tratados com dexametasona intratimpânica tiveram audição significativamente melhor do que os controles.[23]

A metilprednisolona intratimpânica em cobaias expostas ao ruído mostrou que os animais que receberam esse tratamento apresentaram limiares de potencial evocado auditivo de tronco encefálico significativamente melhores em 4 semanas em comparação com aqueles tratados com soro fisiológico. Observou-se significativamente melhor preservação das células ciliadas na cóclea de cobaias que recebem metilprednisolona intratimpânica em comparação com aquelas tratadas com soro fisiológico.[24] Injeção intratimpânica de metilprednisolona em camundongos administrada após trauma acústico demonstrou reduzir a perda de células ciliadas externas.[25]

N-ACETILCISTEÍNA

A N-acetilcisteína (NAC) é um precursor da glutationa, importante antioxidante no corpo humano.[26-28] Radicais livres podem causar danos auditivos nas células ciliadas ativando morte celular apoptótica.[29] O mecanismo de ação da NAC no tratamento da perda auditiva baseia-se na alteração do *status* oxidativo que contribui para a lesão coclear.[30] A glutationa é considerada um dos principais antioxidantes celulares.[31,32] A suplementação oral com NAC aumenta os níveis de glutationa intracelular.[30]

Alguns ensaios clínicos avaliaram a eficácia da NAC para a prevenção da audição nos casos de perda auditiva induzida por elevados níveis de pressão sonora.[26,33] Feldman *et al.*

demonstraram que a NAC preveniu perda auditiva induzida por gentamicina em pacientes em hemodiálise.[34] Alguns estudos demonstram melhores recuperações em caso de perda auditiva neurossensorial súbita, quando se utiliza NAC e corticosteroide associados, em comparação com o uso isolado de corticosteroide, principalmente nas altas frequências.[30,35] O específico mecanismo desta terapia combinada permanece desconhecido. Embora um estudo tenha sugerido que a NAC sozinha pode melhorar a perda auditiva sensório-neural súbita, alguns estudos *in vitro* indicaram que é o efeito sinérgico da NAC e esteroides que pode desempenhar um papel na proteção das células ciliadas do estresse oxidativo.[35]

Estudo experimental com ratos expostos a ruído de 110 dB por 6 horas consecutivas demonstrou que, no uso prévio de NAC por 7 dias consecutivos antes da exposição, o dano coclear observado por microscopia foi significativamente menor do que no grupo controle, demonstrando, portanto, o efeito protetor da NAC em ratos.[36]

Outro estudo prospectivo duplo-cego com 53 trabalhadores divididos em grupos recebendo NAC na dose de 1.200 mg/dia por 14 dias ou placebo antes da exposição a ruído ocupacional de intensidade variando de 80-90 dB demonstrou que o grupo que usou a NAC teve variações dos limiares auditivos significativamente menor do que o grupo placebo.[37]

Estudos mais amplos relacionados com a NAC e possíveis associações e subtipos de perda auditiva neurossensorial, assim como maiores evidências, são necessários para determinar se a terapia antioxidante por si só é eficaz.

ÁCIDO ALFA-LIPOICO (ALA)

O ALA é um antioxidante biológico e um potente catalisador de radicais livres. Em modelos animais, reduziu a perda auditiva induzida pela idade e por cisplatina por proteger e reparar danos no DNA mitocondrial.[38] Apresentou resultados promissores contra a exposição ao ruído, mas ainda são necessários estudos em grandes populações para avaliar seu efeito sobre as perdas auditivas transitórias e permanentes.

Ebselen

Ebselen é uma molécula sintética do medicamento organosselênio com atividade anti-inflamatória, antioxidante e citoprotetora. Ele age como um imitador da glutationa peroxidase (GPx1). A GPx1 é uma enzima catalítica antioxidante altamente expressa nas células ciliadas internas, células de suporte, neurônios do gânglio espiral, estria vascular e ligamento espiral. A suscetibilidade da perda auditiva por ruído está relacionada com polimorfismos da GPx122. Em estudo duplo-cego randomizado, placebo-controlado, fase 2, com adultos sem perda prévia de audição, Ebselen nas doses de 200, 400, 600 mg ou placebo foram administrados duas vezes por dia durante 4 dias, iniciando 2 dias antes da exposição a ruído intenso por 15 minutos. Observou-se que o grupo que tomou Ebselen na dose de 400 mg duas vezes por dia apresentou menos reduções transitórias dos limiares audiométricos e sem efeitos colaterais observados.[39] O Ebselen é uma substância promissora para a prevenção da perda auditiva causada por ruído, porém mais estudos com um maior número de participantes são necessários para comprovar os efeitos e a sua segurança.

Vitaminas

Alguns estudos populacionais sugerem que uma dieta balanceada sem deficiência de vitaminas está associada com melhores níveis de audição especificamente nas frequências altas. O papel de vitaminas e micronutrientes, como a vitamina C, vitamina A, vitamina B2, vitamina B3, vitamina B12, betacaroteno, licopeno e magnésio, ainda não está claro, mas a deficiência de algum destes micronutrientes pode agravar a perda auditiva induzida pelo ruído e o zumbido.[40,41]

Magnésio

Estudos mostram a utilização do magnésio para prevenção e tratamento de pacientes vítimas de trauma acústico, devido a sua baixa toxicidade, efeito vasodilatador, reduzindo radicais livres, e possível efeito neuroprotetor. Um grupo de pesquisadores estudou os efeitos da suplementação de Magnésio para a prevenção de rebaixamento auditivo induzido por níveis elevados de pressão sonora. No primeiro estudo, 300 militares foram randomizados em suplementação de 167 mg de magnésio por dia ou placebo. Observou-se redução das variações dos limiares audiométricos no grupo que tomou magnésio.[42] No segundo estudo, com 20 voluntários expostos a ruído de 90 dB por 10 minutos por dia, após 10 dias de tratamento com 122 mg de aspartato de magnésio ou placebo, observou-se redução das variações dos limiares audiométricos no grupo que tomou aspartato de magnésio na comparação com o placebo. Os autores concluem que níveis elevados de magnésio podem prevenir o dano auditivo causado pelo ruído.[43]

Curcumina

A curcumina é um componente ativo do açafrão da índia, com propriedades antimicrobianas, antioxidantes e anti-inflamatórias. Estudos prévios mostraram a segurança para uso em humanos mesmo em altas doses. Devido as propriedades antioxidantes e anti-inflamatórias da curcumina, um estudo foi realizado em ratos para avaliar seu efeito protetor contra o trauma acústico. O estudo demonstrou que, no grupo em que foram administradas injeções de curcumina uma hora antes do trauma acústico nos três dias subsequentes, o dano nas células ciliadas da cóclea foi menor e não foi observada alteração nas emissões otoacústicas.[44]

A utilização de fármacos antioxidantes vem-se mostrando como alternativa complementar para prevenção de perda auditiva induzida por níveis elevados de pressão sonora. Apesar dos efeitos estatisticamente significativos com diversos deles, o valor clínico geral da prevenção farmacológica permanece incerto. Futuros estudos clínicos poderão demonstrar o efeito protetor em humanos auxiliando na prevenção e no tratamento das lesões cocleares desencadeadas pelo ruído.

REFERÊNCIAS BIBLIOGRÁFICAS

1. Mardassi A, Turki S, Mbarek H, Hachicha A, Benzarti S, Abouda M. Acute acoustic trauma: how to manage and how to prevent? Tunis Med. 2016;94(11):664.
2. Kamogashira T, Fujimoto C, Yamasoba T. Reactive oxygen species, apoptosis, and mitochondrial dysfunction in hearing loss. Biomed Res Int. 2015;2015:617207.

3. Abi-Hachem RN, Zine A, Van De Water TR. The injured cochlea as a target for inflammatory processes, initiation of cell death pathways and application of related otoprotectives strategies. Recent Pat CNS Drug Discov. 2010;5:147-63.
4. Liu W, Staecker H, Stupak H, Malgrange B, Lefebvre P, Van De Water TR. Caspase inhibitors prevent cisplatin-induced apoptosis of auditory sensory cells. Neuroreport. 1998;9:2609-14.
5. Van De Water TR, Lallemend F, Eshraghi AA, Ahsan S, He J, Guzman J, et al. Caspases, the enemy within, and their role in oxidative stress-induced apoptosis of inner ear sensory cells. Otol Neurotol. 2004;25:627-2.
6. Nicotera TM, Ding D, McFadden SL, Salvemini D, Salvi R. Paraquat-induced hair cell damage and protection with the superoxide dismutase mimetic m40403. Audiol Neurootol. 2004;9:353-62.
7. Capaccio P, Pignataro L, Gaini LM, Sigismund PE, Novembrino C, De Giuseppe R, et al. Unbalanced oxidative status in idiopathic sudden sensorineural hearing loss. Eur Arch Otorhinolaryngol. 2012;269:449-53.
8. Mari M, Morales A, Colell A, García-Ruiz C, Fernández-Checa JC. Mitochondrial glutathione, a keysurvival antioxidant. Antioxid Redox Signal. 2009;11:2685-700.
9. Kopke RD, Weisskopf PA, Boone JL, Jackson RL, Wester DC, Hoffer ME, et al. Reduction of noise-induced hearing loss using L-NAC and salicylate in the chinchilla. Hear Res. 2000;149:138-46.
10. Ohinata Y, Miller JM, Schacht J. Protection from noise-induced lipid peroxidation and hair cell loss in the cochlea. Brain Res. 2003;966:265-73.
11. Liu W, Xu X, Fan Z, Sun G, Han Y, Zhang D, et al. Wnt signaling activates TP53-induced glycolysis and apoptosis regulator and protects against cisplatin-induced spiral ganglion neuron damage in the mouse cochlea. Antioxid Redox Signal. 2019;30:1389-410.
12. Sha SH, Taylor R, Forge A, Schacht J. Differential vulnerability of basal and apical hair cells is based on intrinsic susceptibility to free radicals. Hear Res. 2001;155:1-8.
13. Le TN, Straatman LV, Lea J, Westerberg B. Current insights in noise-induced hearing loss: a literature review of the underlying mechanism, pathophysiology, asymmetry, and management options. J Otolaryngol Head Neck Surg. 2017;46(1):41.
14. Gupta A, Koochakzadeh S, Nguyen SA, Brennan EA, Meyer TA, Lambert PR. Pharmacological prevention of noise-induced hearing loss: A systematic review. Otol Neurotol. 2021;42(1):2-9.
15. Joachims HZ, Segal J, Golz A, Netzer A, Goldenberg D. Antioxidants in treatment of idiopathic sudden hearing loss. Otol Neurotol. 2003;24: 572-5.
16. Hatano M, Uramoto N, Okabe Y, Furukawa M, Makoto I. Vitamin E and vitamin C in the treatment of idiopathic sudden sensorineural hearing loss. Acta Otolaryngol. 2008;128:116-21.
17. Kang HS, Park JJ, Ahn SK, Hur DG, Kim HY. Effect of high dose intravenous vitamin C on idiopathic sudden sensorineural hearing loss: a prospective single-blind randomized controlled trial. Eur Arch Oto Rhino Laryngol. 2013;270:2631-6.
18. Kaya H, Koç AK, Sayın Ý, Güneş S, Altıntaş A, Yeğin Y, et al. Vitamins A, C, and E and selenium in the treatment of idiopathic sudden sensorineural hearing loss. Eur Arch Otorhinolaryngol. 2015;272:1119-25.
19. Yang CH, Ko MT, Peng JP, Hwang CF. Zinc in the treatment of idiopathic sudden sensorineural hearing loss. Laryngoscope 2011;121:617-21.
20. Sakat MS, Kilic K, Bercin S. Pharmacological agents used for treatment and prevention in noise-induced hearing loss. Eur Arch Otorhinolaryngol. 2016;273(12):4089-101.
21. Wada T, Sano H, Nishio SY, Kitoh R, Ikezono T, Iwasaki S, et al. Differences between acoustic trauma and other types of acute noise-induced hearing loss in terms of treatment and hearing prognosis. Acta Otolaryngol. 2017;137(sup565):S48-S52.
22. Salihoğlu M, Ay H, Cincik H, Cekin E, Cesmeci E, Memis A, et al. Efficiency of hyperbaric oxygen and steroid therapy in treatment of hearing loss following acoustic trauma. Undersea Hyperb Med. 2015;42(6):539-46.
23. Gumrukcu SS, Topaloglu İ, Salturk Z, Tutar B, Atar Y, Berkiten G, et al. Effects of intratympanic dexamethasone on noise-induced hearing loss: An experimental study. Am J Otolaryngol. 2018;39(1):71-3.
24. Zhou Y, Zheng H, Shen X, Zhang Q, Yang M. Intratympanic administration of methylprednisolone reduces impact of experimental intensive impulse noise trauma on hearing. Acta Otolaryngol. 2009;129(6):602-7.
25. Ozdogan F, Ensari S, Cakir O, Ozcan KM, Koseoglu S, Ozdas T, et al. Investigation of the cochlear effects of intratympanic steroids administered following acoustic trauma. Laryngoscope. 2012;122(4):877-82.
26. Duan M, Qiu J, Laurell G, Olofsson A, Counter SA, Borg E. Dose and time-dependent protection of the antioxidant N-L-acetylcysteine against impulse noise trauma. Hear Res. 2004;192:1-9.
27. Lin CY, Wu JL, Shih TS, Tsai PJ, Sun YM, Ma MC, et al. N-Acetyl-cysteine against noise-induced temporary threshold shift in male workers. Hear Res. 2010;269:42-7.
28. Yamane H, Nakai Y, Takayama M, Iguchi H, Nakagawa T, Kojima A. Appearance of free radicals in the guinea pig inner ear after noise-induced acoustic trauma. Eur Arch Otorhinolaryngol. 1995;252:504-8.
29. Kamogashira T, Fujimoto C, Yamasoba T. Reactive oxygen species, apoptosis, and mitochondrial dysfunction in hearing loss. Biomed Res Int. 2015;2015:617207.
30. Angeli SI, Abi-Hachem RN, Vivero RJ, Telischi FT, Machado JJ. L-N-Acetylcysteine treatment is associated with improved hearing outcome in sudden idiopathic sensorineural hearing loss. Acta Otolaryngol. 2012;132:369-6.
31. Pathak S, Stern C, Vambutas A. N-Acetylcysteine attenuates tumor necrosis factor alpha levels in autoimmune inner ear disease patients. Immunol Res. 2015;63:236-45.
32. Tillinger JA, Gupta C, Ila K, Ahmed J, Mittal J, Van De Water TR, et al. l-N-acetylcysteine protects outer hair cells against TNFalpha initiated ototoxicity in vitro. Acta Otolaryngol. 2018;138:676-84.
33. Kopke RD, Jackson RL, Coleman JK, Liu J, Bielefeld EC, Balough BJ. NAC for noise: from the bench top to the clinic. Hear Res. 2007;226:114-25.
34. Feldman L, Efrati S, Eviatar E, Abramsohn R, Yarovoy I, Gersch E, et al. Gentamicin-induced ototoxicity in hemodialysis patients is ameliorated by N-acetylcysteine. Kidney Int. 2007;72:359-63.
35. Chen SL, Ho CY, Chin SC. Effects of oral N-acetylcysteine combined with oral prednisolone on idiopathic sudden sensorineural hearing loss. Medicine 2022;101:26(e29792).
36. Ada S, Hanci D, Ulusoy S, Vejselova D, Burukoglu D, Muluk NB, et al. Potential protective effect of N-acetyl cysteine in acoustic trauma: An experimental study using scanning electron microscopy. Adv Clin Exp Med. 2017;26(6):893-7.
37. Lin CY, Wu JL, Shih TS, Tsai PJ, Sun YM, Ma MC, et al. N-Acetyl-cysteine against noise-induced temporary threshold shift in male workers. Hear Res. 2010;269(1-2):42-7.
38. Quaranta N, Dicorato A, Matera V, D'Elia A, Quaranta A. The effect of alpha-lipoic acid on temporary threshold shift in humans: a preliminary study. Acta Otorhinolaryngol Ital. 2012;32(6):380-5.

39. Kil J, Lobarinas E, Spankovich C, Griffiths SK, Antonelli PJ, Lynch ED, et al. Safety and efficacy of ebselen for the prevention of noise-induced hearing loss: a randomised, double-blind, placebo-controlled, phase 2 trial. Lancet. 2017;390(10098):969-79.
40. Sha SH, Schacht J. Emerging therapeutic interventions against noise-induced hearing loss. Expert Opin Investig Drugs. 2017;26(1):85-96.
41. Choi YH, Miller JM, Tucker KL, Hu H, Park SK. Antioxidant vitamins and magnesium and the risk of hearing loss in the US general population. Am J Clin Nutr. 2014;99(1):148-55.
42. Attias J, Weisz G, Almog S, Shahar A, Wiener M, Joachims Z, et al. Oral magnesium intake reduces permanent hearing loss induced by noise exposure. Am J Otolaryngol. 1994;15(1):26-32.
43. Attias J, Sapir S, Bresloff I, Reshef-Haran I, Ising H. Reduction in noise-induced temporary threshold shift in humans following oral magnesium intake. Clin Otolaryngol Allied Sci. 2004;29(6):635-41.
44. Soyalıç H, Gevrek F, Karaman S. Curcumin protects against acoustic trauma in the rat cochlea. Int J Pediatr Otorhinolaryngol. 2017;99:100-6.

TENDÊNCIAS FUTURAS PARA PREVENÇÃO E TRATAMENTO DA PAIR E DA PERDA AUDITIVA NEUROSSENSORIAL

Vanessa Mazanek Santos ▪ Vagner Antonio Rodrigues da Silva

INTRODUÇÃO

O controle da exposição ao ruído é a forma mais eficaz para prevenção da perda auditiva induzida por ruído (PAIR). O uso de equipamentos de proteção individual (EPIs), além de medidas de engenharia e tecnologia com aperfeiçoamento de maquinário para que sejam cada vez mais silenciosos, é fundamental para reduzir o risco de os trabalhadores desenvolverem perda auditiva. Diante da dificuldade de conscientização do uso efetivo de EPI e de locais de trabalho com nível de intensidade sonora totalmente controlados, têm surgido fármacos e terapias alternativas para otoproteção.

A fisiopatologia da lesão na orelha interna e no sistema nervoso central causada pela exposição ao ruído é complexa. Na orelha interna, enquanto as células ciliadas atuam na transdução do estímulo acústico em sinal elétrico, as células de suporte garantem a sua sustentação e viabilizam condições de reparo na eventualidade de um dano ciliar. Esse processo ocorre continuamente e de modo eficaz nas exposições curtas ou de baixa intensidade. Entretanto, quando o estímulo sonoro supera a capacidade regenerativa desse eficaz conjunto, há lesão permanente das células ciliadas e dos neurônios do gânglio espiral.[1] A susceptibilidade de cada orelha ao dano é individual. Herança genética, estresse oxidativo, inflamação, sobrecarga de cálcio, excitotoxicidade do glutamato e a alteração do metabolismo energético são os principais fatores envolvidos no desenvolvimento da PAIR.[2] Assim, uma vez que vários mecanismos diferentes estão implicados na perda auditiva resultante da exposição a níveis perigosos de ruído ou ototoxinas, é evidente que também uma série de agentes farmacológicos estejam sendo investigados na tentativa de abordar cada um dos mecanismos subjacentes.

O tratamento de patologias da orelha interna é um desafio. Não só pela extrema sensibilidade das estruturas, mas também devido à presença de várias barreiras fisiológicas, principalmente a barreira hematolabiríntica (BHL) que limita a permeabilidade da orelha interna e reduz a eficácia de vários medicamentos.[3] Assim, apesar dos recentes avanços para reparo e regeneração da cóclea, atualmente há apenas intervenções farmacológicas, biológicas ou mecânicas promissoras para perda auditiva ainda não comprovadas por grandes ensaios clínicos.

Embora os medicamentos possam chegar na orelha interna por meio da administração sistêmica, o suprimento sanguíneo limitado e a dificuldade de transposição da BHL muitas vezes levam à concentração local de medicamentos inferior aos critérios de tratamento. Para alcançar concentrações de efeito terapêutico, seriam necessárias grandes doses de drogas, o que poderia causar efeitos sistêmicos indesejados, como no caso dos glicocorticoides utilizados para tratamento da surdez súbita.[3]

O uso medicamentos aplicados na orelha média (injeção intratimpânica) permite que a droga se difunda para a orelha interna através da janela redonda, evitando a BHL, com teoricamente maior eficácia e menor incidência de efeitos colaterais advindos do uso sistêmico. Essa alternativa de via medicamentosa surgiu em 1956 com Schuknecht que utilizou, pela primeira vez, a injeção intratimpânica (IT) de estreptomicina para tratamento da doença de Ménière com bons resultados.[4] Embora essa via demonstre de fato maior concentração de drogas na peri e endolinfa quando comparada à via oral, a concentração de droga que de fato atinge a orelha interna depende da dose de droga que entra em contato direto com a membrana de janela redonda na orelha média.[5] Assim, a diferença da permeabilidade dessa região impacta a absorção e a eliminação de medicamentos, dificultando a formulação de um padrão para dosagem de medicamentos.[5]

Ao injetar o medicamento na orelha média, a droga pode não ser capaz de entrar em contato com a janela redonda por chegar antes na tuba auditiva, desviando-se para a rinofaringe, o que dificulta a chegada na orelha interna. A fim de transpor essas limitações, a administração de drogas via intracoclear permite que o medicamento chegue diretamente na orelha interna. São vários os métodos que oferecem acesso direto à cóclea: cocleostomia seguida de injeção direta, bomba osmótica e até mesmo alguns tipos de eletrodos de implante coclear poderiam servir de meio de transporte para essas medicações.[5] Entretanto, o acesso a esse nobre órgão traz em si o inerente risco de infecção e piora da audição. Novas abordagens para o oferecimento de drogas para a orelha interna consideraram essas limitações e estudam o emprego de novos biomateriais para prolongar a exposição de drogas a células-alvo com invasão mínima.[6]

MEDICAMENTOS DE USO SISTÊMICO
Glicocorticoides

Eficazes no tratamento das perdas auditivas súbitas, essa classe medicamentosa é conhecida pelo alto potencial anti-inflamatório, principalmente pela inibição da síntese de prostaglandinas e leucotrienos. A literatura mostra que, quando administrados na sequência de ruídos brancos intensos, apresentam melhores taxas de recuperação auditiva, aferidas por potenciais evocados de tronco encefálico e emissões otoacústicas por produto de distorção, se comparados aos resultados após placebo.[7] Dentro desse grupo, a dexametasona intratimpânica é aquela que apresenta maiores evidências, inclusive com resultados melhores quanto maiores as doses aplicadas na orelha média de modelos animais, tanto antes quanto após a exposição ao ruído danoso.[7,8]

Antioxidantes

A exposição ao ruído pode aumentar as demandas energéticas das células ciliadas, levando à superprodução de radicais livres e causando traumas temporários. Se a superprodução persistir, é possível que haja perda permanente de células ciliadas. Outros fatores ambientais que pioram o estresse oxidativo coclear e reduzem o fluxo sanguíneo incluem toxinas, como tolueno, tabagismo e hiperlipidemia. Devido ao papel do estresse oxidativo em muitos tipos de perda auditiva adquirida, os antioxidantes parecem ser ideais na prevenção da perda auditiva.[9]

O Ebselen é a medicação desse grupo até então mais avançada em fase de estudo e é possível que possa reduzir o estresse oxidativo.[10] Outros antioxidantes, como a N-acetilcisteína, também se mostram eficazes quando realizados como otoproteção antes do estímulo auditivo lesivo; entretanto, embora já tenha sido demonstrado em modelos animais,[11] ainda há pouca evidência quando avaliado em seres humanos.[12]

Vitaminas

Alguns estudos populacionais sugerem que uma dieta balanceada sem deficiência de vitaminas está associada a melhores níveis de audição, especificamente, nas frequências altas. O papel de vitaminas e micronutrientes, como a vitamina C, vitamina A, vitamina B2, vitamina B3, vitamina B12, betacaroteno, licopeno e magnésio, ainda não está claro, mas a deficiência de algum destes micronutrientes pode agravar a perda auditiva induzida pelo ruído e o zumbido.[10]

Metabólitos, como a cobalamina (vitamina B12), são úteis na estabilização da atividade neural e podem melhorar a função endotelial vascular. Entre os militares, a deficiência de B12 é encontrada com mais frequência entre aqueles que sofrem de PAIR e zumbido em comparação com aqueles com audição normal ou apenas PAIR. As mudanças temporárias de limiar de 3 a 4 kHz medidas 2 minutos após o fim de uma exposição de ruído são significativamente menores quando a cobalamina é administrada para aumentar os níveis de B12 no soro para mais de 2.350 pg/mL.[13]

Outras substâncias, como o ginseng e a coenzima Q10,[12,14] combinadas ou não com Vitamina A,[15] vitamina E e vitamina B12,[16,17] demonstraram benefício em modelos animais ou pequenos grupos populacionais, ainda assim não é possível afirmar que essa forma de terapia traria algum benefício de forma significativa em seres humanos e grandes grupos populacionais.

Vasodilatadores

A exposição ao ruído pode reduzir o suprimento de sangue para a cóclea em 70%. É esperado que agentes que possam melhorar o fluxo sanguíneo minimizem a perda auditiva induzida pela isquemia. Um aumento no magnésio extracelular está associado à vasodilatação das artérias, esfíncteres pré-capilares e veias. Assim, a suplementação com magnésio vem sendo estudada para a prevenção e tratamento de pacientes com trauma acústico, devido a baixa toxicidade, efeito vasodilatador reduzindo os radicais livres e possível efeito neuroprotetor.[18]

GÂNGLIO ESPIRAL

O glutamato é um neurotransmissor excitatório que atua nas sinapses das células ciliadas internas (CCI) com o oitavo par craniano. Altos níveis de glutamato podem estimular demasiadamente as células pós-sinápticas e causar edema nos corpos celulares e dendritos. A excitotoxicidade é um processo complexo desencadeado pela superativação de receptores de glutamato que resulta em morte celular neuronal degenerativa. Este processo é considerado essencial na fisiopatologia da PAIR.[19]

Lesões de algumas células do gânglio espiral (GE) podem causar dificuldades auditivas em ambientes barulhentos, zumbidos e outras disfunções auditivas.[20] Após a superexposição (> 100 dB de nível de pressão sonora), os danos nas células ciliadas podem ser visíveis em poucos minutos, enquanto a morte das células do GE é adiada por meses a anos.[21] O uso de agonistas do receptor de glutamato, incluindo AMPA e kainite, poderia imitar esse processo,[22] mas o edema da sinapse aferente pode ser evitado pelo tratamento com um antagonista do glutamato.[23] Esses resultados sugerem uma contribuição da excitotoxicidade para os danos do GE induzidos pela exposição ao ruído. Além disso, um influxo de Ca^{2+} nos diferentes nervos da cóclea leva à apoptose mediada por caspase dependente de cálcio pela via intrínseca (mediada por mitocôndrias).[23,24]

Atualmente, não há terapias clínicas para prevenir a degeneração do GE ou para regenerar as células perdidas. Inúmeros esforços foram feitos para explorar terapias potenciais que poderiam amenizar a degeneração das células do GE. Agentes que possam interferir na progressão da degeneração do GE são candidatos promissores para tratamento da PAIR. Essas terapias farmacológicas incluem reguladores metabólicos mitocondriais, moduladores de autofagia, antioxidantes ou inibidores de quinases e apoptose. Embora as bombas osmóticas contendo fatores neurotróficos tenham sido utilizadas para tratar modelos de animais surdos com resultados promissores, as preocupações com a duração da eficácia restringem sua aplicação clínica.[25]

NANOTECNOLOGIA

A barreira hematolabiríntica limita o acesso à orelha interna e dificulta a eficácia de várias terapias medicamentosas. Semelhante à barreira hematoencefálica que separa o fluido intersticial cerebral do sangue, ela cobre todas as estruturas primárias de barreira anatômica que separam fluidos e tecidos cocleares (e vestibulares) do sangue. A barreira consiste em capilares não fenestrados com um revestimento endotelial contínuo, com *tight junctions* entre as células endoteliais. As *tight junctions* excluem preferencialmente muitos compostos de alto peso molecular do sangue, bem como a maioria dos agentes e restringem sua entrada nos tecidos da orelha interna.[17] O uso de nanotecnologia para administração de medicamentos representa uma estratégia inovadora para o tratamento de patologias da orelha interna. Materiais com nanoestruturas específicas não apenas tem a habilidade encapsular e transportar medicamentos para a orelha interna, mas também estabilizam e mantém a liberação sustentada por maior tempo.[26]

Na última década, muitos sistemas de nanopartículas (NP), nanocarregadores ou nanovetores foram desenvolvidos para a entrada de medicamentos na orelha interna: NPs de ácido poliláctico/glicólico (PLGA), NPs magnéticas, NPs lipídicas e polímeros.[27] Nanoportadores, como polímeros, NP de sílica e fosfolipídico, podem transportar com sucesso medicamentos através da janela redonda para orelha interna, especialmente integrando-os com hidrogéis. Algumas propriedades específicas dos nanomateriais poderão ser empregadas para diagnóstico de doenças da orelha interna no futuro. NPs de óxido de ferro são magnéticas, e seu movimento é controlado por um campo magnético externo. As NPs lipossomais contendo gadolínio podem ser observadas por ressonância nuclear magnética.[28]

Algumas classes de NPs têm características adicionais que oferecem outras vantagens preventivas e diagnósticas únicas combinadas com a aplicação na orelha média. Os nanocarregadores possuem menor tamanho de partícula e têm alta capacidade de carregamento de drogas, com a capacidade de liberação controlada e sustentada, além proteger a droga de degradação, e reduzem a frequência de dosagem. Mas, devido ao menor tamanho e carga superficial, têm pouca capacidade de entrega de medicamentos, baixa estabilidade e baixo acúmulo em órgãos saudáveis.[29]

Em comparação com a injeção IT de dexametasona, a nanotecnologia tem grandes vantagens no tratamento medicamentoso da perda auditiva. Os nanomateriais de hidrogel fornecem a liberação sustentada da droga e aumentam o tempo de persistência das drogas em cerca de 24 vezes.[30] O uso de um material conhecido por "poloxamer 407" levou a uma distribuição mais homogênea de dexametasona ao longo do comprimento da cóclea.[31]

Nanomateriais e produtos tecnológicos relacionados podem auxiliar tanto no diagnóstico quanto no tratamento específico e eficiente da perda auditiva, além de outras doenças da orelha interna, como tumores e processos inflamatórios. Nas aplicações de nanomateriais no diagnóstico e tratamento da perda auditiva, deve-se dar atenção à biodegradabilidade dos nanomateriais e sua otoxicidade *in vivo*. Embora alguns estudos tenham constatado que as NPs podem ter otoxicidade, não há um relato claro sobre a otoxicidade dos nanomateriais em seres humanos.[32]

O custo de desenvolvimento e fabricação de NPs para aplicação clínica é significativamente maior do que os tratamentos tradicionais.[33] Muitos pacientes com perda auditiva podem optar por uma injeção IT de baixo custo e conveniente para o tratamento. É difícil combinar perfeitamente a bioatividade dos nanomateriais atuais com as condições necessárias para o crescimento e proliferação de células ciliadas na orelha interna, mas é possível projetar nanodrogas que promovam a diferenciação de células-tronco em células da via auditiva. Se os nanomateriais puderem levar células-tronco para a orelha interna e promover a diferenciação em células ciliadas em locais específicos, será um grande avanço no tratamento da perda auditiva com recuperação significativa.[29]

A aplicação de nanomateriais no diagnóstico e tratamento de doenças de perda auditiva ainda é recente, porém absolutamente promissora. No futuro, os nanomateriais ideais devem ser mais universais, capazes de carregar mais drogas terapêuticas com várias funções, como prevenir a rápida degradação, reter efeitos de segmentação e prolongar o tempo de ação na orelha interna. Esse tipo de material não deve apenas ter melhor eficácia em várias doenças da perda auditiva interna do ouvido, mas também ter maior permeabilidade e nenhum efeito colateral. Ainda há uma grande lacuna entre a pesquisa básica e a aplicação clínica de nanomateriais, por isso é necessário estudar a segurança e eficácia deles.

CRIOTERAPIA

O uso da crioterapia para otoproteção tem-se mostrado promissor pela literatura, mas ainda incipiente até o momento. A grande parte dos estudos demonstra claros benefícios em modelos animais, porém, ao avaliar o que já existe publicado até então, fica clara a falta de evidências até o momento que sustem o avançar de testes em humanos, já que os estudos até então publicados são bastante heterogêneos quanto a metodologia e objetivos.[34]

As frentes de estudos são inúmeras, e, uma vez que o uso de temperaturas variadas no conduto auditivo externo já seja utilizado para diagnósticos do sistema vestibular, é curioso que esse tema não tenha sido objeto de mais estudos até hoje. Alguns dos estudos conduzidos pesquisam o possível tratamento da perda auditiva idiopática,[35] na diminuição da ototoxicidade da cisplatina,[36] na proteção contra o trauma acústico e mesmo na melhora da audição residual após inserção de implante coclear.[37,38]

Os próximos anos possivelmente trarão novidades em relação à crioproteção auditiva. Pode ser uma alternativa de tratamento e proteção pouco invasiva, de baixo custo e baixa incidência de efeitos colaterais, em especial em nível sistêmico.

TERAPIA GENÉTICA

A perda das células ciliadas externas (CCE) é causa comum de perda auditiva neurossensorial em humanos, estando no cerne da elevação do limiar audiométrico na presbiacusia, PAIR, surdez súbita e otoxicidade. Enquanto nos mamíferos essa perda é permanente, sabe-se desde a década de 1980 que as aves podem regenerar células ciliadas perdidas por meio da proliferação e transdiferenciação das células de suporte em novas CCE, o que fomentou as pesquisas voltadas à restauração auditiva.[39] O gene *Atoh1* mostrou-se necessário e imprescindível para a formação das células ciliadas durante o desenvolvimento embrionário e muitos estudos subsequentes identificaram o potencial de entrega de genes Atoh1 mediado por vírus para células de suporte da cóclea como possível meio de regeneração das CCs.[39,40]

Dado o potencial terapêutico precoce do *Atoh1*, terapia genética *Atoh1* mediada por adenovírus 5 tem sido avaliada para tratamento da perda auditiva,[40] usando como meio a janela redonda ou ainda a cocleostomia. Um dos maiores estudos publicados no assunto, por Yang *et al.* em 2012, demonstrou a partir da exposição de porquinhos-da-índia a tiros simulados o resultado de uma perda auditiva de 60-70 dB e danos extensos, e perda de feixes dos estereocílios nas células ciliadas internas e externas na cóclea.[41] Apesar da lesão, a maioria das células ciliadas lesionadas permaneceu no órgão de Corti por até 10 dias após o trauma. Tendo isso em vista, um vetor viral carregando um gene *Atoh1* foi inoculado através da janela redonda no sétimo dia após a exposição ao ruído. A resposta auditiva do tronco cerebral medida um mês após a inoculação mostrou que os limiares auditivos foram substancialmente melhorados, enquanto a microscopia eletrônica de varredura revelou que os feixes de estereocílios danificados/perdidos foram reparados ou regenerados após o tratamento de *Atoh1*, sugerindo que o *Atoh1* foi capaz de induzir a reparação/regeneração dos estereocílios danificados ou perdidos. A terapia genética baseada em *Atoh1*, portanto, tem o potencial de tratar a perda auditiva induzida pelo ruído, se o tratamento for realizado antes que as células ciliadas morram.[41]

CÉLULAS-TRONCO

A terapia celular envolve o uso de células vivas para reparar células danificadas ou para substituir células perdidas, e tanto células-tronco quanto células diferenciadas podem ser usadas para esses fins.[29] Células-tronco, incluindo células-tronco embrionárias (CTEs), células-tronco adultas (CTAs) e células-tronco pluripotentes induzidas (CTPIs), estão envolvidas na regeneração das células do gânglio espiral. São duas as estratégias para a terapia baseada em células-tronco: estimular células-tronco residentes dentro do órgão de Corti para se diferenciam ou fornecer propriamente células-tronco exógenas (transplante de células-tronco) na orelha interna.[42]

Em 2012, Gunewardene *et al.* propuseram a diferenciação de CTEs e CTPIs em precursores óticos ou neuronais.[43] O maior desafio na terapia com células-tronco é o transplante de células, já que o ambiente coclear é hostil à sobrevivência de células-tronco. As estratégias para introduzir células-tronco neurais exógenas na cóclea incluem administração através da perilinfa e endolinfa no modíolo ou no nervo coclear e na parede lateral.[42] Embora o transplante no modíolo tenha tido maior taxa de sobrevivência celular e aumento de populações de células exógenas no canal de Rosenthal em comparação com o transplante na perilinfa e endolinfa, o processo de transplante pode causar danos auditivos.[44,45] O transplante de células-tronco na parede lateral da cóclea obteve resultados eficientes e alívio temporário do prejuízo auditivo.[42] Este método pode ser uma escolha melhor para o transplante.

As células-tronco embrionárias (CTEs) são células-tronco pluripotentes e têm potencial ilimitado para proliferar e diferenciar. Estudos demonstraram que as CTEs humanas são capazes de se diferenciar em progenitores neuronais semelhantes às células ganglionares. Células recém-diferenciadas semelhantes ao gânglio espiral (GE) têm características genotípicas e fenotípicas específicas do GE, e estendem-se em direção ao núcleo coclear.[44] Em 2019, Hyakumura *et al.* descreveram que células-tronco pluripotentes humanas poderiam ser derivadas de células neuronais sensoriais e formariam conexões sinápticas com células ciliadas e núcleos cocleares.[46]

Células-tronco olfativas poderiam sobreviver e migrar para o canal de Rosenthal após o transplante, amenizando a deficiência auditiva induzida por ruído.[35] As células-tronco de medula óssea e uma subpopulação purificada de células gliais expressando Sox2 isoladas do nervo auditivo também mostraram uma migração celular eficiente e capacidade de diferenciação.[47] No entanto, as CTAs mostraram muito menos capacidade de diferenciação do que as CTEs.

As CTPIs são células adultas diferenciadas que são geneticamente reprogramadas para formar células-tronco pluripotentes. Uma vez que podem ser facilmente obtidas a partir das células do paciente, exclui-se a chance de rejeição imunológica e envolvem-se menores questões éticas. Um grupo de pesquisa demonstrou que os neurônios derivados das CTPIs poderiam formar conexões pré-sinápticas com CCs *in vitro*.[43] Entretanto, as CTPIs também têm algumas desvantagens, como uma baixa taxa de proliferação, a tendência de se diferenciar no tecido original e a capacidade de gerar tumores,[48] o que é uma das principais preocupações relacionadas com o assunto, embora seu potencial neoplásico poderia ser controlado por meio de vetores virais para a reprogramação. Essa questão tem sido abordada na literatura, e em estudo recente já há inclusive a descrição de método específico de indução neural para as CTPIs capaz de eliminar células indiferenciadas de transplantes, permitindo o uso de apenas neurônios terminais diferenciados, reduzindo assim a probabilidade de surgimento de tumores.[49]

A PAIR e as perdas auditivas neurossensoriais podem ser curáveis no futuro ou ao menos, preveníveis de maneiras mais efetivas. Entretanto ainda falta compreensão completa da sua fisiopatologia e o desenvolvimento de tecnologia para superar algumas barreiras. O estresse oxidativo, que afeta diretamente as células ciliadas, ocorre também nas células de suporte nos quadros de trauma acústico e lesões auditivas diversas, mas como promover a sobrevivência das células ciliadas através da regulação das células de suporte ainda permanece desconhecido. A barreira hemato-labiríntica dificulta a entrada de medicamentos pela corrente sanguínea e visando transpor essa condição, o uso de nanodrogas pode alterar a estabilidade e a permeabilidade das estruturas aos medicamentos, trazendo esperança para tratamentos mais eficazes e menos tóxicos.

A combinação de várias estratégias terapêuticas, como uso de células-tronco, terapia genética e implantes cocleares é promissora. O resultado dos implantes cocleares depende, pelo menos parcialmente, do número de células ganglionares sobreviventes e, nesse aspecto, a terapia genética ou terapia de células-tronco combinada com implantes cocleares pode melhorar o desempenho de implantes cocleares promovendo a regeneração das células do gânglio espiral e trazendo à luz novas possibilidades de tratamento para a perda auditiva neurossensorial.

REFERÊNCIAS BIBLIOGRÁFICAS

1. Clark WW, Bohne BA. Effects of noise on hearing. JAMA. 1999 May 5;281(17):1658-9.
2. Verbeek JH, Kateman E, Morata TC, Dreschler WA, Mischke C. Interventions to prevent occupational noise-induced hearing loss: a Cochrane systematic review. Int J Audiol. 2014 Mar;53 Suppl 2:S84-96.

3. McCall AA, Swan EE, Borenstein JT, Sewell WF, Kujawa SG, McKenna MJ. Drug delivery for treatment of inner ear disease: current state of knowledge. Ear Hear. 2010 Apr;31(2):156-65.
4. Schuknecht HF. Ablation therapy for the relief of Ménière's disease. Laryngoscope. 1956 Jul;66(7):859-70.
5. Li L, Chao T, Brant J, O'Malley B, Tsourkas A, Li D. Advances in nano-based inner ear delivery systems for the treatment of sensorineural hearing loss. Adv Drug Deliv Rev. 2017 Jan 1;108:2-12.
6. Mao H, Chen Y. Noise-induced hearing loss: Updates on molecular targets and potential interventions. Neural Plast. 2021;2021:4784385.
7. Han MA, Back SA, Kim HL, Park SY, Yeo SW, Park SN. Therapeutic effect of dexamethasone for noise-induced hearing loss: Systemic versus intratympanic injection in mice. Otol Neurotol. 2015 Jun;36(5):755-62.
8. Chen L, Dean C, Gandolfi M, Nahm E, Mattiace L, Kim AH. Dexamethasone's effect in the retrocochlear auditory centers of a noise-induced hearing loss mouse model. Otolaryngol Head Neck Surg. 2014 Oct;151(4):667-74.
9. Sha SH, Schacht J. Emerging therapeutic interventions against noise-induced hearing loss. Expert Opin Investig Drugs. 2017 Jan;26(1):85-96.
10. Choi YH, Miller JM, Tucker KL, Hu H, Park SK. Antioxidant vitamins and magnesium and the risk of hearing loss in the US general population. Am J Clin Nutr. 2014 Jan;99(1):148-55.
11. Clifford RE, Coleman JK, Balough BJ, Liu J, Kopke RD, Jackson RL. Low-dose D-methionine and N-acetyl-L-cysteine for protection from permanent noise-induced hearing loss in chinchillas. Otolaryngol Head Neck Surg. 2011 Dec;145(6):999-1006.
12. Doosti A, Lotfi Y, Moossavi A, Bakhshi E, Talasaz AH, Hoorzad A. Comparison of the effects of N-acetyl-cysteine and ginseng in prevention of noise induced hearing loss in male textile workers. Noise Health. 2014 Jul-Aug;16(71):223-7.
13. Stucken EZ, Hong RS. Noise-induced hearing loss: an occupational medicine perspective. Curr Opin Otolaryngol Head Neck Surg. 2014 Oct;22(5):388-93.
14. Staffa P, Cambi J, Mezzedimi C, Passali D, Bellussi L. Activity of coenzyme Q 10 (Q-Ter multicomposite) on recovery time in noise-induced hearing loss. Noise Health. 2014 Sep-Oct;16(72):265-9.
15. Shim HJ, Kang HH, Ahn JH, Chung JW. Retinoic acid applied after noise exposure can recover the noise-induced hearing loss in mice. Acta Otolaryngol. 2009 Mar;129(3):233-8.
16. Kapoor N, Mani KV, Shyam R, Sharma RK, Singh AP, Selvamurthy W. Effect of vitamin E supplementation on carbogen-induced amelioration of noise induced hearing loss in man. Noise Health. 2011 Nov-Dec;13(55):452-8.
17. Quaranta A, Scaringi A, Bartoli R, Margarito MA, Quaranta N. The effects of 'supra-physiological' vitamin B12 administration on temporary threshold shift. Int J Audiol. 2004 Mar;43(3):162-5.
18. Chen KH, Su SB, Chen KT. An overview of occupational noise-induced hearing loss among workers: epidemiology, pathogenesis, and preventive measures. Environ Health Prev Med. 2020 Oct;25(1):65.
19. Chen H, Shi L, Liu L, Yin S, Aiken S, Wang J. Noise-induced cochlear synaptopathy and signal processing disorders. Neuroscience. 2018 Sep.
20. Liberman MC, Kujawa SG. Cochlear synaptopathy in acquired sensorineural hearing loss: Manifestations and mechanisms.. 2017 Jun;349:138-47.
21. Johnsson LG. Sequence of degeneration of Corti's organ and its first-order neurons. Ann Otol Rhinol Laryngol. 1974 May-Jun;83(3):294-303.
22. Le Prell CG, Yagi M, Kawamoto K, Beyer LA, Atkin G, Raphael Y, et al. Chronic excitotoxicity in the guinea pig cochlea induces temporary functional deficits without disrupting otoacoustic emissions. J Acoust Soc Am. 2004 Aug;116(2):1044-56.
23. Puel JL, Ruel J, Gervais d'Aldin C, Pujol R. Excitotoxicity and repair of cochlear synapses after noise-trauma induced hearing loss. Neuroreport. 1998 Jun 22;9(9):2109-14.
24. Wang J, Ruel J, Ladrech S, Bonny C, van de Water TR, Puel JL. Inhibition of the c-Jun N-terminal kinase-mediated mitochondrial cell death pathway restores auditory function in sound-exposed animals. Mol Pharmacol. 2007 Mar;71(3):654-66.
25. Ma Y, Wise AK, Shepherd RK, Richardson RT. New molecular therapies for the treatment of hearing loss. Pharmacol Ther. 2019 Aug;200:190-209.
26. Nyberg S, Abbott NJ, Shi X, Steyger PS, Dabdoub A. Delivery of therapeutics to the inner ear: The challenge of the blood-labyrinth barrier. Sci Transl Med. 2019 Mar 6;11(482).
27. Lin Q, Guo Q, Zhu M, Zhang J, Chen B, Wu T, et al. Application of nanomedicine in inner ear diseases. Front Bioeng Biotechnol. 2021;9:809443.
28. Zou J, Sood R, Ranjan S, et al. Manufacturing and in vivo inner ear visualization of MRI traceable liposome nanoparticles encapsulating gadolinium. J Nanobiotechnology. 2010 Dec 18;8:32.
29. Huang Z, Xie Q, Li S, Zhou Y, He Z, Lin K, et al. Promising applications of nanoparticles in the treatment of hearing loss. Front Cell Dev Biol. 2021;9:750185.
30. Wang X, Dellamary L, Fernandez R, Harrop A, Keithley EM, Harris JP, et al. Dose-dependent sustained release of dexamethasone in inner ear cochlear fluids using a novel local delivery approach. Audiol Neurootol. 2009;14(6):393-401.
31. Rathnam C, Chueng SD, Ying YM, Lee KB, Kwan K. Developments in bio-inspired nanomaterials for therapeutic delivery to treat hearing loss. Front Cell Neurosci. 2019;13:493.
32. Murugadoss S, Vinković Vrček I, Pem B, Jagiello K, Judzinska B, Sosnowska A, et al. A strategy towards the generation of testable adverse outcome pathways for nanomaterials. ALTEX. 2021;38(4):580-94.
33. Mokoena DR, George BP, Abrahamse H. Enhancing breast cancer treatment using a combination of cannabidiol and gold nanoparticles for photodynamic therapy. Int J Mol Sci. 2019 Sep 26;20(19).
34. Péus D, Sellathurai S, Newcomb N, Tschopp K, Radeloff A. The otoprotective effect of ear cryotherapy: Systematic review and future perspectives. Audiol Res. 2022 Jul 05;12(4):377-87.
35. Seifert E, Lamprecht-Dinnesen A, Asfour B, Rotering H, Bone HG, Scheld HH. The influence of body temperature on transient evoked otoacoustic emissions. Br J Audiol. 1998 Dec;32(6):387-98.
36. Stanford JK, Morgan DS, Bosworth NA, Proctor G, Chen T, Palmer TT, et al. Cool OtOprotective Ear Lumen (COOL) therapy for cisplatin-induced hearing loss. Otol Neurotol. 2021 Mar 1;42(3):466-74.
37. Henry KR, Chole RA. Hypothermia protects the cochlea from noise damage. Hear Res. 1984 Dec;16(3):225-30.
38. Balkany TJ, Eshraghi AA, Jiao H, Polak M, Mou C, Dietrich DW, et al. Mild hypothermia protects auditory function during cochlear implant surgery. Laryngoscope. 2005 Sep;115(9):1543-7.
39. Richardson RT, Atkinson PJ. Atoh1 gene therapy in the cochlea for hair cell regeneration. Expert Opin Biol Ther. 2015 Mar;15(3):417-30.
40. Shibata SB, West MB, Du X, Iwasa Y, Raphael Y, Kopke RD. Gene therapy for hair cell regeneration: Review and new data. Hear Res. 09 01 2020;394:107981.
41. Yang SM, Chen W, Guo WW, Jia S, Sun JH, Liu HZ, et al. Regeneration of stereocilia of hair cells by forced Atoh1 expression in the adult mammalian cochlea. PLoS One. 2012;7(9):e46355.

42. Zhang PZ, He Y, Jiang XW, Chen FQ, Chen Y, Shi L, et al. Stem cell transplantation via the cochlear lateral wall for replacement of degenerated spiral ganglion neurons. Hear Res. Apr 2013;298:1-9.
43. Gunewardene N, Crombie D, Dottori M, Nayagam BA. Innervation of cochlear hair cells by human induced pluripotent stem cell-derived neurons in vitro. Stem Cells Int. 2016;2016:1781202.
44. Matsuoka AJ, Morrissey ZD, Zhang C, Homma K, Belmadani A, Miller CA, et al. Directed differentiation of human embryonic stem cells toward placode-derived spiral ganglion-like sensory neurons. Stem Cells Transl Med. 2017 Mar;6(3):923-36.
45. Corrales CE, Pan L, Li H, Liberman MC, Heller S, Edge AS. Engraftment and differentiation of embryonic stem cell-derived neural progenitor cells in the cochlear nerve trunk: growth of processes into the organ of Corti. J Neurobiol. 2006 Nov;66(13):1489-500.
46. Hyakumura T, McDougall S, Finch S, Needham K, Dottori M, Nayagam BA. Organotypic Cocultures of Human Pluripotent Stem Cell Derived-Neurons with Mammalian Inner Ear Hair Cells and Cochlear Nucleus Slices. Stem Cells Int. 2019;2019:8419493.
47. Naito Y, Nakamura T, Nakagawa T, Iguchi F, Endo T, Fujino K, et al. Transplantation of bone marrow stromal cells into the cochlea of chinchillas. Neuroreport. 2004 Jan 19;15(1):1-4.
48. Nishimura K, Nakagawa T, Sakamoto T, Ito J. Fates of murine pluripotent stem cell-derived neural progenitors following transplantation into mouse cochleae. Cell Transplant. 2012;21(4):763-71.
49. Ishikawa M, Ohnishi H, Skerleva D, Sakamoto T, Yamamoto N, Hotta A, et al. Transplantation of neurons derived from human iPS cells cultured on collagen matrix into guinea-pig cochleae. J Tissue Eng Regen Med. 06 2017 Jun;11(6):1766-78.

ÍNDICE REMISSIVO

Entradas acompanhadas por um *f* ou um *q* em itálico
indicam figuras e quadros, respectivamente.

A
AAA (Academia Americana de Audiologia), 51
AASI (Aparelhos de Amplificação Sonora Individual), 80
ACTH (Hormônio Adrenocorticotrófico)
    secreção de, 23
Adolescente
    efeitos no, 69-72
        da exposição, 69-72
            ao ruído, 69-72
Adulto(s)
    perda auditiva em, 7
    impacto da, 7
Agência(s) Regulatória(s)
    surgimento da, 2
    prevenção da PAIR e, 2
ALA (Ácido Alfa-Lipoico)
    na otoproteção, 100
Alteração(ões) Audiométrica(s)
    exames para identificar, 83
        não ocupacionais, 83
        ocupacionais, 83
Ambiente
    de trabalho, 51
        ototóxicos no, 51
            metais pesados, 51
            monóxido de carbono, 51
            solventes orgânicos, 53
Ansiedade
    efeito na, 13, 23, 24
    induzidos por ruído, 13, 23, 24
Antioxidante(s)
    na PAIR, 104
    na perda auditiva, 104
        neurossensorial, 104
Arma de Fogo
    PAIR por, 61-63
        etiologia, 61
        manifestações, 62
            audiométricas, 62
            clínicas, 62
        métodos diagnósticos, 62
            EOA, 62
            PTA, 62
            reconhecimento de fala, 62
        prevenção, 63
        ruído produzido pela, 61
Arsênico
    ototoxicidade por, 52
        no ambiente de trabalho, 52

Audição
    riscos para, 84
        avaliação de, 84
        reconhecimento de, 84
AVI (Anos Vividos com Incapacidade), 77

B
Barotrauma
    otológico, 43-47
        diagnóstico, 46
        epidemiologia, 44
        esquema das orelhas, 46*f*
            externa, 46*f*
            interna, 46*f*
            média, 46*f*
        manifestações clínicas, 45
        patogênese, 44
            Lei de Boyle, 44
            Lei de Dalton, 45
            Lei de Henry, 45
        prevenção, 46
        prognóstico, 47
        TA, 43
            anatomia da, 43, 43*f*
            fisiologia da, 43
            funcionamento da, 44*f*
        tratamento, 46
Bernardino Ramazzini
    prevenção da PAIR e, 1
BHL (Barreira Hematolabiríntica), 103
Boyle
    lei de, 44
Brasil
    e prevenção da PAIR, 4
BTV (*Béance Tubaire Volontaire*), 47

C
Cádmio
    ototoxicidade por, 52
        no ambiente de trabalho, 52
Carbono
    monóxido de, 51
        ototoxicidade e, 51
            no ambiente de trabalho, 51
CC (Células Ciliadas), 27
CCE (Células Ciliadas Externas), 13, 14, 27, 62, 63, 105
CCI (Células Ciliadas Internas), 13, 14, 15, 16, 27, 28, 29, 63, 104

Célula(s)-Tronco
  na PAIR, 106
  na perda auditiva, 106
    neurossensorial, 106
CHABA (*National Research Council Committee on Hearing and Bioacoustics*), 2
CLT (Consolidação das Leis Trabalhistas), 4, 19, 96, 98
Cóclea
  fisiopatologia na, 13
    do ruído, 13
Cocleotoxicidade, 49
Corticosteroide(s)
  na otoproteção, 99
CRH (Hormônio Corticotrófico)
  secreção de, 23
Criança(s)
  efeitos na, 69-72
    da exposição, 69-72
      ao ruído, 69-72
  perda auditiva em, 9
    impacto da, 9
Crioterapia
  na PAIR, 105
  na perda auditiva, 105
    neurossensorial, 105
CTAs (Células-Tronco Adultas), 106
CTEs (Células-Tronco Embrionárias), 106
CTPIs (Células-Tronco Pluripotentes Induzidas), 106
Curcumina
  na otoproteção, 100
Curva(s) Audiométrica(s)
  padrões de, 63*f*
    relacionadas com ruído, 63*f*
cVEMP (Potencial Evocado Miogênico Vestibular Cervical), 16

D

Dalton
  lei de, 45
dB (Decibel), 13
DDOI (Doença Descompressiva da Orelha Interna), 45
Demência
  presbiacusia e, 77
Depressão
  efeitos na, 24
    induzidos por ruído, 24

E

Ebselen
  na otoproteção, 100
Efeito(s)
  da exposição ao ruído, 69-72
    na criança, 69-72
    no adolescente, 69-72
  da perda auditiva, 40
    assimétrica, 40
      sombra da cabeça, 40
      squelch, 40
  do ruído, 13-17
    na OI, 13-17
      e sistema vestibular, 16
      fisiopatologia, 14
        cóclea, 14
        nervo coclear, 15
        orelha externa, 14
        orelha média, 14
        sistema auditivo central, 16
      manifestações clínicas, 13

não auditivos, 23-25
  induzidos por ruído, 23-25
    ansiedade, 24
    depressão, 24
    estresse, 23
    hiperatividade, 24
    performance cognitiva, 23
    risco cardiovascular, 24
EFRs (Respostas Seguindo Envelope/*Envelope Following Response*)
  na PAOIR, 28
ENG (Eletronistagmografia), 46
EOA (Emissões Otoacústicas)
  na PAIR, 62
  por arma de fogo, 62
EOAPD (Emissões Otoacústicas por Produtos de Distorção), 27, 35, 55, 70, 71, 72
EPI (Equipamento de Proteção Individual), 19, 63, 85, 86, 87, 90, 91, 96, 103
Estado Mental
  miniexame do, 79*q*
Estireno
  ototoxicidade por, 53
    no ambiente de trabalho, 53
Estresse
  efeitos no, 23
    induzidos por ruído, 23
Estudo(s)
  sobre suscetibilidade genética, 33-35
    à PAIR, 33-35
      clínicos, 34
      experimentais, 33
      para descoberta dos genes, 34
        de associação, 34
Europa
  e prevenção da PAIR, 3
Evidência
  de assimetria, 40
    na PAIR, 40
Exame(s)
  audiométricos, 21
    interpretação dos resultados, 21
      na PAIR/ PAINPSE, 21
Exposição
  ao ruído, 69-72
    efeitos da, 69-72
      na criança, 69-72
      no adolescente, 69-72
  sonora, 66, 95-98
    ocupacional, 95-98
      regulamentação da, 95-98
        na União Europeia, 96
        no Brasil, 96
        nos Estados Unidos, 95
    por gênero musical, 66
      características da, 66
      impacto da, 66

F

Fala
  reconhecimento de, 62
    na PAIR, 62
      por arma de fogo, 62
Feedback
  eferente, 29
    modulação de, 29
      na PAOIR, 29
FFRs (Respostas de Acompanhamento de Frequência), 28

G

GBD (*Global Burden of Disease*), 7, 24
GDS (Escala de Depressão Geriátrica), 78*q*
GE (Gânglio Espiral)
   na PAIR, 104
   na perda auditiva, 104
      neurossensorial, 104
Genética
   da PAIR, 33-36
      estudos sobre suscetibilidade à, 33-35
         clínicos, 34
         experimentais, 33
         para descoberta dos genes, 34
            de associação, 34
      perspectivas futuras, 36
         células-tronco, 36
         medicina de precisão, 36
         terapia gênica, 36
   ototoxicidade e, 51
Glicocorticoide(s)
   na PAIR, 103
   na perda auditiva, 103
      neurossensorial, 103
Graduação
   da ototoxicidade, 54*q*
Guerra(s)
   prevenção da PAIR e, 2
GWAS (Estudos de Associação do Genoma Inteiro/*Genome Wide Association Studies*), 33

H

HAS (Hipertensão Arterial Sistêmica), 24
Henry
   lei de, 45
HFA (Audiometria de Alta Frequência), 51
HHA (Hipotálamo-Hipófise-Adrenal)
   eixo de retroalimentação, 23
   vias de ativação do, 25*f*
HHIE (*Hearing Handicap Inventory for the Elderly*), 78
   screening version, 78*q*
Hiperatividade
   efeitos na,
   24
      induzidos por ruído, 24
HMDP (*Hybrid Mouse Diversisty Panel*), 33

I

Identificação
   da ototoxicidade, 54*q*
Impacto
   da perda auditiva, 7-10, 40
      assimétrica, 40
         efeito, 40
            sombra da cabeça, 40
            squelch, 40
         somação binaural, 40
      neurossensorial, 7-10
         classificação, 7, 8*q*
         em adultos, 9
         em crianças, 9
         estado de saúde, 8*q*-9*q*
         PAIR, 9
IT (Injeção Intratimpânica), 103
IVAS (Infecções das Vias Aéreas Superiores), 44

L

Lei
   de Boyle, 44
   de Dalton, 45
   de Henry, 45
Logoaudiometria, 14*f*
LRF (Limiares de Reconhecimento de Fala), 21
LVP (Músculo Levantador do Véu Palatino), 43, 44*f*

M

Magnésio
   na otoproteção, 100
Mecanismo(s)
   da ototoxicidade, 49
Medicamento(s)
   de uso sistêmico, 103
      antioxidantes, 104
      glicocorticoides, 103
      vasodilatadores, 104
      vitaminas, 104
Mercúrio
   ototoxicidade por, 52
      no ambiente de trabalho, 52
Metal(is) Pesado(s)
   ototoxicidade por, 51
      no ambiente de trabalho, 51
         arsênico, 52
         cádmio, 52
         mercúrio, 52
         Pb, 51
Metalurgia
   surgimento da, 1
      prevenção da PAIR e, 1
MIRE (*Microphone-in-Real*-Ear), 91
Modulação
   de *feedback* eferente, 29
   na PAOIR, 29
Monitoramento
   da ototoxicidade, 50
      e genética, 51
      metais pesados, 51
         arsênico, 52
         cádmio, 52
         mercúrio, 52
         Pb, 51
      monóxido de carbono, 51
      ototóxicos, 51
         no ambiente de trabalho, 51
      solventes orgânicos, 53
         estireno, 53
         n-hexano, 53
         tolueno, 53
         xileno, 54
Monóxido
   de carbono, 51
      ototoxicidade por, 51
         no ambiente de trabalho, 51
MT (Membrana Timpânica), 14, 61
Músico(s) Profissional(is)
   PAIR em, 65-102
      apresentação clínica, 65
      exposição sonora, 66
         por gênero musical, 66
            características, 66
            impacto, 66

fisiopatologia, 65
 prevenção, 66
 tratamento, 67

N
NAC (N-Acetilcisteína)
 na otoproteção, 99
Nanotecnologia
 na PAIR, 104
 na perda auditiva, 104
 neurossensorial, 104
Nervo
 coclear, 15
 fisiopatologia no, 15
 do ruído, 15
Neurotrofina(s)
 na PAOIR, 29
NGE (Neurônios de Gânglio Espiral), 16, 27, 28, 29
N-Hexano
 ototoxicidade por, 53
 no ambiente de trabalho, 53
NIHHL (*Noise Induced Hidden Hearing Loss*), 27
NIOSH (*National Institute for Occupational Safety and Health*), 3
NPS (Nível de Pressão Sonora), 84
NR (Normas Regulatórias), 4

O
OCL (Olivococleares Laterais)
 fibras eferentes, 29
OI (Orelha Interna)
 efeitos do ruído na, 13-17
 e sistema vestibular, 16
 fisiopatologia, 14
 cóclea, 14
 nervo coclear, 15
 orelha, 14
 externa, 14
 média, 14
 sistema auditivo central, 16
 manifestações clínicas, 13
 esquema, 46*f*
OIT (Organização Internacional do Trabalho), 19
OMS (Organização Mundial da Saúde), 7, 19, 57
Orelha(s)
 esquema das, 46*f*
 externa, 46*f*
 média, 46*f*
 fisiopatologia na, 13
 do ruído, 13
 externa, 13
 média, 13
OSHA (*Occupational Safety and Health Administration*), 3
Otoproteção, 99-100
 ALA, 100
 corticosteroides, 99
 curcumina, 100
 Ebselen, 100
 magnésio, 100
 NAC, 99
 vitaminas, 100
Ototoxicidade, 49-55
 classificação da, 49
 graduação da, 54*q*
 identificação da, 54*q*
 mecanismos da, 49
 monitoramento da, 50
 e genética, 51
 metais pesados, 51
 arsênico, 52
 cádmio, 52
 mercúrio, 52
 Pb, 51
 monóxido de carbono, 51
 ototóxicos, 51
 no ambiente de trabalho, 51
 solventes orgânicos, 53
 estireno, 53
 n-hexano, 53
 tolueno, 53
 xileno, 54
Ototóxico(s)
 monitoramento dos, 51
 no ambiente de trabalho, 51
 arsênico, 52
 cádmio, 52
 mercúrio, 52
 Pb, 51
oVEMP (Potencial Evocado Miogênico Ocular), 16

P
PA (Protetores Auriculares), 3
 abafador de barulho, 91*f*
 atenuação dos, 91
 técnica para medir o desempenho, 91
 MIRE, 91
 REAT, 91
 de silicone, 90*f*
 tipos de, 90
PAINPSE (Perda Auditiva Induzida por Pressão Sonora Elevada), 19, 33, 83
 avaliação clínica da, 19-22
 audiológica, 19-22
 exames audiométricos, 21
 interpretação dos resultados, 21
PAIR (Perda Auditiva Induzida por Ruído), 1, 9, 19, 27, 33
 assimétrica, 39-40
 aspectos clínicos em trabalhadores, 39-40
 evidência, 40
 impacto, 40
 audiometria tonal, 14*f*
 avaliação clínica da, 19-22
 audiológica, 19-22
 exames audiométricos, 21
 interpretação dos resultados, 21
 normativa legal, 19
 características da, 20
 e presbiacusia, 80
 em músicos profissionais, 65-67
 apresentação clínica, 65
 exposição sonora, 66
 por gênero musical, 66
 características, 66
 impacto, 66
 fisiopatologia, 65
 prevenção, 66
 tratamento, 67
 genética da, 33-36
 estudos sobre suscetibilidade à, 34-35
 clínicos, 34
 experimentais, 33
 para descoberta dos genes, 34
 de associação, 34

perspectivas futuras, 36
   células-tronco, 36
   medicina de precisão, 36
   terapia gênica, 36
história da prevenção da, 1-5
   a pólvora, 1
   agências regulatórias, 2
      surgimento das, 2
   Bernardino Ramazzini, 1
   Brasil, 4
   Europa, 3
   guerras, 2
   revolução industrial, 2
   surgimento da metalurgia, 1
logoaudiometria, 14f
por arma de fogo, 61-63
   etiologia, 61
   manifestações, 62
      audiométricas, 62
      clínicas, 62
   métodos diagnósticos, 62
      EOA, 62
      PTA, 62
      reconhecimento de fala, 62
   prevenção, 63
   ruído produzido, 61
recreacional, 57-58
   fatores de risco, 57
   fisiopatologia, 58
   prevenção, 58
   tratamento, 58
tendências futuras, 103-106
   para prevenção, 103-106
      crioterapia, 105
      nanotecnologia, 104
   para tratamento, 103-106
      células-tronco, 106
      GE, 104
      medicamentos de uso sistêmico, 103
         antioxidantes, 104
         glicocorticoides, 103
         vasodilatadores, 104
         vitaminas, 104
      terapia genética, 105
PAIR-Militar (Perda Auditiva Induzida por Ruído Militar), 62
PAOIR (Perda Auditiva Oculta Induzida por Ruído), 27-29
   diagnóstico, 28
      EFRs, 28
      PEATE, 28
      RMOM, 29
   fisiopatologia, 27
   tratamento, 29
      modulação, 29
         de *feedback* eferente, 29
      neurotrofinas, 29
PARI (Perda Auditiva Relacionada com a Idade), 75-81
   clínica, 77
   diagnóstico, 77
   e demência, 77
   etiopatogenia, 75
   fatores de risco, 76
   PAIR e, 80
   reabilitação auditiva e, 80
Pb (Chumbo)
   ototoxicidade por, 51
      no ambiente de trabalho, 51

PCA (Programa de Conservação Auditiva)
   diretrizes básicas, 83
      elaboração, 83
         recomendações mínimas, 83
      etapas, 83
         alterações audiométricas, 83
            exames para identificar, 84
         avaliação do programa, 87
         educação, 87
         gerenciamento, 84, 87
            audiométrico, 84
            dos dados, 87
         medidas de proteção coletiva, 84
            administrativa, 84
            engenharia, 84
         motivação, 87
         riscos para audição, 84
            avaliação de, 84
            reconhecimento de, 84
         utilização de EPI adequado, 84
            acompanhamento, 84
            adaptação, 84
            indicação, 84
            parecer técnico, 86
            seleção, 84
PCMSO (Programa de Controle Médico de Saúde Ocupacional), 4, 19, 22, 87, 96
PEATE (Potencial Evocado Auditivo de Tronco Encefálico), 15, 27, 35, 50
   na PAOIR, 28
Perda Auditiva
   assimétrica, 39-40
      aspectos clínicos da, 39-40
         em trabalhadores com PAIR, 39-40
            evidência, 40
            impacto, 40
   neurossensorial, 7-10, 103-106
      impacto da, 7-10
         classificação, 7, 8q
         em adultos, 9
         em crianças, 9
         estado de saúde, 8q-9q
         PAIR, 9
      tendências futuras, 103-106
         para prevenção, 103-106
            crioterapia, 105
            nanotecnologia, 104
         para tratamento, 103-106
            células-tronco, 106
            GE, 104
            medicamentos de uso sistêmico, 103
            terapia genética, 105
   no local de trabalho, 83-87
      PCA, 83
         diretrizes básicas, 83
      validade do EPI, 86q
Performance
   cognitiva, 23
      efeitos na, 23
         induzidos por ruído, 23
PGR (Programa de Gerenciamento de Risco), 19
Pólvora
   prevenção da PAIR e, 1
PPRA (Programa de Prevenção de Riscos Ambientais), 4, 19, 84, 97
Presbiacusia, 75-81
   clínica, 77
   diagnóstico, 77

e demência, 77
etiopatogenia, 75
   condutiva coclear, 75
   estrial, 75
   mecânica, 75
   metabólica, 75
   neural, 75
   sensorial, 75
fatores de risco, 76
PAIR e, 80
reabilitação auditiva e, 80
Prevenção
   da PAIR, 1-4
      história da, 1-4
         a pólvora, 1
         Bernardino Ramazzini, 1
         Brasil, 4
         Europa, 3
         guerras, 3
         revolução industrial, 2
         surgimento, 1, 2
            da metalurgia, 1
            das agências regulatórias, 2
   tendências futuras para, 103-106
      da PAIR, 103-106
         crioterapia, 105
         nanotecnologia, 104
      da perda auditiva neurossensorial, 103-106
         crioterapia, 105
         nanotecnologia, 104
Protetor(es) Auditivo(s), 89-92
   NR 15, 89q
   PA, 90
      abafador de barulho, 91f
      atenuação, 91
         técnica para medir o desempenho, 91
            MIRE, 91
            REAT, 91
      de silicone, 90f
      tipos de, 90
   redução do ruído, 91
PTA (Audiometria Tonal), 14f, 39f, 62
   na PAIR, 62
   por arma de fogo, 62
PTS (Mudanças Permanentes do Limiar Auditivo/*Permanent Threshold Shift*), 14, 27

R
Reabilitação
   auditiva, 80
      e presbiacusia, 80
REAT (*Real-Ear-at-Threshold*), 91
Reconhecimento
   de fala, 62
      na PAIR, 62
         por arma de fogo, 62
Recreacional
   PAIR, 57-58
      fatores de risco, 57
      fisiopatologia, 58
      prevenção, 58
      tratamento, 58
Regulamentação
   da exposição sonora, 95-98
      ocupacional, 95-98
         na União Europeia, 96
         no Brasil, 96
         nos Estados Unidos, 95

Revolução Industrial
   prevenção da PAIR e, 2
Risco(s)
   cardiovascular, 24
      efeitos no, 24
         induzidos por ruído, 24
   para audição, 84
      avaliação de, 84
      reconhecimento de, 84
RMOM (Reflexo Muscular da Orelha Média)
   na PAOIR, 29
ROSs (Espécies Reativas de Oxigênio/Reactive Oxygen Species), 15, 51
Ruído(s)
   curvas audiométricas relacionadas com, 63f
      padrões de, 63f
   efeitos da exposição ao, 69-72
      na criança, 69-72
      no adolescente, 69-72
   efeitos induzidos por, 23-25
      não auditivos, 23-25
         ansiedade, 24
         depressão, 24
         estresse, 23
         hiperatividade, 24
         performance cognitiva, 23
         risco cardiovascular, 24
   efeitos na OI do, 13-17
      e sistema vestibular, 16
      fisiopatologia, 14
         cóclea, 14
         nervo coclear, 15
         orelha, 14
            externa, 14
            média, 14
         sistema auditivo central, 16
      manifestações clínicas, 13
   produzido pela arma de fogo, 61
   redução do, 91
RVE (Reflexo Vestibuloespinhal), 16
RVO (Reflexo Vestíbulo-Ocular), 16

S
SC (Sinaptopatia Coclear), 27
Sistema
   auditivo central, 16
      fisiopatologia no, 16
         do ruído, 16
   vestibular, 16
      ruído e, 16
SNAs (Sistema Nervoso Autônomo Simpático), 24
   vias de ativação do, 25f
SNC (Sistema Nervoso Central), 29
SNP (Polimorfismos de Nucleotídeo Único/*Single Nucelotide Polymorphism*), 35
Solvente(s) Orgânico(s)
   ototoxicidade por, 53
      no ambiente de trabalho, 53
         estireno, 53
         n-hexano, 53
         tolueno, 53
         xileno, 54
Somação
   binaural, 40
      na perda auditiva, 40
         assimétrica, 40

SRAA (Sistema Renina-Angiotensina-Aldosterona), 24
Suscetibilidade Genética
   à PAIR, 33-35
      estudos sobre, 33-35
         clínicos, 34
         experimentais, 33
         para descoberta dos genes, 34
            de associação, 34

T

TA (Tuba Auditiva)
   anatomia da, 43, 43f
   fisiologia da, 43
   funcionamento da, 44f
Terapia Genética
   na PAIR, 105
   na perda auditiva, 105
      neurossensorial, 105
Tolueno
   ototoxicidade por, 53
      no ambiente de trabalho, 53
Trabalho
   ambiente de, 51
      ototóxicos no, 51
         metais pesados, 51
         monóxido de carbono, 51
         solventes orgânicos, 53
   perda auditiva no local de, 83-87
      PCA, 83
         diretrizes básicas, 83
         validade do EPI, 86q
Tratamento
   tendências futuras para, 103-106
      da PAIR, 103-106
         células-tronco, 106
         GE, 104
         medicamentos de uso sistêmico, 103
            antioxidantes, 104
            glicocorticoides, 103
            vasodilatadores, 104
            vitaminas, 104
         terapia genética, 105
      da perda auditiva neurossensorial, 103-106
         células-tronco, 106
         GE, 104
         medicamentos de uso sistêmico, 103
            antioxidantes, 104
            glicocorticoides, 103
            vasodilatadores, 104
            vitaminas, 104
         terapia genética, 105
TTS (Mudanças Temporárias de Limiar Auditivo/*Temporary Threshold Shift*), 14, 27, 62
   na PAIR, 62
      por arma de fogo, 62
TVP (Músculo Tensor do Véu Palatino), 43, 44f

V

VA (Vertigem Alternobárica), 45
Vasodilatador(es)
   na PAIR, 104
   na perda auditiva, 104
      neurossensorial, 104
Vestibulotoxicidade, 49
vHIT (*Video Head Impulse Test*), 16
Vitamina(s)
   na otoproteção, 100
   na PAIR, 104
   na perda auditiva, 104
      neurossensorial, 104
VNG (Videonistagmografia), 46

X

Xileno
   ototoxicidade por, 54
      no ambiente de trabalho, 54